AF609911

Boutigny (Dr)

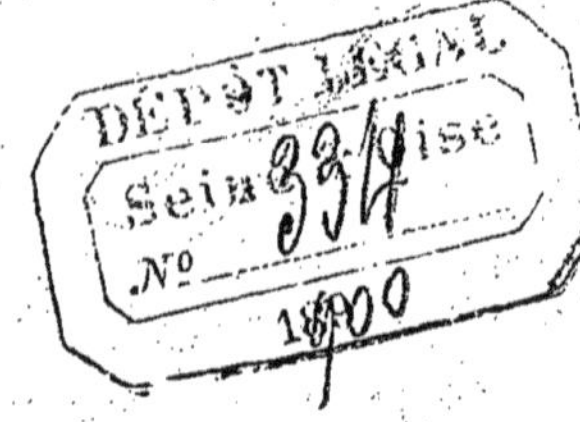

TABLEAUX SYNOPTIQUES

D'ANATOMIE TOPOGRAPHIQUE

ET CHIRURGICALE

8565-00. — CORBEIL. Imprimerie ÉD. CRÉTÉ.

LA MÉDECINE EN TABLEAUX SYNOPTIQUES
COLLECTION VILLEROY

TABLEAUX SYNOPTIQUES
D'ANATOMIE TOPOGRAPHIQUE
ET CHIRURGICALE

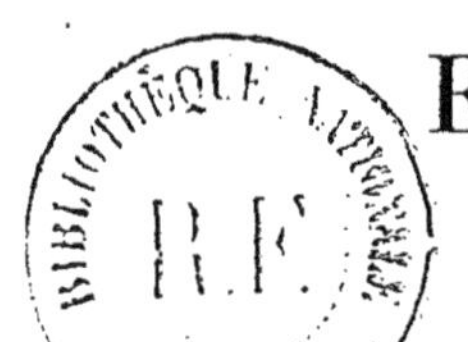

A L'USAGE

DES ÉTUDIANTS ET DES PRATICIENS

PAR

Le Docteur BOUTIGNY
ANCIEN INTERNE DES HÔPITAUX

Avec 117 figures dans le texte.

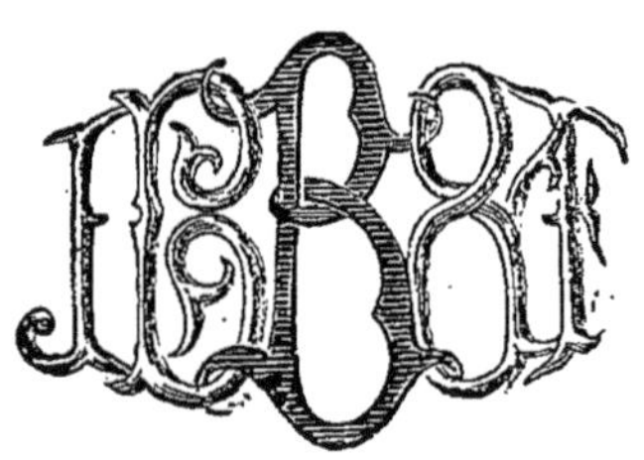

PARIS
LIBRAIRIE J.-B. BAILLIÈRE ET FILS
19, rue Hautefeuille, près du boulevard Saint-Germain

1901

AVANT-PROPOS

L'étude de l'Anatomie est la base même de la Médecine, ce qui légitime le travail de deux années consacrées à cette branche au début des Études médicales.

Son enseignement est avant tout un enseignement *pratique* ; mais ce qui fait que les étudiants manquent en général leurs préparations, c'est qu'ils vont au hasard du scalpel, sans connaître la région qu'ils étudient, ni les organes qu'ils rencontrent. Il est donc de toute nécessité, s'ils veulent profiter, d'apprendre, chez eux, avant chaque séance, la partie du corps qu'ils dissèquent ; malheureusement, les livres classiques, bien que merveilleusement lucides, tant au point de vue de leur texte que de leurs figures, sont pour des débutants beaucoup trop complets, et peuvent rebuter même certaines intelligences, avides de s'instruire.

Or, s'il est une branche des sciences médicales susceptible de se plier aux exigences des *Tableaux synoptiques*, c'est assurément l'étude de l'Anatomie, une des sciences biologiques qui, par sa constance et son uniformité (1), se rapproche le plus des sciences abstraites, facilement schématisables.

Il est donc permis de tabler sur ce caractère de simplicité relative pour en donner une idée d'ensemble, et ces *Tableaux* n'ont pas d'autre but que d'aider le travail des élèves en leur rappelant, à propos de chaque région, avec les déductions opératoires et chirurgicales, la superposition des plans et les organes interposés, de telle sorte que le jeune anatomiste pourra dire bientôt tous les organes intéressés par le bistouri planté en un point quelconque du corps.

Nous donnons un certain nombre de figures ou de schèmes, qui faciliteront le travail des élèves et montreront mieux la topographie d'une région ou d'un point particulier ; elles ont été dessinées par MM. G. Devy et A. Degorce, ce qui est un sûr garant de leur exactitude.

Puissent ces *Tableaux synoptiques* obtenir du public médical le même succès que leurs aînés, pour le plus grand bien des Étudiants et des Praticiens.

Dr BOUTIGNY.

Mai 1900.

(1) Richet le père disait : « La vérité anatomique d'hier est et restera celle de demain ; les appréciations seules diffèrent. »

TABLEAUX SYNOPTIQUES

D'ANATOMIE TOPOGRAPHIQUE

I

TÊTE

I. — CRANE ET CERVEAU

1. RÉGION OCCIPITO-PARIÉTO-FRONTALE

- **LIMITES**
  - 1. Antérieure... | Ligne horizontale bi-orbitaire externe.
  - 2. Postérieure.. | Ligne courbe occipitale supérieure.
  - 3. Latérale..... | Ligne courbe de la fosse temporale.
- **SUPERPOSITION DES PLANS**
  - 1° Peau
    - 1. Points noirâtres des follicules sébacés.
    - 2. Rides transversales au niveau du front.
    - 3. Très adhérente à l'aponévrose épicranienne.
  - 2° Tissu cellulo-graisseux sous-cutané.. — Formé de pelotons graisseux, compris dans des mailles de tissu fibreux.
  - 3° Muscle digastrique, occipito-frontal.
    - 1. Allant des os propres du nez et des cartilages, en avant, à la ligne courbe occipitale supérieure, en arrière.
    - 2. Aponévrose épicranienne.
  - 4° Tissu cellulo-lamelleux.. — Lâche et non adipeux.
  - 5° Périoste exocranien. — Très adhérent au niveau des sutures.
  - 6° Squelette....
    - 1. Frontal, en avant.
    - 2. Pariétaux, en haut.
    - 3. Occipital, en arrière.
    - Avec les trois sutures :......
      - 1. Fronto-pariétale.
      - 2. Sagittale.
      - 3. Lambdoïde.
  - 7° Enveloppes méningiennes.
    - 1. Dure-mère, membrane fibreuse.
    - 2. Arachnoïde, membrane séreuse.
    - 3. Pie-mère, membrane vasculaire.
  - 8° Encéphale...
    - 1. Cerveau.
    - 2. Cervelet.
- **VAISSEAUX ET NERFS.**
  - 1° Artères........
    - 1. Exocraniennes.....
      - 1. Artères antérieures.
        - 1. A. sus-orbitaire ou frontale externe
        - 2. A. frontale interne, branche de l'ophtalmique.
      - 2. Artère postérieure. — Occipitale.
      - 3. Artères latérales...
        - 1. Temporale superficielle.
        - 2. Auriculaire postérieure.
    - 2. Endo-craniennes.
      - Artères méningées (fig. 1)........
        - 1. Antérieures.
        - 2. Postérieures.
        - 3. Moyennes.
  - 2° Veines........
    - 1. Préparate ou frontale.
    - 2. Sinus craniens, réunis au pressoir d'Hérophile.

VAISSEAUX ET NERFS (*Suite*).

- 3° Lymphatiques...
  - 1. Antérieurs... | Vont aux ganglions sous-maxillaires et parotidiens.
  - 2. Postérieurs... | Vont aux ganglions sous-occipitaux et cervicaux postérieurs.
  - 3. Latéraux.... | Vont aux ganglions parotidiens, mastoïdiens et sous-occipitaux.
- 4° Nerfs...........
  - 1. Antérieur.... | Frontal.
  - 2. Postérieurs.. | Branches postérieures des premiers nerfs cervicaux
  - 3. Latéraux....
    1. Facial.
    2. Auriculo-temporal.
    3. Temporal superficiel.
    4. Branches auriculaire et mastoïdienne du plexus cervical.

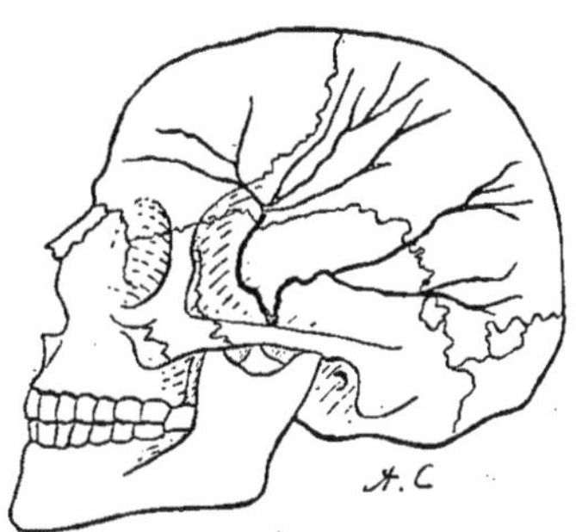

Fig. 1. — Artères méningées (d'après Chipault).

DÉDUCTIONS PATHOLOGIQUES.

- 1° Cas de scalp complet...... | Où l'on observe un décollement de tout le cuir chevelu : bien désinfectées, ces plaies n'ont pas en général de gravité (Importance du drainage).
- 2° Hémorragies. | Fréquentes, à la suite de coups ou de chutes sur la tête. Quand elles sont intracraniennes, elles peuvent, par compression, déterminer des signes de paralysie.
- 3° Siège des loupes sur tout le cuir chevelu.

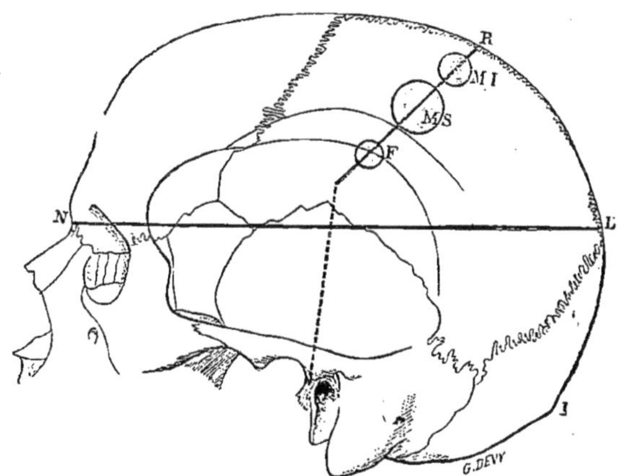

Fig. 2. — Ligne rolandique, procédé de Poirier.

- 4° Sutures...... | Elles peuvent, en clinique, être prises pour un trait de fracture.
- 5° Fractures de la voûte du crâne... | Moins fréquentes que celles de la base. Esquilles osseuses comprimant le cerveau (Observation de Broca : découverte de la circonvolution de l'aphasie).

DÉDUCTIONS OPÉRATOIRES....

1° **Saignée de la veine préparate** (Velpeau).

2° **Lieu d'élection de l'application de sangsues..........** Dans les cas d'affections oculaires aiguës : on les place près de l'apophyse orbitaire externe, dans la région prétemporale.

3° **Ligature des deux extrémités de l'artère sectionnée ...** Par suite des anastomoses entre les vaisseaux des deux côtés, la ligature d'un seul bout ne suffit pas.

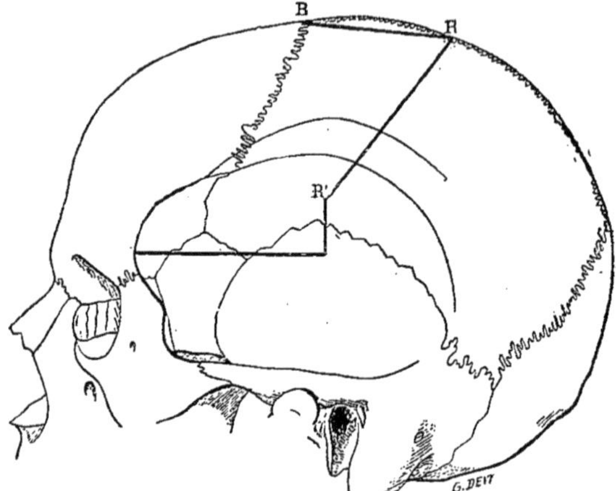

Fig. 3. — Ligne rolandique, procédé de Lucas-Championnière.

4° **Couronne de trépan** (fig. 2 et 3).......... Il importe d'appliquer l'instrument au moins à 1 centimètre et demi en dehors de la ligne médiane, pour éviter la blessure du sinus longitudinal supérieur.
Cette opération, simple et bénigne en elle-même, a été exécutée souvent dans ces derniers temps, depuis la récente découverte de la guérison du tétanos déclaré par Roux et Borrel. Ces auteurs proposent de faire une injection intra cérébrale (lobes frontaux antérieurs) de sérum antitétanique. Les résultats obtenus jusqu'ici ne permettent pas encore de juger sainement cette méthode.

5° **Craniotomie temporaire** (opération de Doyen)....... Elle consiste à détacher un large volet osseux, à charnière inférieure, permettant d'examiner toute la face externe du cerveau et des méninges. On réapplique le volet après l'opération.

2. TOPOGRAPHIE CRANIO-CÉRÉBRALE

BREGMA .... Milieu d'une ligne allant d'un conduit auditif à l'autre, en passant par le sommet de la tête.

SCISSURE DE ROLANDO (fig. 2 et 3)..........
- 1° **Extrémité supérieure.** A 5 centimètres en arrière du bregma.
- 2° **Extrémité inférieure..** Perpendiculaire de 3 centimètres de longueur élevée sur une horizontale passant par l'apophyse orbitaire externe et à 7 centimètres d'elle.

SCISSURE DE SYLVIUS .... Elle naît à 1 centimètre au-dessus d'une horizontale longue de 5 centimètres et passant par l'apophyse orbitaire externe.

3. RÉGION TEMPORALE

LIMITES............ { 1° **Supérieure** .. | Ligne courbe temporale supérieure.
2° **Inférieure** ... | Ligne longeant le bord de l'arcade zygomatique.

SUPERPOSITION DES PLANS.

1° **Peau**............ | Adhérente.

2° **Tissu cellulo-graisseux sous-cutané et fascia superficialis.**

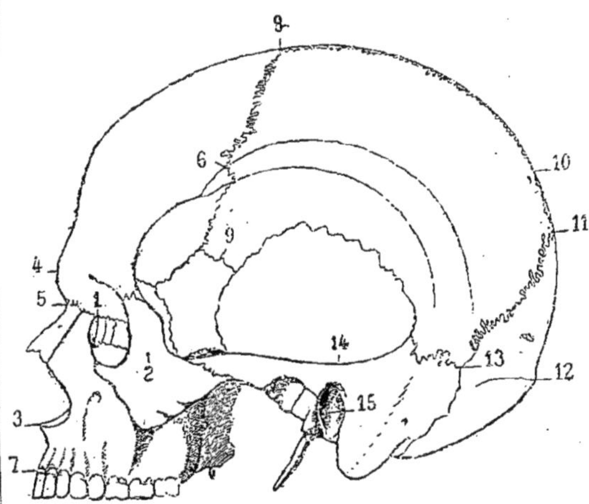

Fig. 4. — Région temporale osseuse, vue latérale.

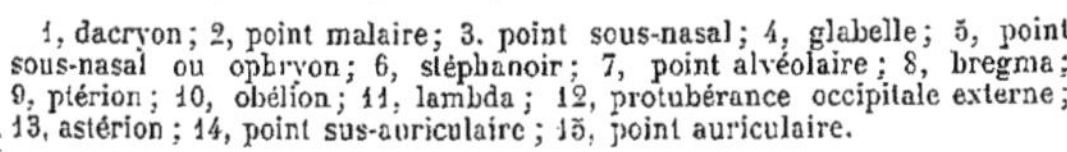
1, dacryon; 2, point malaire; 3. point sous-nasal; 4, glabelle; 5, point sous-nasal ou ophryon; 6, stéphanoir; 7, point alvéolaire; 8, bregma; 9, ptérion; 10, obélion; 11, lambda; 12, protubérance occipitale externe; 13, astérion; 14, point sus-auriculaire; 15, point auriculaire.

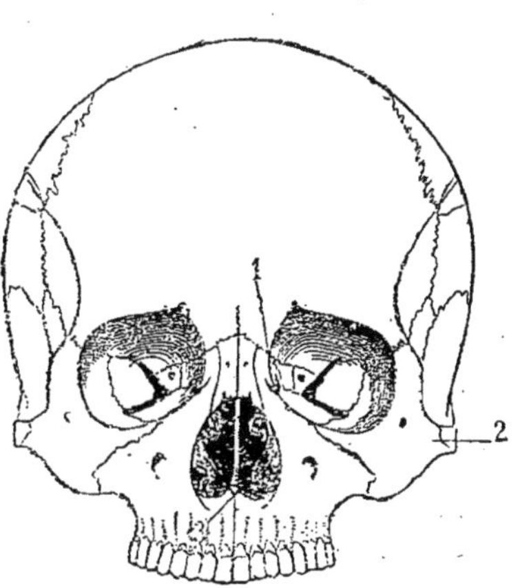

Fig. 5. — Région temporale osseuse, vue de face.

1, dacryon; 2, point jugal; 3, point sous-nasal.

3° **Aponévrose épicranienne prolongée**..... { Ou aponévrose temporale superficielle ou périosto-zygomatique, dont l'insertion inférieure est discutée :.....

1. Pour **Sappey**.	Elle s'insère en dedans de l'arc zygomatique, sur l'aponévrose temporale profonde.
2. Pour **Richet**.	Elle s'insère à l'arc zygomatique lui-même.
3. Pour **Tillaux et Testut**...	Elle se prolonge jusqu'au niveau de la joue.
4. Pour **Poirier**.	Elle se perd dans le tissu cellulaire sus- ou sous-zygomatique.

4° **Aponévrose temporale profonde**...... { 1. D'une blancheur nacrée.
2. Allant de la ligne courbe temporale supérieure à la face interne de l'arc zygomatique.

5° **Muscle temporal ou crotaphyte** .... { Avec son large tendon ou aponévrose temporo-maxillaire de Velpeau.

6° **Squelette** (fig. 4 et 5)..... {

1. **En avant**.....	Frontal.
2. **En arrière**...	Temporal.
3. **En haut**.....	Pariétal.
4. **En bas**.......	Grande aile du sphénoïde, et leurs sutures respectives, avec le périoste recouvrant ces os, dont la face interne présente les sillons de la nervure de la feuille de figuier pour l'artère méningée moyenne.

7° **Enveloppe dure-mérienne.**

VAISSEAUX ET NERFS.

- 1° Artères
  - 1. Exocraniennes
    - 1. Superficielles — Artère temporale superficielle, branche terminale de la carotide externe, avec...
      - 1. Une branche antérieure frontale.
      - 2. Une branche postérieure occipitale.
      - 3. Une branche moyenne temporale. Cette dernière seule se trouve entre les deux aponévroses temporales, les autres sont sous-cutanées.
    - 2. Profondes
      - 1. Temporale profonde antérieure.
      - 2. Temporale profonde postérieure, entre le muscle temporal et le périoste.
  - 2. Intra-craniennes. — Ce sont les branches de la méningée moyenne.
- 2° Veines.
- 3° Lymphatiques
  - 1. Superficiels
  - 2. Profonds
  - Aboutissant aux ganglions parotidiens.
- 4° Nerfs
  - 1. Facial.
  - 2. Auriculo-temporal.
  - 3. Temporaux profonds
    - 1. Antérieur
    - 2. Postérieur
    - Du maxillaire inférieur.
  - 4. Filets
    - 1. De l'ophtalmique.
    - 2. Du maxillaire supérieur.

DÉDUCTIONS PATHOLOGIQUES.

- 1° Hémorragies. — Elles sont graves, que l'artère blessée soit la temporale ou la méningée (hématomes).
- 2° Le peu d'épaisseur du temporal à ce niveau (d'où son nom d'*écaille temporale*) facilite dans les fractures la contusion de la masse nerveuse sous jacente.
- 3° Dans le cas de suppurations de cette région, on observe des fusées purulentes
  - 1. En haut du côté du crâne, si l'on a affaire à des suppurations sous-cutanées.
  - 2. En bas, du côté de la joue, dans le cas de suppurations profondes.
- 4° Excavation de cette région — Et par suite saillie très nette de l'arc zygomatique, chez les gens amaigris.

DÉDUCTIONS OPÉRATOIRES.

- 1° Ouverture de la temporale. — A la suite de sangsues appliquées au niveau de la tempe.
- 2° Tumeurs vasculaires (angiomes ou anévrysmes cirsoïdes).
- 3° Artériotomie de la temporale à ce niveau — Opération qu'on ne fait plus aujourd'hui.
- 4° Difficulté d'appliquer à cet endroit une couronne de trépan
  - 1. Profondeur du squelette.
  - 2. Richesse de la vascularisation.
  - 3. Présence de la méningée.

4. RÉGION MASTOÏDIENNE

LIMITES
- **1° Antérieure**... Sillon auriculaire postérieur.
- **2° Postérieure**.. Ligne courbe d'implantation des cheveux.
- **3° Inférieure**... Sommet de la mastoïde (mamelon mastoïdien).
- **4° Supérieure**.. Crête sus-mastoïdienne ou prolongement postérieur de l'arcade zygomatique.

SUPERPOSITION DES PLANS
- **1° Peau**.........
  1. Fine.
  2. Lisse.
- **2° Tissu cellulaire sous-cutané.**
  1. Avec aréoles renfermant une graisse rougeâtre.
  2. Avec de petits ganglions.
  3. Très adhérente.
- **3° Aponévrose**.. Nacrée en haut seulement.
- **4° Muscles**.....
  1. Temporal, tout à fait en haut.
  2. Sterno-cléido-mastoïdien.
  3. Splénius et petit complexus.
  4. Muscle auriculaire postérieur.
  5. Digastrique, dans la rainure du même nom.
- **5° Périoste.**
- **6° Apophyse mastoïde** (fig. 6)....
  1. Avec l'épine de Henle à la partie postéro-supérieure du conduit auditif externe et présentant dans son intérieur un grand nombre de cellules communiquant avec l'oreille moyenne.
  2. Le digastrique s'insère dans la rainure du sommet.

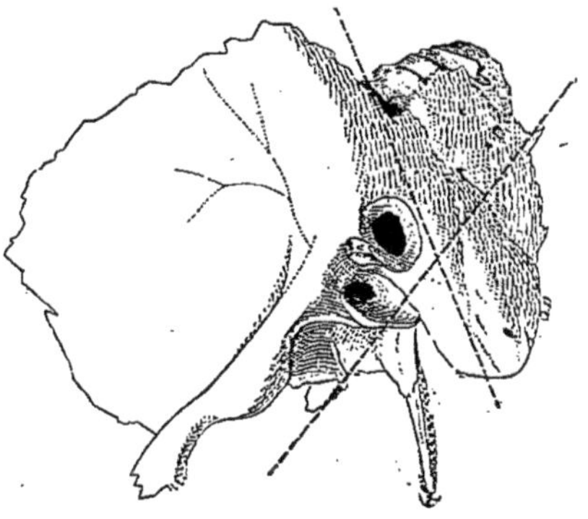

  Il y a trois types anatomiques de mastoïde :
  1. La mastoïde pneumatique à grandes cavités.
  2. La mastoïde diploïque à cavités aréolaires.
  3. La mastoïde scléreuse à tissu dur.

Fig. 6. — Région mastoïdienne osseuse (point de trépanation de l'antre mastoïdien).

VAISSEAUX ET NERFS
- **1° Artères**......
  1. Auriculaire postérieure.
  2. Occipitale.
- **2° Veine**........ Mastoïdienne.
- **3° Lymphatiques**........ Petits et nombreux.
- **4° Nerfs**.......
  1. Facial.
  2. Plexus cervical...........
     1. Branche auriculaire.
     2. Branche mastoïdienne.

DÉDUCTIONS PATHOLOGIQUES.

- 1° Hémorragies. — Peu graves, dans les plaies de cette région.
- 2° Point douloureux, tuméfaction et œdème. — Dans la mastoïdite suppurée.
- 3° Engorgements ganglionnaires. — Ils sont fréquents.

DÉDUCTIONS OPÉRATOIRES.

- 1° Application de sangsues.. — Dans les affections cérébrales.
- 2° Trépanation de la mastoïde (fig. 6)........
  - Dans le cas de mastoïdite suppurée.
  - Cette trépanation doit se faire dans le tiers antérieur de l'apophyse mastoïde, immédiatement en arrière et un peu en haut du méat auditif. On se guidera sur l'existence d'une petite saillie osseuse, appelée *épine de Bezold* ou *épine de Henle* ou encore *spina supra meatum*. Elle peut faire défaut, surtout chez les jeunes sujets, et elle est alors remplacée par une surface vasculaire dite *aire* ou *tache spongieuse*, située à la partie postéro-supérieure du méat.
  - La trépanation faite au niveau du tiers moyen conduirait droit au sinus latéral (branche descendante) et celle faite au niveau du tiers postérieur ferait tomber dans la fosse cérébelleuse.
  - Différents temps de la trépanation de l'apophyse :........
    1. Incision cutanée.
    2. Recherche de l'antre et évidement de l'apophyse.
    3. Ouverture de l'aditus et de l'attique.
- 3° Différents procédés.....
  1. Procédé de Küster..... — Faire disparaître à la gouge et au maillet la paroi postérieure du conduit auditif osseux.
  2. Procédé de Bergmann.. — Ablation plus large de la paroi supéro-externe.
  3. Procédé de Zaufal...... — Réunion en une seule de toutes les cavités.
  4. Procédé de Stacke..... — Il consiste à ouvrir l'attique par le conduit, en abattant le mur de la logette des osselets avec trépanation rétrograde de l'aditus et de l'antre.
- 4° Accidents....
  1. Hémorragies.
  2. Ouverture du sinus latéral.
  3. Lésion du facial.
  4. Lésion du canal demi-circulaire externe.
  5. Ouverture de la fosse cérébrale.
- 5° Données de Holtenius..
  1. Entre l'épine de Henle et le canal du facial = 16 millimètres.
  2. Entre l'épine de Henle et le canal demi-circulaire = 15 millimètres.
  3. Entre la table externe et le facial = 22 millimètres.
  4. Entre la table externe et le canal demi-circulaire = 22 millimètres.

  On ne peut donc pas pénétrer à plus de 22 millimètres sans risquer de léser quelque organe.

5. TOPOGRAPHIE DE LA VOUTE DU CRANE (face interne)

(En allant d'avant en arrière.)

SUR LA LIGNE MÉDIANE.......	1° Crête du frontal.......	Où s'insère la dure-mère (faux du cerveau).
	2° Gouttière antéro-postérieure........	Pour le sinus longitudinal supérieur.
	3° Suture bipariétale ou sagittale avec, de chaque côté :........	1. Le trou pariétal de Santorini, laissant passer une veine émissaire. 2. De petites excavations formées par les granulations méningiennes de Pacchioni. 3. L'extrémité de la suture lambdoïde.
	Chez l'enfant nouveau-né..	Les fontanelles antérieure et postérieure, avec leurs os wormiens. Ces fontanelles ont une grande importance dans les diagnostics obstétricaux : elles donnent la variété de présentation.
SUR LES PARTIES LATÉRALES..........	1° Les fosses frontales.....	Qui reçoivent les lobes antérieurs du cerveau.
	2° La suture fronto-pariétale.	
	3° Les fosses pariétales....	Où se voient les arborisations de l'artère méningée moyenne.
	4° La suture pariéto-occipitale.	
DÉDUCTIONS PATHOLOGIQUES	1° Fractures du crâne......	Elles sont toujours moins étendues à la voûte qu'à la base. A la voûte, linéaires le plus souvent ; à la base, elles présentent un écartement plus ou moins prononcé.
	2° Fragilité toute spéciale et vulnérabilité plus grande de la table interne.......	Qui se fracture le plus facilement, d'où le nom de *lame vitrée*, que lui ont donné les pathologistes. On observe souvent une fissure de la table externe avec esquilles de la face interne, esquilles pouvant plus ou moins pénétrer dans le cerveau.
	3° Élasticité des parois du crâne......	Tout choc amène une dépression de la boîte cranienne au point frappé, dépression à convexité interne ; la table interne, de rayon plus grand, se fracture alors, par un mécanisme analogue à celui du bâton dont on rapproche les deux bouts et qui se brise par le milieu.
	4° Fistules congénitales.	
	5° Prolongement très élevé du sinus frontal.	Dans l'épaisseur même de l'os.
	6° Esquilles osseuses...	Elles compriment le cerveau.
DÉDUCTIONS OPÉRATOIRES...	Trépanation de la voûte du crâne........	Ne jamais trépaner près de la ligne médiane, mais à 1 centimètre au moins en dehors d'elle de chaque côté, de façon à éviter la blessure du sinus longitudinal supérieur.

6. TOPOGRAPHIE DE LA BASE DU CRANE

(En allant d'avant en arrière.)

I. — LIGNE MÉDIANE.

ÉTAGE ANTÉRIEUR (fig. 7)..............

- 1° **Trou borgne ou fronto-ethmoïdal..**
  - Délimité par les petites ailes en crochets de la bifurcation du bord antérieur de l'apophyse ethmoïdale supérieure.
  - On y trouve ....
    1. Un prolongement dure-mérien.
    2. La petite veine de Sabatier et Blandin.
- 2° **Apophyse crista-galli.** — Arc-boutée en arrière du frontal et où s'insère la faux du cerveau.
- 3° **Gouttières ethmoïdales.**
  - A grand axe antéro-postérieur, avec une série de trous disposés sur trois rangées et que Sappey divise en petits, moyens et grands, ces derniers n'étant eux-mêmes que des cribles ou réunion d'une infinité de petits trous, laissant passer les filets du nerf olfactif qui émanent de la face inférieure du bulbe olfactif et qui vont se rendre à la muqueuse pituitaire.

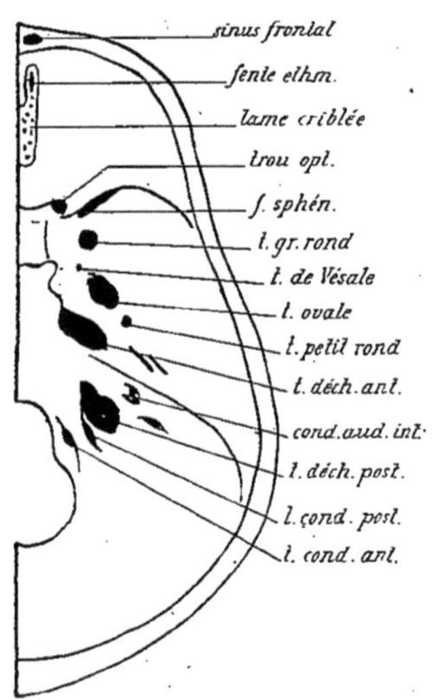

Fig. 7. — Trous de la base du crâne (face endocranienne).

  - Deux de ces trous sont intéressants en avant:
    1. Du côté interne : la fente ethmoïdale laissant passer un prolongement dure-mérien.
    2. Du côté externe ; l'orifice antérieur du canal ethmoïdo-frontal où passe le filet ethmoïdal du rameau nasal de la branche ophtalmique de Wilis :
    C'est la gouttière de Henle-Quain.

ÉTAGE MOYEN (fig. 7).

- 1° **Face supérieure du corps du sphénoïde.**
- 2° **Gouttière optique** transversale ..... Sur laquelle repose le chiasma des nerfs optiques.
- 3° **Trou optique** (fig. 8) ....
  1. Il continue la gouttière optique.
  2. Il laisse passer : ....
     1. Le nerf optique.
     2. L'artère ophtalmique.
- 4° **Apophyses clinoïdes moyennes** ... Qui peuvent se réunir par un ligament ou un pont osseux aux apophyses clinoïdes antérieures.
- 5° Selle turcique.
  - Où se loge l'hypophyse (glande pituitaire).
  - Elle est entourée par le sinus coronaire et latéralement sont les deux sinus caverneux, dans l'intérieur desquels est la carotide interne (séparée du sang du sinus par la couche endothéliale) et dans la paroi externe sont étagés de haut en bas........................
    1. L'ophtalmique.
    2. Le moteur oculaire commun.
    3. Le pathétique.
    4. Le moteur oculaire externe.

    (Le nerf maxillaire supérieur est tout à fait à la base de la paroi externe.)

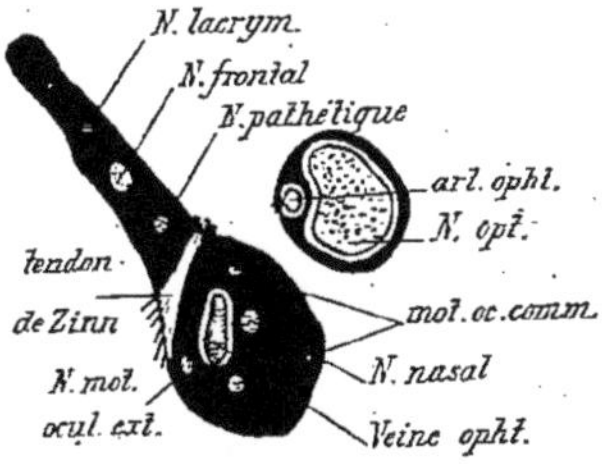

Fig. 8. — Fond de l'orbite et les organes qui y passent.

- 6° **Lame** quadrilatère du sphénoïde. Limitant en arrière la selle turcique et terminée en haut et en dehors par les apophyses clinoïdes postérieures.

ÉTAGE POSTÉRIEUR .....

- 1° **Gouttière basilaire de l'occipital** .. Sur laquelle reposent le bulbe et la protubérance annulaire.
- 2° **Trou occipital** par où passent....
  1. La moelle allongée.
  2. Ses enveloppes méningées.
  3. L'artère vertébrale.
  4. Des nerfs.
- 3° **Crête occipitale antérieure.** Longée par le sinus droit.
- 4° **Protubérance occipitale interne** ..... En rapport avec le pressoir d'Hérophile ou torcular, point de confluence des sinus longitudinal et latéral.
- 5° **Fin du sinus longitudinal supérieur.**

II. — PARTIES LATÉRALES.

ÉTAGE ANTÉRIEUR.......
- 1° Voûtes orbitaires avec :.......
  - 1. Éminences mamillaires.
  - 2. Dépressions digitales.
  - En rapport avec les circonvolutions du cerveau.
- 2° Ligne de suture fronto-sphénoïdale.
- 3° Petites ailes du sphénoïde ou apophyses d'Ingrassias .... — Se terminant en pointe à la partie externe.

ÉTAGE MOYEN.
- 1° Trous creusés à la base de la grande aile du sphénoïde.......
  - 1. Fente sphénoïdale..
    - Divisée en deux champs par le tendon double d'insertion du muscle droit externe (fig. 8).
    - 1. Au-dessus du muscle passent :.. — En allant de dedans en dehors.
      - 1. Le nerf pathétique.
      - 2. Le nerf frontal.
      - 3. Le nerf lacrymal.
    - 2. Entre les 2 tendons d'insertion (anneau de Zinn) sont :
      - 1. La veine ophtalmique.
      - 2. Le nerf nasal.
      - 3. Le moteur oculaire commun.
      - 4. Le moteur oculaire externe.
  - 2. Trou grand rond........ — Où passe le nerf maxillaire supérieur *seul.*
  - 3. Trou ovale... — Où passent le nerf maxillaire inférieur et l'artère petite méningée.
  - 4. Trou petit rond........ — Où passent l'artère et la veine méningée moyenne.
- 2° Face antérieure du rocher avec.
  - 1. La fossa subarcuata.. — Pour le ganglion de Gasser, ganglion d'origine du trijumeau.
  - 2. Les hiatus accessoires de Fallope...... — Avec, en partant, les deux gouttières parallèles des grand et petit nerfs pétreux superficiels.
  - 3. Le trou déchiré antérieur.. — Au sommet du rocher, par où passent le nerf vivien et une artériole méningée.
- 3° Bord supérieur du rocher...... — Où l'on trouve le sinus pétreux supérieur.
- 4° Face postérieure du rocher...... — Avec, à l'union du tiers interne et du tiers moyen, le trou auditif interne par où passent :.........
  - 1. Le nerf auditif.
  - 2. Le facial.
  - 3. L'intermédiaire de Wrisberg.
  - 4. L'artère auditive.
  - 5. Un cul-de-sac arachnoïdien.
- 5° Trou déchiré postérieur...... — Par où passent :
  - 1. Jugulaire interne. — Champ interne, veineux.
  - Champ externe, nerveux :
    - 2. Glosso-pharyngien.
    - 3. Pneumogastrique.
    - 4. Spinal.
- 6° Portion descendante du sinus latéral.

ÉTAGE POSTÉRIEUR
- 1° Trous condyliens antérieur et postérieur...
  - Ils laissent passer tous deux une artère.
  - L'*antérieur* laisse passer en outre le grand hypoglosse.
- 2° Fosses cérébelleuses.
- 3° Portion transverse du sinus latéral.
- 4° Fosses cérébrales postérieures, occipitales.

DÉDUCTIONS PATHOLOGIQUES
- 1° Absence de bulbe olfactif....... — Au niveau des gouttières ethmoïdales.
- 2° Écartement plus grand des fragments dans les fractures du crâne .... — Résultant de la faiblesse de cette région criblée de trous.
- 3° Écoulement de liquide céphalo-rachidien par l'oreille........ — Dans le cas de fracture du rocher, résultant de ce que le cul-de-sac arachnoïdien a été déchiré.
- 4° Lésion de la portion descendante du sinus latéral.. — Quand, dans l'opération de la mastoïdite, on ne trépane pas assez près du méat auditif externe.
- 5° Lésion du cervelet............ — Quand on trépane trop en arrière.

DÉDUCTIONS OPÉRATOIRES.

1° Ligature du sinus latéral....... — Elle a été faite par Lambotte, d'après une technique donnée par Chipault.

2° Lésions du sinus latéral........ — Au cours de l'opération de la mastoïdite. Un fort tamponnement suffit à arrêter l'hémorragie.

3° Résection du ganglion de Gasser. — Technique donnée par P. Poirier, dans les cas de névralgies faciales rebelles.

1. Incision cutanée et dissection du lambeau.
2. Résection de l'apophyse zygomatique et de la moitié postérieure du losange malaire.
3. Section du sommet de l'apophyse coronoïde et relèvement du temporal; dénudation de la partie inférieure de la fosse temporale.
4. Dénudation du plan sphéno-temporal; reconnaissance du trou ovale et de l'émergence du nerf maxillaire inférieur.
5. Résection de la partie basse de la fosse temporale et du plan sphéno-temporal; soulèvement progressif du lobe temporo-sphénoïdal. Reconnaissance de la partie intracranienne du maxillaire inférieur.
6. Reconnaissance des nerfs maxillaires supérieur et inférieur.
7. Dégagement de la face cérébrale du ganglion de Gasser.
8. Section des nerfs maxillaires aux trous ovale et grand rond.
9. Soulèvement et dégagement de la face cranienne du ganglion.
10. Pincement avant son épanouissement. Arrachement protubérantiel de ce nerf. Extraction du ganglion d'arrière en avant.

7. TOPOGRAPHIE DES CENTRES PSYCHO-MOTEURS DU CERVEAU (fig. 9 et 10).

CENTRE DE L'AGRAPHIE. — Pied de la deuxième circonvolution frontale gauche.

CENTRE DE L'APHASIE.... — Pied de la troisième circonvolution frontale gauche.

CENTRES DU MEMBRE INFÉRIEUR..... — Partie supérieure (zone rolandique) des deux circonvolutions ascendantes frontale et pariétale.

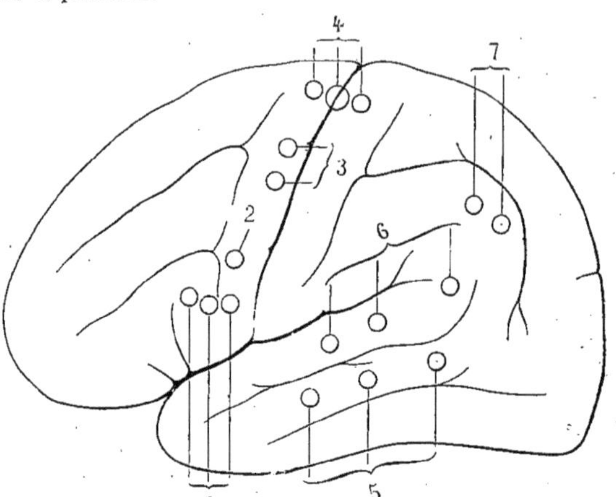

Fig. 9. — Centres psycho-moteurs et psycho-sensoriels, face externe du cerveau (d'après A. Bouchard).

1, centre des mouvements de la langue et des lèvres pour le langage articulé (circonvolution de Broca); 2, de la face; 3, du membre supérieur; 4, du membre inférieur; 5, centre dont la lésion entraîne la surdité verbale; 6, la surdité verbale; 7, l'hémianopsie.

CENTRES DU MEMBRE SUPÉRIEUR..... — Partie moyenne de la frontale ascendante.

CENTRES DES MOUVEMENTS DE LA FACE.... — Partie inférieure de la frontale ascendante, immédiatement en arrière du centre de l'aphasie.

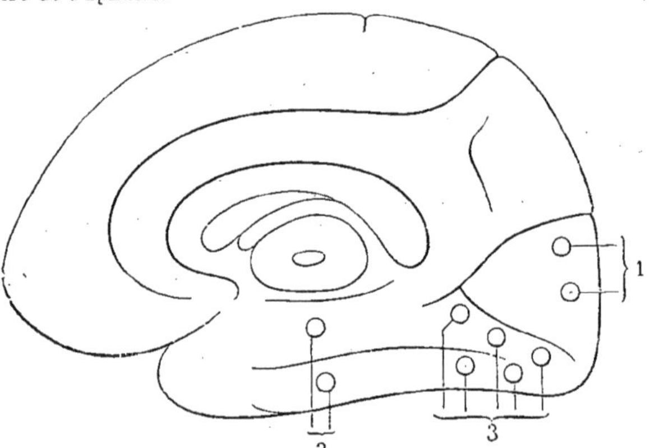

Fig. 10. — Centres psycho-sensoriels, face interne du cerveau (d'après A. Bouchard).

1, centre psycho-sensoriel de la vision; 2, de l'audition; 3, de la sensibilité générale probable, mais dont la différenciation est loin d'être faite à l'heure présente.

CENTRE DE LA CÉCITÉ VERBALE...... — Premier pli de passage temporo-pariétal à l'extrémité de la sylvienne.

CENTRE DE LA SURDITÉ VERBALE........ — Partie moyenne de la première circonvolution temporale.

CENTRE DE L'HÉMIANOPSIE........ — Lobule du pli courbe.

8. TOPOGRAPHIE DES POINTS D'ÉMERGENCE APPARENTE DES NERFS CRANIENS AVEC LEUR TROU DE SORTIE DE LA BASE DU CRANE

Paire cranienne.	Nom du nerf.	Origine apparente.	Trou de la base du crâne.
Première.	Olfactif.	Bulbe olfactif.	Trous de la lame criblée de l'ethmoïde.
Deuxième.	Optique.	Angle antéro-externe du chiasma.	Trou optique.
Troisième.	Moteur oculaire commun.	Angle interpédonculaire entre la protubérance en arrière et les tubercules mamillaires en avant.	Fente sphénoïdale (dans l'anneau de Zinn).
Quatrième.	Pathétique.	Face supérieure de l'isthme, en arrière des tubercules quadrijumeaux postérieurs.	Fente sphénoïdale (au-dessus du tendon du droit externe).
Cinquième.	Trijumeau (le plus gros des nerfs craniens).	Partie latérale de la face inférieure de la protubérance, en dehors des pédoncules cérébelleux moyens. (La petite racine est en dedans de la grosse.)	1. Branche ophtalmique : fente sphénoïdale. 2. Branche maxillaire supérieure : trou grand rond. 3. Branche maxillaire inférieure : trou ovale.
Sixième.	Moteur oculaire externe.	Partie supérieure de la pyramide du bulbe, dans le sillon sous-protubérantiel.	Fente sphénoïdale (dans l'anneau de Zinn).
Septième.	Facial.	Fossette latérale du bulbe rétroprotubérantielle.	Conduit auditif interne et aqueduc de Fallope (sort par le trou stylo-mastoïdien).
Huitième.	Auditif.	Partie latérale du bulbe au-dessous et en arrière du précédent.	Conduit auditif interne.
Neuvième.	Glosso-pharyngien.	Partie supérieure du sillon latéral du bulbe, entre l'auditif en haut et le vague en bas.	Trou déchiré postérieur.
Dixième.	Pneumogastrique ou vague.	Sillon latéral du bulbe, entre le glosso-pharyngien et le spinal.	Trou déchiré postérieur.
Onzième.	Spinal.	Sillon latéral du bulbe et de la moelle, entre le pneumogastrique et le premier nerf cervical (naissance par deux racines).	Trou déchiré postérieur.
Douzième.	Grand hypoglosse.	Face antérieure du bulbe, dans le sillon pré-olivaire.	Trou condylien antérieur.

9. TOPOGRAPHIE DE L'INTÉRIEUR DU CERVEAU ÉTUDIÉE SUR DEUX COUPES TYPES

I. — COUPE HORIZONTALE OU DE FLECHSIG, MODIFIÉE PAR BRISSAUD.

EN ALLANT D'AVANT EN ARRIÈRE........

1. Substance grise des circonvolutions.
2. Substance blanche.
3. Corps calleux.
4. Prolongement antérieur du ventricule latéral.
5. Noyau caudé.
6. Noyau lenticulaire avec les deux capsules interne et externe et l'avant-mur en dehors, près du lobe de l'insula.
7. Couches optiques divisées en 3 régions dont une antérieure et deux latérales.
8. Prolongement occipital du ventricule latéral.
9. Corps calleux.
10. Piliers postérieurs du trigone et noyau caudé.
11. Substance blanche.
12. Substance grise des circonvolutions.

II. — COUPE VERTICO-FRONTALE PASSANT PAR LES TUBERCULES MAMILLAIRES.

TIERS EXTERNE D'UN HÉMISPHÈRE...

1. Tissu gris des circonvolutions.
2. Couronne blanche de Reil.
3. Lobe de l'insula au milieu.

TIERS MOYEN D'UN HÉMISPHÈRE...

- **1° En haut......** Substance blanche.
- **2° Au milieu.....**
  - Noyau lenticulaire et triangulaire, avec ses trois segments........
    1. Externe (le plus grand).
    2. Moyen.
    3. Interne.
  - Et compris entre la capsule interne, qui est en dedans et la capsule externe en dehors, séparée du lobe de l'insula par l'avant-mur.
- **3° En bas.......** Noyau amygdalien, avec au-dessus et un peu en dehors.
  1. La terminaison du noyau caudé.
  2. Le prolongement sphénoïdal du ventricule latéral.

TIERS INTERNE D'UN HÉMISPHÈRE (en allant de haut en bas)................

- **1° Corps calleux.**
- **2° Sur un même plan........**
  1. **En dehors ...** Section du noyau caudé.
  2. **En dedans...** Section du trigone.
  3. **Entre les deux.......** Ventricule latéral.
- **3° Couches optiques .....** Entre lesquelles est le ventricule moyen
- **4° Région sous-thalamique.**
- **5° Faisceau ascendant de Vicq d'Azyr.**
- **6° Sur un même plan ....**
  1. Bandelette optique.
  2. Locus niger du pédoncule.
  3. Tubercules mamillaires.

II. — FACE

1. RÉGION PAROTIDIENNE (Sebileau).

LIMITES .... Fente où le doigt pénètre derrière le maxillaire inférieur au-dessous du conduit auditif externe (fig. 16).

CONTENANT OU PAROIS.

- 1° **En haut**........
  - 1° **En avant**.... Partie postérieure de la face inférieure des grandes ailes du sphénoïde.
  - 2° **En arrière**... Partie antérieure de la face inférieure de l'occipital.
  - 3° **Au milieu**... Os tympanal et face inférieure du rocher.
- 2° **En avant**.......
  - 1° **Branche montante du maxillaire inférieur.**
  - 2° **Masséter**....
    1. Interne ou ptérygoïdien interne.
    2. Externe ou masséter proprement dit.
  - 3° **Articulation temporo-maxillaire.**
- 3° **En arrière**......
  - 1° **Colonne vertébrale en dedans avec.**
    1. Le grand droit antérieur.
    2. Le petit droit antérieur.
    3. Le long du cou.
  - 2° **Mastoïde avec**.......
    1. Le digastrique.
    2. Le sterno-mastoïdien.
- 4° **En dedans**......
  1. Constricteur supérieur du pharynx.
  2. Aponévrose pharyngienne.
- 5° **En dehors**......
  1. Peau.
  2. Fascia superficialis.
  3. Branche auriculaire du plexus cervical superficiel.
  4. Ganglion préauriculaire.
- 6° **En bas**........ Bandelette maxillo-pharyngienne ou bandelette d'insertion faciale du sterno-mastoïdien, séparant la loge parotidienne de la loge sous-maxillaire.

CONTENU (à l'intérieur de l'aponévrose parotidienne ou loge parotidienne) (fig. 11). — A l'intérieur de la glande, on trouve :.......

1. Les ramifications du canal excréteur de Sténon.
2. La carotide externe (fig. 12).
3. La jugulaire externe et la faciale postérieure.

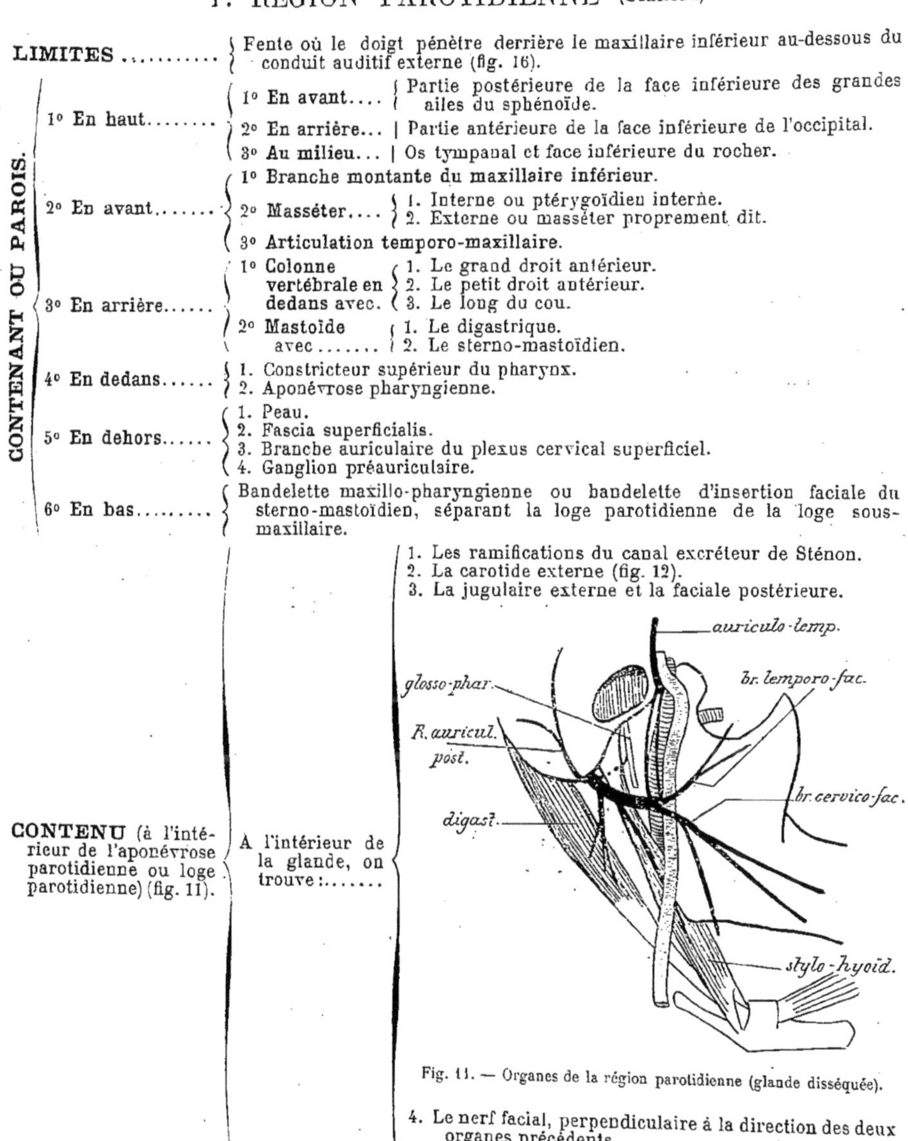

Fig. 11. — Organes de la région parotidienne (glande disséquée).

4. Le nerf facial, perpendiculaire à la direction des deux organes précédents.
5. Les ganglions intraparotidiens.
6. Le plexus cervical et le nerf auriculo-temporal.

ESPACE SOUS-GLANDULAIRE.

- 1° Espace sous-glandulaire antérieur ou espace maxillo-pharyngien (fig. 13)
  - 1° Limites
    - 1. En haut — Face inférieure du sphénoïde voisine du rocher.
    - 2. En bas — Région cervicale.
    - 3. En arrière — Creux parotidien.
    - 4. En dedans — Constricteur supérieur.

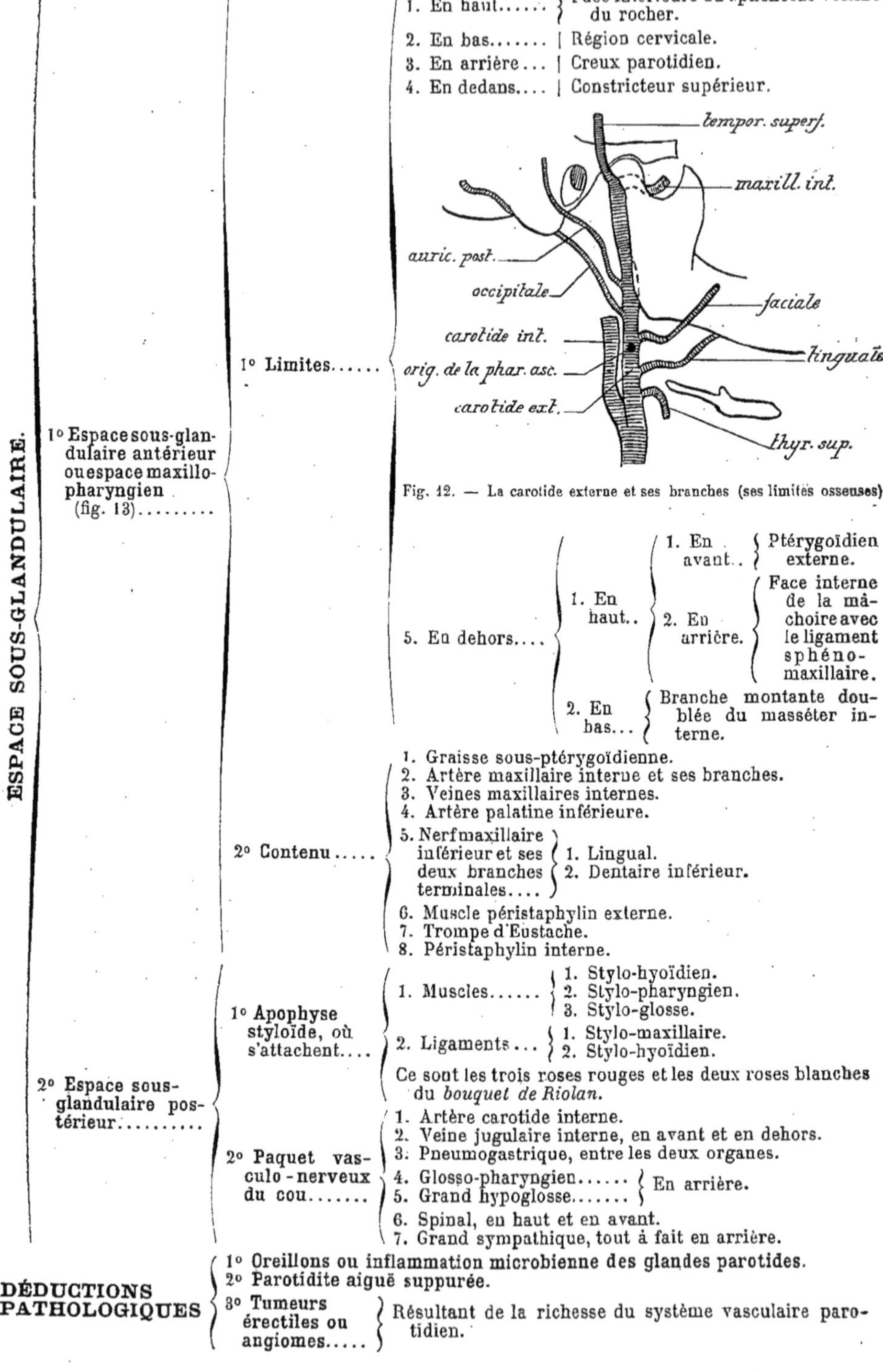

Fig. 12. — La carotide externe et ses branches (ses limites osseuses).

    - 5. En dehors
      - 1. En haut
        - 1. En avant — Ptérygoïdien externe.
        - 2. En arrière — Face interne de la mâchoire avec le ligament sphéno-maxillaire.
      - 2. En bas — Branche montante doublée du masséter interne.
  - 2° Contenu
    - 1. Graisse sous-ptérygoïdienne.
    - 2. Artère maxillaire interne et ses branches.
    - 3. Veines maxillaires internes.
    - 4. Artère palatine inférieure.
    - 5. Nerf maxillaire inférieur et ses deux branches terminales
      - 1. Lingual.
      - 2. Dentaire inférieur.
    - 6. Muscle péristaphylin externe.
    - 7. Trompe d'Eustache.
    - 8. Péristaphylin interne.
- 2° Espace sous-glandulaire postérieur
  - 1° Apophyse styloïde, où s'attachent
    - 1. Muscles
      - 1. Stylo-hyoïdien.
      - 2. Stylo-pharyngien.
      - 3. Stylo-glosse.
    - 2. Ligaments
      - 1. Stylo-maxillaire.
      - 2. Stylo-hyoïdien.
    - Ce sont les trois roses rouges et les deux roses blanches du *bouquet de Riolan*.
  - 2° Paquet vasculo-nerveux du cou
    - 1. Artère carotide interne.
    - 2. Veine jugulaire interne, en avant et en dehors.
    - 3. Pneumogastrique, entre les deux organes.
    - 4. Glosso-pharyngien — En arrière.
    - 5. Grand hypoglosse — En arrière.
    - 6. Spinal, en haut et en avant.
    - 7. Grand sympathique, tout à fait en arrière.

DÉDUCTIONS PATHOLOGIQUES

- 1° Oreillons ou inflammation microbienne des glandes parotides.
- 2° Parotidite aiguë suppurée.
- 3° Tumeurs érectiles ou angiomes — Résultant de la richesse du système vasculaire parotidien.

DÉDUCTIONS OPÉRATOIRES..
- **1° Tumeurs de la parotide.** — « Leur extirpation est inutile, quand elle est incomplète, à peu près fatalement mortelle, quand elle est totale. » (Tillaux.)
- **2° Ligature.....** — Quand on ne peut pas lier dans la plaie les deux bouts d'une artère de la région parotidienne, « la meilleure conduite à tenir est de découvrir la carotide primitive à sa partie supérieure et d'en lier isolément les deux branches de bifurcation ». (Tillaux.)

---

2. TOPOGRAPHIE DE LA RÉGION PTÉRYGO-MAXILLAIRE

FORME............. — Triangulaire à base supérieure. Sur une coupe vertico-frontale, on distingue à cette région..........
- 1° La fosse ptérygo-maxillaire proprement dite.
- 2° La fente ptérygo-maxillaire.
- 3° L'arrière-fond de la fosse ptérygo-maxillaire, partie la plus interne où l'on pénètre par la fente.

LIMITES OSSEUSES...
- **1° En avant....** — Tubérosité du maxillaire supérieur.
- **2° En haut......** — Surface sphéno-temporale.
- **3° En arrière...** — Aile externe de l'apophyse ptérygoïde et fusion des deux ailes en arrière.
- **4° En dedans...** — Palatin.

En haut et en avant de cette fosse, on voit le trou sphéno-palatin, formé par la réunion des deux apophyses sphénoïdale et orbitaire de la portion verticale du palatin, dont le plafond serait le sphénoïde.

ORGANES CONTENUS .. — Les principaux sont (fig. 13). :
- **1° Artère maxillaire interne.....** — Branche de bifurcation terminale et interne de la carotide externe.

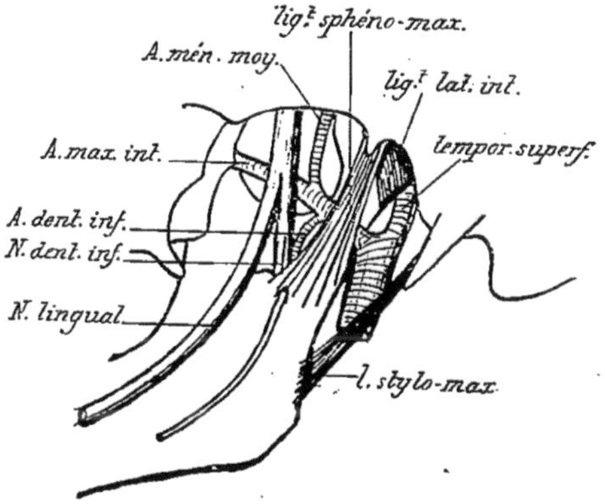

Fig. 13. — Topographie de la région ptérygo-maxillaire (espace sous-glandulaire antérieur).

- **2° Nerf maxillaire supérieur..** — Formant le plafond de la fosse et allant obliquement du trou grand rond à la gouttière orbitaire : c'est la première portion extracranienne du maxillaire supérieur, directement situé à la base du crâne. A ce niveau, son ganglion *sympathique*, le petit ganglion de Meckel, de forme triangulaire (Poirier), lui est annexé. Il est tout à fait plaqué au fond et en haut de la fosse.
- **3° Nerf maxillaire inférieur...** — Avec ses deux branches terminales, le lingual et le dentaire inférieur.

DÉDUCTIONS PATHOLOGIQUES

1. Fractures du col du condyle.
2. Luxations de la mâchoire inférieure.. — Avec accrochement malaire du coroné.

DÉDUCTIONS OPÉRATOIRES.

Résection du nerf maxillaire supérieur....

C'est là, dans la fosse ptérygo-maxillaire, qu'on aborde chirurgicalement le nerf maxillaire supérieur dans les cas de névralgies rebelles du trijumeau.

1. Procédé de Lossen-Braun modifié par Segond...... — On va à la recherche du nerf, en réséquant temporairement l'arc zygomato-malaire, ce qui entraîne en général ultérieurement des troubles graves dans la mastication (insertion zygomatique du masséter).
2. Procédé de Poirier.... — Il consiste à réséquer le nerf dans la fosse ptérygo-maxillaire sans résection, même temporaire, du zygoma.
   On fait une petite incision verticale à la peau et avec un crochet on pénètre à travers les fibres du temporal jusque dans la fosse, à la recherche du nerf, préalablement amorcé à son épanouissement sous-orbitaire.
   Cette section exige une grande habileté chirurgicale ; elle est exempte de tout danger.

II

COU

1. TOPOGRAPHIE DES APONÉVROSES DU COU
(fig. 14).

I. — ZONE ANTÉRIEURE, PRÉVERTÉBRALE.

APONÉVROSE CERVICALE SUPERFICIELLE. Sous-cutanée, engainant, à sa partie antéro-latérale, le muscle sterno-cléido-mastoïdien.

APONÉVROSE CERVICALE MOYENNE (omo-claviculaire de Richet)........... Séparée de la première par un petit espace et renfermant dans ses

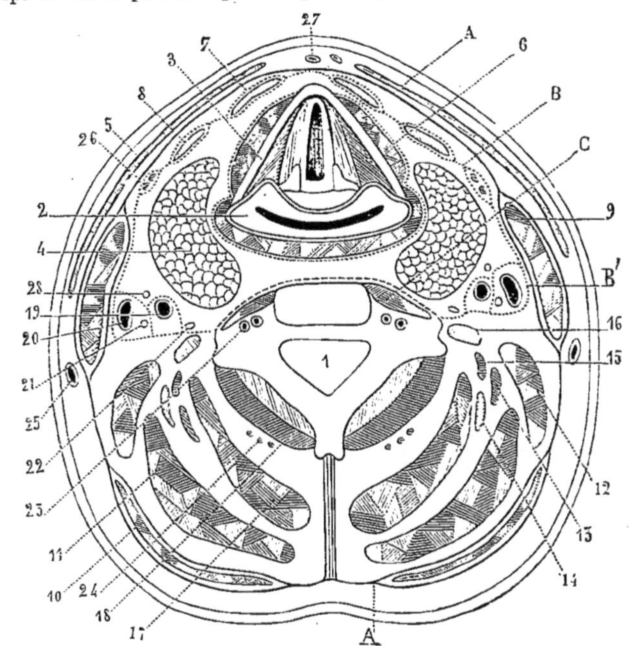

Fig. 14. — Topographie des feuillets aponévrotiques cervicaux.
(Coupe horizontale du cou au niveau de la quatrième vertèbre cervicale.)

1, trou vertébral ; 2, pharynx ; 3, cartilage thyroïde ; 4, glande thyroïde ; 5, peaucier du cou ; 6, sterno-thyroïdien ; 7, sterno-thyroïdien ; 8, omo-hyoïdien ; 9, sterno-mastoïdien ; 10, trapèze ; 11, splénius ; 12, angulaire de l'omoplate ; 13, sacro-lombaire ; 14, petit complexus ; 15, transversal du cou ; 16, scalène postérieur ; 17, grand complexus ; 18, transversaire épineux ; 19, carotide primitive ; 20, veine jugulaire interne ; 21, nerf pneumogastrique ; 22, nerf grand sympathique ; 23, artère et veine vertébrales ; 24, vaisseaux cervicaux profonds ; 25, veine jugulaire externe ; 26, vaisseaux thyroïdiens supérieurs ; 27, veine jugulaire antérieure ; 28, branche descendante du nerf hypoglosse ; A, aponévrose cervicale superficielle ; B, aponévrose cervicale moyenne ; B', gaine des vaisseaux ; C, aponévrose prévertébrale.

zones de dédoublement antérieures différents muscles, dont l'omo-hyoïdien.

GAINE VISCÉRALE TRACHÉO-ŒSOPHAGIENNE. — Au milieu ; enveloppant la trachée en avant, l'œsophage en arrière ; en arrière de la gaine, est l'espace rétroviscéral ou prévertébral de Henke, délimité par 3 lamelles aponévrotiques..................
1. Une antérieure rétro-œsophagienne.
2. Deux latérales vertébro-œsophagiennes.

GAINE VASCULAIRE.. — Reliée d'une part à l'espace rétroviscéral de Henke et de l'autre à l'aponévrose cervicale moyenne.

C'est la gaine du paquet vasculo-nerveux latéral du cou, renfermant..........................
1. La carotide interne, en dedans.
2. La jugulaire interne, en avant et en dehors.
3. Le nerf pneumogastrique, dans le dièdre postérieur formé par ces 2 organes.

Ces 3 organes ont d'ailleurs respectivement une gaine propre, indépendante de la gaine commune externe.

ESPACE PRÉVISCÉRAL.. — En avant ; espace triangulaire, dont la base répond à la gaine vasculaire et dont les côtés répondent, le droit à l'aponévrose moyenne, le gauche à la gaine viscérale.

COUSSINET ADIPEUX..... — En arrière de la gaine vasculaire.

APONÉVROSE PROFONDE, PRÉ-VERTÉBRALE.. — Avec...........
1. Une portion interne, pour les longs du cou.
2. Une portion externe : c'est la gaine des scalènes qui va des tubercules antérieurs et postérieurs des apophyses transverses des vertèbres cervicales à l'aponévrose cervicale superficielle.

II. — ZONE POSTÉRIEURE OU ZONE DE LA NUQUE.

(En arrière d'une cloison fibreuse transversale, partant du tubercule postérieur des apophyses transverses cervicales.)

APONÉVROSE.... — Elle enveloppe ici les nombreux muscles de la région, se terminant toujours en dedans sur un fort épaississement, qui forme le ligament cervical postérieur des apophyses épineuses, si fort chez certains animaux.

FEUILLETS APONÉVROTIQUES. — En allant d'avant en arrière, on trouve les feuillets aponévrotiques..............................
1. Du trapèze.
2. Du splénius.
3. Du grand et du petit complexus.
4. Du transversaire épineux.

Et, entre ces muscles, sont des espaces celluleux, où courent les vaisseaux et nerfs.

DÉDUCTIONS PATHOLOGIQUES
1. Importance de la tension des feuillets aponévrotiques sur les parois des veines qui ne s'affaissent pas pendant l'inspiration.
2. Leur disposition règle également la marche des abcès cervicaux.

DÉDUCTIONS OPÉRATOIRES.... — La béance des veines explique pourquoi, après leur section, l'air peut, au cours d'une opération, y entrer facilement.

2. RÉGION SUS-CLAVICULAIRE (RÉGION DU DOME PLEURAL, PUITS SOUS-CLAVIER DE SEBILEAU)

PAROIS.

- 1° **Antérieure**......
  1. Peau et peaucier, avec fascia superficialis.
  2. Tissu cellulaire sous-cutané, avec fibres descendantes du plexus cervical superficiel.
  3. Aponévrose cervicale superficielle.
  4. Sterno-cléido-mastoïdien, avec les veines jugulaires externe et antérieure.
- 2° **Postérieure**..... Muscle trapèze, allant de la lèvre antérieure du bord postérieur de l'épine de l'omoplate et de l'acromion à la partie interne de la ligne courbe occipitale supérieure.
- 3° **Inférieure**...... Clavicule, avec ses articulations : sternale, acromio-claviculaire.
- 4° **Interne**.........
  1. Aponévrose prévertébrale.
  2. Muscles prévertébraux ..
     - 1. Antérieurs...
       1. Grand droit antérieur.
       2. Long du cou.
     - 2. Latéraux.....
       1. Intertransversaires cervicaux.
       2. Scalènes.
  3. Colonne cervicale.

Ils sont surtout situés dans ce qu'on appelle le triangle omo-claviculaire, le muscle omo-hyoïdien traversant en effet la région en diagonale.

ORGANES CONTENUS.

1° **Portion inférieure** (en allant d'avant en arrière).

- 1° **Côté droit**..
  1. **Veine sous-clavière**....
     - Dont la réunion avec la veine jugulaire droite va former la veine cave supérieure.
     - On y trouve les embouchures de...........
       1. La veine jugulaire externe.
       2. La veine céphalique.
       3. La veine vertébrale.
  2. **Artère sous-clavière** (fig. 15 et 16).
     - Passant en arrière du tendon du scalène antérieur, tandis que la veine passe en avant.
     - Sa réunion avec la carotide primitive droite va former le tronc artériel brachio-céphalique droit.

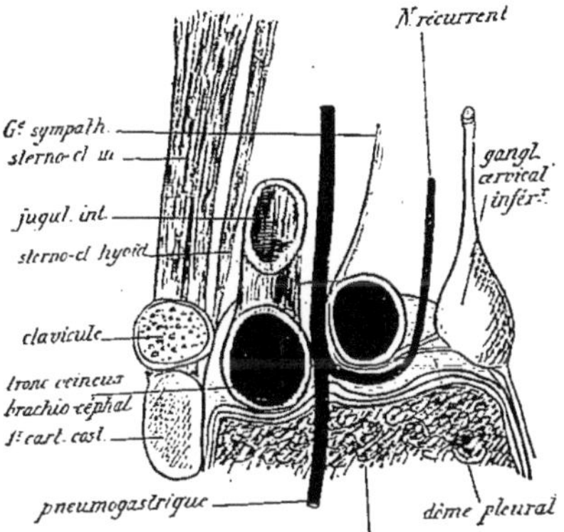

Fig. 15. — Schéma des rapports de la sous-clavière droite en dedans des scalènes.

     - On y trouve comme branches..........
       - 1. En haut.
         1. L'artère vertébrale.
         2. Le tronc thyro-bicervico-scapulaire.
         3. Le scapulaire postérieur.
       - 2. En bas..
         1. La mammaire interne.
         2. Le tronc commun des intercostales supérieures.

ORGANES CONTENUS (*Suite*).

- **1° Portion inférieure** (*Suite*).
  - **1° Côté droit** (*Suite*).....
    - **3. Entre l'artère et la veine.** — Descendent trois branches nerveuses, qui sont, en allant de dedans en dehors.
      1. Le pneumogastrique, qui abandonne le récurrent au-dessous de la sous-clavière.
      2. L'anse sympathique nerveuse de Vieussens, qui va du pôle supérieur au pôle inférieur du troisième ganglion cervical (ganglion de Neubauer).
      3. Le phrénique, d'où se détache également une anse nerveuse passant sous la sous-clavière en dedans de la mammaire interne.

      (Le petit nerf du sous-clavier passe au-devant du tendon du scalène antérieur.)
    - **4. En arrière...**
      1. L'artère et la veine vertébrales, avec le nerf vertébral de François Franck.
      2. Les ligaments suspenseurs de la plèvre de Zuckerkandl-Sebileau (1).
      3. Le premier nerf dorsal.
      4. Le troisième ganglion cervical, dans la fossette sus-pleurale latéro-vertébrale.
      5. La grande veine lymphatique.
  - **2° Côté gauche.**
    1. **Veine sous-clavière.** .. — Se réunit avec la jugulaire interne gauche, pour former le tronc veineux brachio-céphalique.
    2. **Artère sous-clavière....** — Naît directement de la crosse aortique, à côté de la carotide primitive.
    3. **Canal thoracique.** — Fait ici sa crosse, pour se jeter dans le pressoir veineux rétroclaviculaire.
- **2° Portion moyenne.**
  - Scalènes avec l'interstice interscalénique entre le scalène antérieur et le postérieur (abstraction faite du scalène moyen qui a donné naissance à tant de discussions, tant en France qu'à l'étranger).

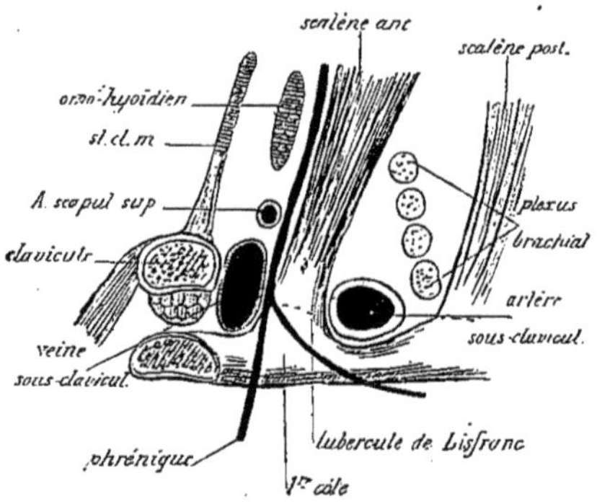

    Fig. 16. — Rapports de la sous-clavière entre les scalènes.

  - C'est entre eux que sont les différentes branches du plexus brachial, obliques en bas et en dehors.
- **3° Portion supérieure....** — Insertions des scalènes aux tubercules antérieurs et postérieurs des apophyses transverses des vertèbres cervicales.

(1) Voy. *Tableaux synoptiques d'Anatomie descriptive*, t. II, p. 111.

DÉDUCTIONS PATHOLOGIQUES	1° Point douloureux de Guéneau de Mussy et Erb........	Au niveau du phrénique, au-dessus de la clavicule, dans la pleurésie diaphragmatique.
	2° Siège des abcès tuberculeux.	Fusant d'un mal de Pott cervical inférieur ou dorsal supérieur.
	3° Siège du ganglion de Troisier....	Pouvant s'enflammer et s'engorger dans les néoplasies viscérales (en particulier dans le cancer de l'estomac) : c'est l'adénopathie sus-claviculaire de Troisier.
	4° Compression du récurrent.	Dans les anévrysmes du tronc brachio-céphalique.
	5° Fractures de la clavicule.	Avec trait de fracture, le plus souvent oblique en bas, en dedans et en arrière, ce qui fait que le fragment externe se porte en bas et en dedans, le fragment interne en haut et en avant.
	6° Cals douloureux de la clavicule...	Par inclusion des filets nerveux sus-claviculaires du plexus cervical.
DÉDUCTIONS OPÉRATOIRES.	1° Ligature de la sous-clavière....	Elle peut se faire en dehors ou en dedans des scalènes.
	2° Ligature au-dessus de la clavicule .	L'index gauche, après incision parallèle au bord antérieur de l'os, doit se guider *sur* le tubercule de Lisfranc, ce qui donne l'insertion du scalène antérieur, et on refoule en bas la veine axillaire. De la main droite, on déchire en long la gaine du vaisseau.
	3° Suture osseuse (procédé Lejars).	Dans les fractures de la clavicule.

3. TOPOGRAPHIE DE LA GLANDE SOUS-MAXILLAIRE

- **EN DEHORS ET EN HAUT.........**
  - **1° Face interne du maxillaire inférieur....** — Au-dessous et en arrière de la ligne mylo-hyoïdienne.
  - **2° Ganglions lymphatiques.**
- **EN DEDANS ET EN BAS..........**
  - **1° Peau.**
  - **2° Tissu cellulaire, avec........**
    1. Fascia superficialis.
    2. Peaucier.
    3. Pannicule adipeux.
    4. Filets nerveux de la branche cervico-faciale du facial.
    5. Branche du plexus cervical superficiel.
  - **3° Aponévrose..** — Fermant la loge.
  - **4° Veine faciale.**
- **EN DEDANS DIRECTEMENT.**
  - **1° Aponévrose.....** — Fermant la loge dans la profondeur.

    Et au-dessous d'elle :
  - **2° Muscles........**
    1. Digastrique.
    2. Stylo-hyoïdien.
    3. Hyo-glosse.
    4. Mylo-hyoïdien.
  - **3° Vaisseaux.**
    - **1. Artère linguale...**
      - **1. Portion externe et postérieure, où l'artère est entre.........**
        1. Le grand hypoglosse .... } En avant.
        2. Le tronc veineux thyro-linguo-facial. } En avant.
        3. Le nerf laryngé supérieur......... — En arrière.
      - **2. Portion moyenne, inter-musculaire, entre.........**
        1. L'hyo-glosse, en dehors.
        2. Le constricteur moyen du pharynx, en dedans, suivant le bord supérieur de l'os hyoïde.
      - **3. Portion interne et antérieure...** — Dans le creux sublingual, en rapport avec le nerf grand hypoglosse.
      - **4. Triangles de l'artère linguale (fig. 18).**
        - **1. Triangle antérieur de Pirogoff.** *Limites :....*
          1. En avant. — Bord postérieur du mylo-hyoïdien.
          2. En haut.. — *Nerf grand hypoglosse.*
          3. En bas... — Bord supérieur de la poulie de réflexion du digastrique.
        - **2. Triangle postérieur de Béclard.** *Limites :....*
          1. En avant. — Bord postérieur du stylo-hyoïdien.
          2. En haut. — *Nerf grand hypoglosse.*
          3. En bas... — Bord supérieur de la grande corne de l'os hyoïde.
        - L'aire de ces deux triangles sous-hypoglosses est formée par les fibres du muscle hyo-glosse, au-dessous duquel chemine l'*artère linguale*.
    - **2. Veines linguales..**
      - **1. Superficielles.**
        1. Supérieures.
        2. Inférieures (veines ranines).
      - **2. Profondes.**
  - **4° Nerfs...........**
    - **1. Grand hypoglosse.**
      - Reposant sur le muscle hyo-glosse, qui le sépare de l'artère qu'il ne retrouve qu'en avant du muscle.
      - Branches dans cette région..
        1. Branche descendante prévasculaire ou précarotidienne.
        2. Rameau du thyro-hyoïdien.
        3. Rameau de l'hyo-glosse.
        4. Rameau du stylo-glosse.
        5. Rameau anastomotique avec le lingual.
        6. Rameau du génio-hyoïdien.
    - **2. Nerf lingual.** — Auquel est annexé le ganglion sous-maxillaire.
    - **3. Nerf laryngé supérieur..** — En arrière de la région.
- **Remarque.........** — C'est du milieu de cette face interne que naît le conduit excréteur.

EN AVANT	Prolongement de la glande sur le ventre antérieur du digastrique.
EN ARRIÈRE	Les deux glandes ou même les deux loges parotidienne en haut et sous maxillaire en bas sont très nettement séparées l'une de l'autre par un lamelle épaissie : la bandelette maxillo-pharyngienne ou bandelette d'insertion faciale du sterno-mastoïdien, qui représente un muscle atrophi chez l'homme, mais normal chez les mammifères : le muscle sterno-mandibulaire :
VAISSEAUX ET NERFS	1° Artères : 1. Faciale. 2. Sous-mentale. 2° Veines : Se rendent aux veines de même nom. 3° Lymphatiques : Naissent dans le tissu conjonctif interstitiel. 4° Nerfs : 1. Lingual. 2. Ganglions sous-maxillaires. 3. Plexus sympathique de l'artère faciale.
DÉDUCTIONS PATHOLOGIQUES	1° Fistules salivaires. 2° Calculs salivaires. 3° Inflammations diverses. 4° Tumeurs : 1. Mixtes. 2. Malignes. 5° Grenouillettes.
DÉDUCTIONS OPÉRATOIRES	On peut opérer : Soit par la voie haute (bouche). Soit par la voie basse (région sus-hyoïdienne latérale). Suivant que la tumeur fait saillie d'un côté ou de l'autre. M. Terrier, dans un cas récent de grenouillette, a enlevé délibérément la glande sous-maxillaire.

4. RÉGION SUS-HYOÏDIENNE (fig. 17).

LIMITES............

1° **Supérieure**...	Bord inférieur du maxillaire.
2° **Inférieure**...	Os hyoïde.
3° **Antérieure**...	Face antérieure de la langue.
4° **Latérale**.....	Vaisseaux carotidiens.

SUPERPOSITION DES PLANS......

1° **Peau**........	1. Poilue. 2. Avec follicules sébacés.
2° **Fascia superficialis**.......	Renfermant le peaucier.
3° **Aponévrose cervicale superficielle**....	Allant du bord inférieur du maxillaire inférieur à l'os hyoïde et contenant latéralement, dans un dédoublement, le sterno-mastoïdien.

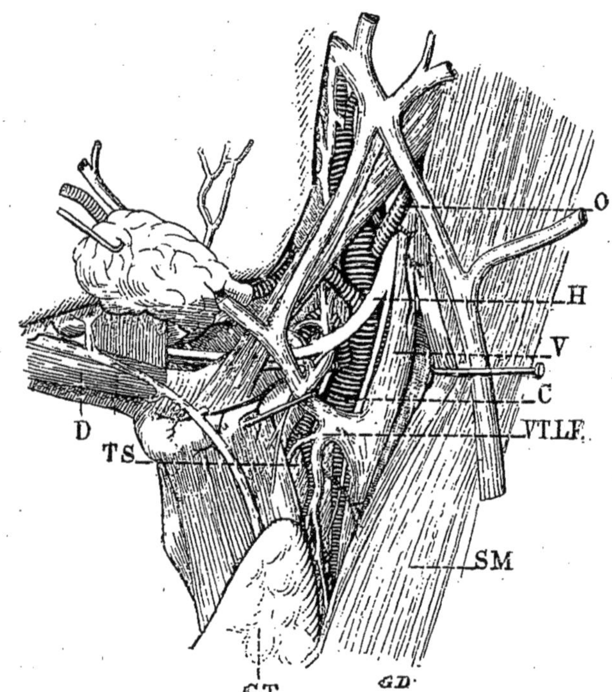

Fig. 17. — Région sus-hyoïdienne latérale (région de la glande sous-maxillaire).

C, carotide externe; V, jugulaire interne; O, artère occipitale; TS, thyroïdienne supérieure; VTLF, tronc veineux thyro-linguo-facial; H, hypoglosse; SM, sterno-mastoïdien; D, digastrique; GT, glande thyroïde.

4° **Couches musculaires**......	*1er plan*........	Digastrique dont le tendon perfore le stylo-hyoïdien.
	2e plan.........	1. Mylo-hyoïdien. 2. Muscle génio-glosse. 3. Muscle hyo-glosse.
	3e plan.........	1. Génio-hyoïdien. 2. Hyo-glosse. 3. Stylo-glosse. 4. Génio-glosse.

SUPERPOSITION DES PLANS (*Suite*)

- 5° Rapports spéciaux (fig. 18)
  1. Dans le cadre des deux ventres antérieur et postérieur du digastrique est la glande sous-maxillaire, qui normalement, comme l'a démontré Ricard, atteint la thyroïde et sur les faces de laquelle sont l'artère et la veine faciales.
     Elle est contenue dans une loge ostéo-fibreuse.
  2. Le nerf hypoglosse passe en avant du muscle hyoglosse, parallèlement à la grande corne de l'os hyoïde et au-dessous du muscle; parallèlement à lui chemine l'artère linguale, qu'on voit bien surtout à travers l'interstice des deux portions basioglosse et cérato-glosse de l'hyo-glosse.
  3. Richesse de la vascularisation sous-mentale et des ganglions lymphatiques périmaxillaires.
  4. Autonomie des deux loges aponévrotiques parotidienne et sous-maxillaire par la bandelette d'insertion faciale du sterno-cléido-mastoïdien ou bandelette maxillo-pharyngienne.

VAISSEAUX ET NERFS (fig. 18)

- 1° Artères
  1. Artère faciale, très flexueuse.
  2. Artère linguale.
  3. Artère sublinguale.
  4. Artère faciale.
  5. Artère sous-mentale.
- 2° Veines : Tributaires de la jugulaire interne.

Fig. 18. — Schéma des rapports de la linguale et du nerf grand hypoglosse.

A, muscle mylo-hyoïdien; B, hypoglosse; C, digastrique; D, carotide externe; E, hypoglosse; F, veine linguale; H, artère linguale.

- 3° Lymphatiques : Abondance des ganglions sous-maxillaires.
- 4° Nerfs
  - 1° Superficiels : 1. Facial; 2. Plexus cervical — Ils sont entre la peau et l'aponévrose cervicale.
  - 2° Profonds
    1. Lingual.
    2. Hypoglosse.
    3. Glosso-pharyngien.
    4. Mylo-hyoïdien.
    5. Laryngé supérieur.

DÉDUCTIONS PATHOLOGIQUES

- 1° Suppurations profondes : Elles sont graves et peuvent fuser jusque dans le médiastin. A opposer à la bénignité des inflammations superficielles.
- 2° Affections néoplasiques : Ont rarement pour point de départ la glande sous-maxillaire : ce sont les ganglions.
- 3° Tumeurs kystiques.

DÉDUCTIONS OPÉRATOIRES

- 1° Incisions : Toujours faire les incisions parallèlement au bord inférieur de la mâchoire.
- 2° Hémorragies : Elles sont dangereuses, par suite des vaisseaux nombreux de la région.
- 3° Opérations sur la langue : Faites par la voie sus-hyoïdienne (cancer de la langue). — (Grenouillette sublinguale.)

5. RÉGION SOUS-HYOÏDIENNE

LIMITES

- 1° Supérieure
  - 1. Os hyoïde.
  - 2. Base de la langue.
- 2° Inférieure... Bord supérieur du sternum.
- 3° Externe
  - 1. Sterno-mastoïdien.
  - 2. Paquet vasculo-nerveux du cou.
- 4° Postérieure.. Muscles longs du cou.

SUPERPOSITION DES PLANS

- 1° Peau
  - 1. Fine.
  - 2. Sans poils.
- 2° Tissu cellulaire sous-cutané
  - 1. Lamelleux.
  - 2. Renfermant le peaucier, dans son intérieur.
- 3° Aponévrose cervicale superficielle.... S'insérant, en bas, au sternum et à la clavicule.
- 4° Muscles sterno-hyoïdiens.
- 5° Muscles sterno-thyroïdiens.
- 6° Muscle omo-hyoïdien...... Divisant la région en deux triangles......
  - 1. Un supérieur, omo-hyoïdien.
  - 2. Un inférieur, omo-trachéal.
- 7° Muscles thyro-hyoïdiens.
- 8° Muscles crico-thyroïdiens.
- 9° Conduit thyro-crico-trachéal..
  - Avec les deux membranes...
    - 1. Thyro-hyoïdienne.
    - 2. Crico-thyroïdienne.
  - Traversées toutes deux par......
    - 1. Une branche de la thyroïdienne supérieure.
    - 2. Un filet du laryngé.
  - Sur la dernière repose en outre.........
    - 1. Deux petits ganglions lymphatiques.
    - 2. L'arc artériel anastomotique, résultant de l'anastomose par inosculation des branches des deux thyroïdiennes supérieures.
- 10° Corps thyroïde en bas.. Avec l'isthme et ses deux lobes auxquels est annexée la pyramide de Lalouette.
- 11° A la partie tout inférieure sus-sternale sont :
  - 1. Les veines thyroïdiennes inférieures, qui se jettent dans le tronc veineux brachio-céphalique gauche.
  - 2. L'artère thyroïdienne moyenne de Neubauer.

DÉDUCTIONS PATHOLOGIQUES

- 1° Développement exagéré du corps thyroïde......... Goitres, qui, quand ils se développent en bas, peuvent devenir plongeants, rétrosternaux, et occasionner des troubles circulatoires graves.
- 2° Facilité de propagation des inflammations au cou et au thorax.... Par l'intermédiaire du tissu celluleux péri-laryngo-trachéal.
- 3° Variété de kyste-hydrocèle.......... Développé dans l'intérieur du corps thyroïde.
- 4° Hypertrophie du corps thyroïde......... Dans le syndrome connu sous le nom de *goitre exophtalmique*, où l'on observe en même temps :
  - 1. De l'exophtalmie.
  - 2. De la tachycardie.
  - 3. Du tremblement des mains.

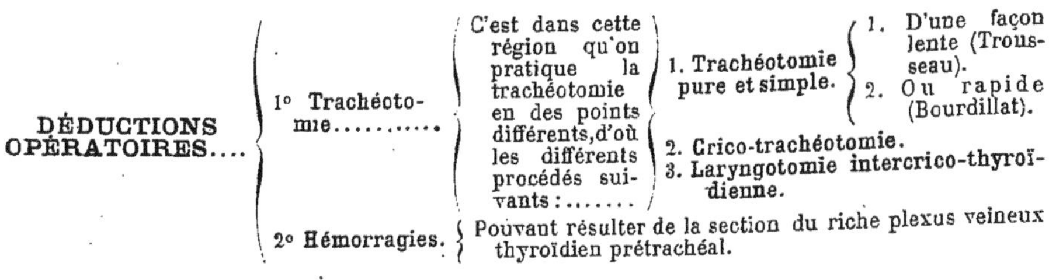

DÉDUCTIONS OPÉRATOIRES....
- 1° Trachéotomie........... C'est dans cette région qu'on pratique la trachéotomie en des points différents, d'où les différents procédés suivants :.......
  - 1. Trachéotomie pure et simple.
    - 1. D'une façon lente (Trousseau).
    - 2. Ou rapide (Bourdillat).
  - 2. Crico-trachéotomie.
  - 3. Laryngotomie intercrico-thyroïdienne.
- 2° Hémorragies. Pouvant résulter de la section du riche plexus veineux thyroïdien prétrachéal.

---

6. TOPOGRAPHIE RÉCIPROQUE DES ARTÈRES, VEINES ET NERFS DU COU (Paul Delbet).

I. — DISPOSITION DES NERFS PAR RAPPORT AUX VEINES (plan superficiel) ET PAR RAPPORT AUX ARTÈRES (plan profond).

NERFS SUS-VEINEUX..........
1. Branches du plexus cervical superficiel.
2. Nerf du sous-clavier.
3. Branche descendante du plexus cervical.

NERFS INTER-ARTÉRIO-VEINEUX..............
1. Phrénique.
2. Pneumogastrique.
3. Spinal.
4. Grand hypoglosse, avec sa branche descendante interne.
5. Grand sympathique (côté droit).

NERF INTER-ARTÉRIO-VEINEUX ET SOUS-ARTÉRIEL.......... Glosso-pharyngien.

NERFS SOUS-ARTÉRIELS.......
1. Laryngé supérieur.
2. Récurrent.

II. — RAPPORT RÉCIPROQUE DU RÉCURRENT ET DE L'ARTÈRE THYROÏDIENNE INFÉRIEURE, (fig. 19).

LE NERF EST TOUJOURS PERPENDICULAIRE A L'ARTÈRE....
- 1. Avant sa division........ Il peut passer :
  - 1. Devant.
  - 2. Derrière.
- 2. Après sa division (dans la fourche).... Il peut passer :
  - 1. Devant les deux branches.
  - 2. Derrière les deux branches.
  - 3. Entre les deux branches.

---

7. TOPOGRAPHIE DU PAQUET VASCULO-NERVEUX DU COU

(fig. 19 et 20).

RAPPORTS RÉCIPROQUES.

1° **Carotide**........	En dedans..	Dans une même gaine commune, mais contenus en même temps dans trois gaines isolantes distinctes.
2° **Veine jugulaire interne**..........	En dehors et un peu en avant, quand la veine est gorgée de sang (remarque de Tillaux).....	
3° **Nerf pneumogastrique**..........	En arrière, dans le dièdre à sinus postérieur.....	
4° **Glosso-pharyngien**.............	Passant entre l'artère et le nerf (interne).	

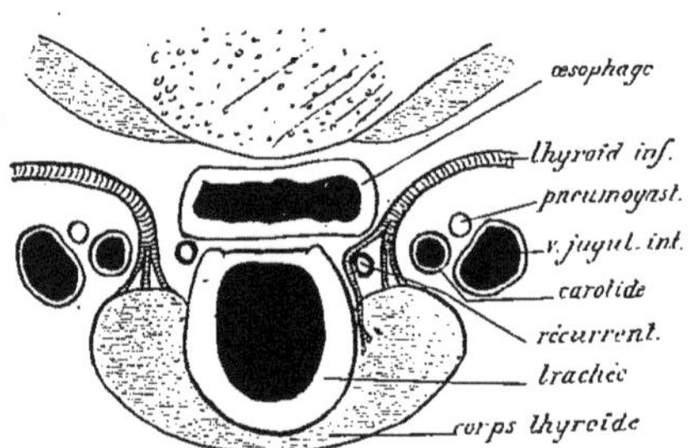

Fig. 19. — Topographie du paquet vasculo-nerveux du cou. Rapport particulier des thyroïdiennes inférieures.

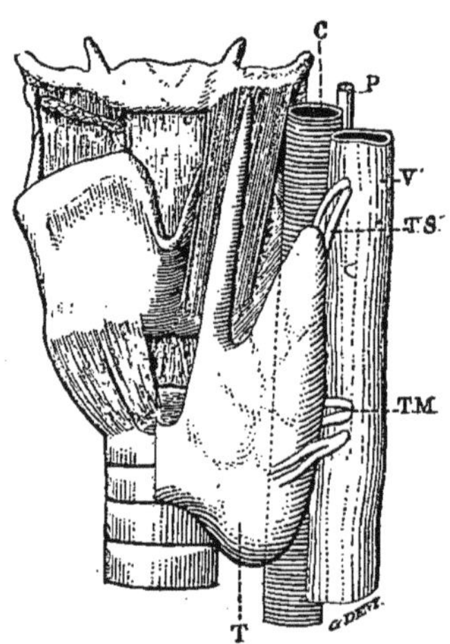

Fig. 20. — Rapports de la carotide primitive à sa partie postérieure.

C, artère carotide; V, veine jugulaire; P, pneumogastrique; T, corps thyroïde; TM, veines thyroïdiennes moyennes; TS, veines thyroïdiennes inférieures.

5° **Grand hypoglosse avec sa branche descendante préartérielle**........	Passant entre l'artère et la veine (externe).
6° **Spinal**..........	Tout à fait en haut de la région, passant obliquement à la face antérieure ou postérieure de la veine jugulaire.
7° **Grand sympathique**.............	Tout à fait en arrière, de chaque côté de la colonne vertébrale.

8. TOPOGRAPHIE DE LA TRACHÉE

I. — PORTION CERVICALE OU CHIRURGICALE (fig. 21).

(Allant du bord inférieur du cricoïde à un plan passant par la fourchette sternale.)

EN AVANT.........

- 1° Peau....... | Fine.
- 2° Tissu cellulaire sous-cutané avec.. | 1. Fibres du peaucier (platysma). 2. Plexus cervical superficiel. 3. Veine jugulaire antérieure.
- 3° Aponévrose cervicale superficielle et ligne blanche sous-hyoïdienne.

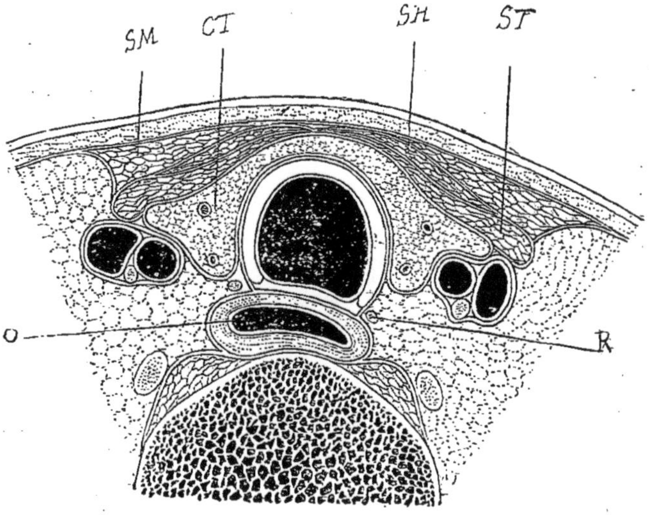

Fig. 21. — Rapports de la trachée.

T, trachée ; CT, corps thyroïde ; Œ, œsophage ; R, nerf récurrent ; SM, sterno-mastoïdien ST, sterno-thyroïdien ; SH, sterno-hyoïdien..

- 4° Aponévrose cervicale moyenne.. | Tendue entre les 2 muscles omo-hyoïdiens.
- 5° Muscles sterno-thyroïdiens.
- 6° Muscles sterno-hyoïdiens.
- 7° Muscles omo-hyoïdiens.
- 8° Isthme du corps thyroïde... | Recouvrant les 4 premiers anneaux de la trachée et la pyramide de Lalouette.
- 9° Veines thyroïdiennes inférieures. | Anastomosées.
- 10° Tronc veineux brachio-céphalique gauche.......................... | Débordant le sternum.
- Anomalies...... | 1. L'artère thyroïdienne de Neubauer. 2. La veine profonde antérieure de Tillaux.

EN ARRIÈRE.....

- 1° Œsophage... | Débordant à gauche, parce que la trachée est pressée par l'aorte et se dévie à droite.
- 2° Nerf récurrent.. | Dans l'espace triangulaire compris entre la trachée et l'œsophage.
- 3° Tractus cellulo-élastiques et tendons trachéo-œsophagiens.
- 4° Plexus pneumogastrique. | Se continuant en bas avec le plexus pulmonaire.

SUR LES COTÉS (fig. 22).......

1° **Lobes du corps thyroïde.** — Suivant la trachée dans ses mouvements : Signe important pour le diagnostic des tumeurs goitreuses au début.

2° **Paquet vasculo-nerveux du cou** (Voy. p. 37).

3° **Récurrents.**

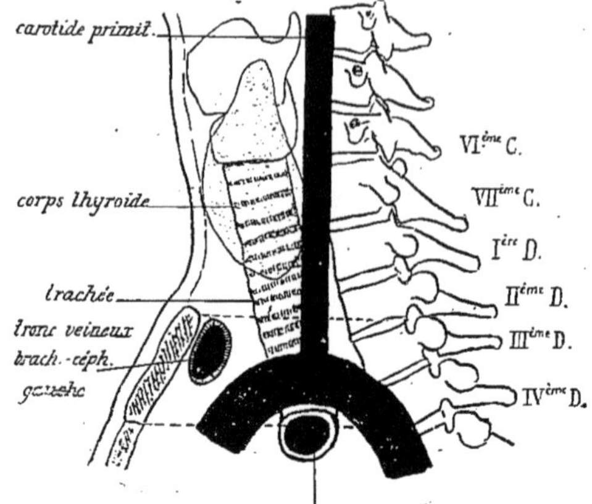

Fig. 22. — Trajet et rapports latéraux de la trachée

4° **Ganglions lymphatiques,** avec leurs 3 chaînes.... — 1. Prévasculaire. 2. Rétrovasculaire. 3. Récurrentielle de Baréty.

5° **Tissu cellulaire.**

I. — **PORTION THORACIQUE** (beaucoup plus profonde).

EN AVANT........

1° **Tronc veineux brachio-céphalique gauche**.................. — La séparant de la fourchette sternale.

2° **Thymus,** chez l'enfant.

3° **Tronc artériel brachio-céphalique et origine de la carotide primitive gauche, plus en arrière**..........................

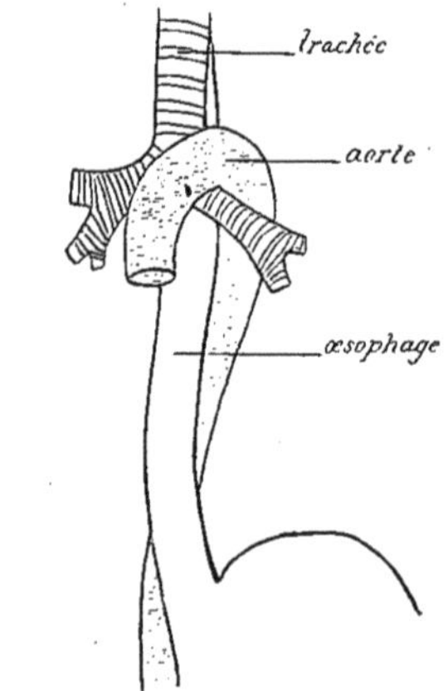

Fig. 23 — Rapports de l'œsophage avec trachée et l'aorte (vue antérieure).

4° **Veine cave supérieure**. — Sur une petite surface.

EN ARRIÈRE......
- 1° Œsophage.
- 2° Plexus nerveux. (Pneumogastrique et glosso-pharyngien.)

SUR LES COTÉS.
- 1° A gauche....
  1. Plèvre et poumon gauche.
  2. Crosse de l'aorte avec la bourse séreuse de Calori (fig. 23).
  3. Nerf récurrent gauche.
  4. Chaine récurrentielle de Baréty.
  5. Veine thyroïdienne inférieure gauche.
- 2° A droite.....
  1. Plèvre médiastine droite et poumon droit.
  2. Veine cave supérieure.
  3. Crosse de l'azygos.

III. — AU NIVEAU DE LA BIFURCATION DE LA TRACHÉE (fig. 23).

EN AVANT.........
1. Péricarde.
2. Oreillette du cœur.
3. Bifurcation du tronc de l'artère pulmonaire.
4. Canal artériel de Botal.
5. Ganglion de Wrisberg.

EN ARRIÈRE.....
1. Œsophage.
2. Plexus pulmonaire.

AU-DESSOUS...... Groupe intertrachéo-bronchique de Baréty.

DÉDUCTIONS PATHOLOGIQUES
- 1° Corps étrangers de la trachée.... — On les observe surtout chez l'enfant (*Bruit de drapeau.*)
- 2° Compression de la trachée. — Par une tumeur de voisinage (goitre).
- 3° Troubles circulatoires et nerveux.. — Résultant de la compression exercée par une tumeur du voisinage.
- 4° Fistules trachéo-œsophagiennes... — Graves.

DÉDUCTIONS OPÉRATOIRES....
- 1° Crico-trachéotomie de Boyer.... — Ou section médiane et verticale de l'anneau cricoïdien et des 2 premiers anneaux de la trachée, opération de choix chez les enfants.
- 2° Trachéotomie inférieure.... — Par opposition à la précédente, qu'on appelle la supérieure. On l'emploiera de préférence à la laryngotomie intercrico-thyroïdienne chez l'adulte, dans le cas de cancer du larynx par exemple.
  - Elle peut être faite..........
    1. Soit au bistouri.
    2. Soit au thermocautère.

III

COLONNE VERTÉBRALE

RÉGION SPINALE

- **LIMITES**
  - 1° Supérieure
    - 1. Racine des cheveux (Malgaigne).
    - 2. Ligne courbe occipitale (Richet).
  - 2° Inférieure... Pointe coccygienne.
  - 3° Latérale..... Ligne verticale mastoïdo-iliaque.

- **SUPERPOSITION DES PLANS.**
  - 1° Région cervicale.
    - 1° Peau
      - 1. Épaisse.
      - 2. Poilue.
      - 3. Très élastique.
      - 4. Adhérente.
      - Avec la fossette sous-occipitale, plus ou moins profonde suivant les sujets.
    - 2° Tissu cellulo-graisseux sous-cutané — Avec aréoles remplies de graisse.
    - 3° Aponévrose et ligament cervical postérieur — Très développé chez certains animaux.
    - 4° Premier plan musculaire..... Muscle trapèze.
    - 5° Deuxième plan musculaire.
      - 1re couche
        - 1. *En haut*... Splénius de la tête.
        - 2. *En bas*...
          - 1. Grand rhomboïde.
          - 2. Petit rhomboïde.
        - 3. *En dehors*.
          - 1. Splénius du cou.
          - 2. Angulaire de l'omoplate.
      - 2e couche — Grand complexus avec le petit complexus en dehors.
      - 3e couche
        - 1. *En haut*..
          - 1. Grands droits postérieurs.
          - 2. Petits droits postérieurs.
          - 3. Grand oblique.
          - 4. Petit oblique.
          - 5. Triangle musculaire, avec au fond........
            - 1. Apophyse transverse de l'axis.
            - 2. Artère vertébrale.
            - 3. Nerf sous-occipital.
        - 2. *En bas*...
          - 1. Muscle transversaire épineux.
          - 2. Interépineux, sur la ligne médiane.
    - 6° Squelette...
      - 1. Apophyses épineuses.
      - 2. Lames vertébrales, avec leurs ligaments jaunes et les plexus veineux postérieurs.
      - 3. Apophyses transverses.
      - 4. Bulbe rachidien.
  - 2° Région dorsale.
    - 1° Peau.
    - 2° Aponévrose.
    - 3° Couche musculaire.
      - 1. En haut .. .. Trapèze.
      - 2. Au-dessous..
        - 1. *En haut*... Rhomboïde.
        - 2. *En bas*.
          - 1. Grand dorsal.
          - 2. Petit dentelé supérieur.
          - 3. Petit dentelé inférieur.
          - 4. Faisceau sacro-lombaire.
          - 5. Muscles surcostaux.
    - 4° Squelette...
      - 1. Vertèbres.
      - 2. Face postérieure des côtes.
      - 3. Espaces intercostaux.
      - 4. Articulations vertébro-costales.
  - 3° Région lombaire.
    - 1° Peau.
    - 2° Tissu cellulo-graisseux sous-cutané.
    - 3° Aponévrose d'enveloppe du grand dorsal.
    - 4° Muscle grand dorsal.
    - 5° Aponévrose.
    - 6° Deuxième plan musculaire..
      - 1. *En haut*...... Petit dentelé.
      - 2. *En bas*.......
        - 1. Muscle sacro-lombaire.
        - 2. Long dorsal.
        - 3. Transversaire épineux.
    - 7° Couche aponévrotique résistante.
    - 8° Muscle carré des lombes.
    - 9° Squelette, avec les gouttières latérales.
  - 4° Région sacro-coccygienne.

VAISSEAUX ET NERFS.

- 1° Région cervicale.
  - 1. Artères......
    - 1. Occipitale.
    - 2. Cervicale profonde.
    - 3. Scapulaire postérieure.
    - 4. Vertébrale.
  - 2. Veines.......
    - 1. Plexus veineux périrachidien.
    - 2. Azygos cervicale postérieure de Cruveilhier.
  - 3. Lymphatiques
    - 1. Nombreux.
    - 2. Entre-croisés sur la ligne médiane.
    - 3. Allant........
      - 1. Les uns, aux ganglions sus-claviculaires.
      - 2. Les autres, aux 5-6 ganglions sous-occipitaux, qui sont situés au-dessous de la ligne courbe occipitale.
  - 4. Nerfs........
    - 1. Branches postérieures des nerfs cervicaux........
      - 1re paire.... Sort entre l'atlas et l'occipital.
      - 2e paire.... Nerf sous-occipital proprement dit : *nerf d'Arnold*. Ce nerf se termine dans la peau de la nuque.
    - 2. Nerf spinal. onzième paire cranienne, innervant le trapèze par sa branche externe.
- 2° Région dorso-lombaire..
  - 1. Artères......
    - 1. Région dorsale ..... Intercostales (branches postérieures).
    - 2. Région lombaire ... Branches postérieures des artères lombaires et sacrées.
  - 2. Veines ...... Abondantes et en plexus.
  - 3. Lymphatiques — Ils vont.........
    - 1. Au dos : aux ganglions axillaires.
    - 2. Aux lombes : aux ganglions inguinaux.
  - 4. Nerfs........ Branches postérieures des nerfs dorsaux, lombaires et sacrés.

DÉDUCTIONS PATHOLOGIQUES.

- 1° Inflammations circonscrites.. Elles sont fréquentes (anthrax, furoncles).
- 2° Révulsion ...... La nuque en est le point d'élection ; employée contre les affections cérébrales (cautère, séton).
- 3° Engorgement des ganglions sous-occipitaux dans la vérole. Importance pour le diagnostic rétrospectif de cette affection (Ricord). La raison anatomique en est dans la distribution des lymphatiques de la portion postérieure du cuir chevelu, siège des syphilides cutanées et qui se rendent aux ganglions sous-occipitaux.
- 4° Fréquence des localisations du bacille tuberculeux, au niveau des vertèbres ....
  - Surtout au niveau de la région dorsale (les maux de Pott sous-occipitaux et cervicaux sont moins fréquents).
  - C'est la partie antérieure de la vertèbre, *très spongieuse* (pile des éponges de Farabeuf), qui est détruite, d'où inflexion en avant de la tige vertébrale ; au contraire, la masse apophysaire, *tissu compact*, reste saine (*pile d'ivoire* de Farabeuf).
  - L'abcès tuberculeux, résultant de la fonte tuberculeuse et du développement du bacille, se produit ordinairement en avant et fuse dans des directions différentes suivant les régions, mais toujours commandées par la disposition anatomique...
    - 1. Au cou....... L'abcès se montre à la région sus-claviculaire.
    - 2. Au thorax....
      - 1. Région supérieure . Creux sus-claviculaire.
      - 2. Région moyenne ... L'abcès est thoracique, pariétal ; il fuse entre les deux intercostaux.
      - 3. Région inférieure (comme aux lombes).
    - 3. Aux lombes.. L'abcès descend dans la gaine du psoas, ce qui s'explique par ses insertions supérieures, et vient se montrer..........
      - 1. Soit dans la fosse iliaque (classique abcès par congestion).
      - 2. Soit à l'aine.
      - 3. Soit à la région fessière.
      - 4. Soit dans la région des adducteurs.

DÉDUCTIONS OPÉRATOIRES.

- **1° Danger des plaies profondes de la région cervicale...**
  - Zone dangereuse de Richet : triangle à côtés protubéro-occipito-mastoïdien et bi-mastoïdien..
    - 1. Artère sous-occipitale.
    - 2. Artère vertébrale.
- **2° Espace occipito-vertébral...**
  - Conduisant directement à la face postérieure du bulbe et en particulier au plancher du quatrième ventricule. Une épingle, enfoncée en cet endroit à travers les parties molles, donne une mort immédiate.
- **3° Lésions de la moelle......**
  - Danger plus grand de léser la moelle avec un instrument piquant ou tranchant dans la flexion du rachis qui éloigne les lames et laisse ainsi un espace où il est facile de pénétrer.
- **4° Innocuité de la myotomie rachidienne de Jules Guérin......**
  - Les parties molles rétrorachidiennes ne contenant pas d'organes importants.
- **5° Gravité des plaies latérales de la région rachidienne.**
  - Par suite de la présence .....
    - 1. Des gros vaisseaux du cou. — Artère et veine carotides.
    - 2. Du thorax.... / 3. De l'abdomen. — Avec les organes importants qu'ils renferment.
- **6° Opérations récentes appliquées au traitement du mal de Pott........**
  - 1. Au début.....
    - 1. Tractions légères sur le rachis.
    - 2. Tractions avec ligature apophysaire au fil d'argent (Chipault).
  - 2. Plus tard.....
    - Bosse moyenne sans abcès.
    - Réduction de la gibbosité sous chloroforme et port d'un corset plâtré de Sayre : méthode conçue par Chipault et expérimentée par Calot, mais qui ne semble pas aujourd'hui être la méthode de choix et dont les indications bien précisées restent très restreintes.
  - 3. A la période d'abcès compliqué, avec paraplégie par exemple, on pourrait dire « période d'abcès non drainé », l'intervention opératoire s'impose : elle consiste à ouvrir latéralement l'abcès qu'on aborde en réséquant une apophyse transverse (procédé de la *costo-transversectomie* de Ménard).
- **7° Radioscopie.**
  - Importance dans cette région, comme à la région crânienne, des épreuves photographiques fournies par la radiographie *stéréoscopique* pour le diagnostic de la localisation des balles ou des corps étrangers logés dans la profondeur des gouttières vertébrales.
- **8° Ponction lombaire. Elle a... ....**
  - 1. Un intérêt thérapeutique (Sicard).
  - 2. Un intérêt chirurgical, depuis la récente méthode d'anesthésie de Bier, expérimentée en France par Tuffier et qui consiste à injecter une solution de cocaïne dans le canal rachidien ; on obtient une anesthésie totale de la partie sous-ombilicale du corps, ce qui permet d'exécuter des opérations souvent longues et graves (hystérectomie vaginale, amputation, résection).

IV

THORAX

1. RÉGION COSTALE (fig. 24 et 25).

- **EN DEHORS**......
  - 1° Partie supérieure.
    - 1. En avant..... Grand et petit pectoraux, recouverts par la glande mammaire.
    - 2. En haut..... Scalènes....
      - 1. Antérieur.
      - 2. Moyen.
      - 3. Postérieur.
    - 3. En dehors... Grand dentelé.
    - 4. En arrière... Omoplate et muscles qui s'y attachent.
      - 1. Sus et sous-épineux.
      - 2. Sous-scapulaire.
      - 3. Angulaire.
      - 4. Rhomboïdes.
      - 5. Trapèze.
      - 6. Deltoïde.
      - 7. Grand dorsal.
  - 2° Partie inférieure..
    - 1. En avant....
      - 1. Grand droit.
      - 2. Grand oblique.
    - 2. En arrière...
      - 1. Grand dorsal.
      - 2. Petit dentelé inférieur.
    - 3. Latéralement | Tissu cellulaire et peau.
- **EN DEDANS**.......
  - 1° En haut..... Organes de la respiration et de la circulation.
  - 2° En bas...... Organes de la digestion.
- **TOPOGRAPHIE D'UN ESPACE INTERCOSTAL.**
  - 1° Contenant......
    - 1. Côtes.........
      - 1. Bord inférieur d'une côte sus-jacente, avec ses deux lèvres antérieure et postérieure délimitant la gouttière costale.
      - 2. Bord supérieur d'une côte sous-jacente, mousse et simple.
    - 2. Aponévroses.
      - 1. En dehors... Aponévrose externe, allant de la face externe d'une côte à l'autre et continuée par les ligaments coruscantia des auteurs allemands.

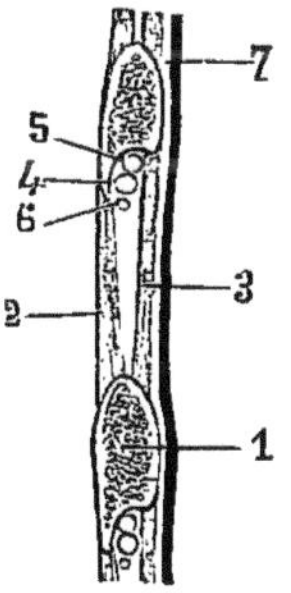

Fig. 24. — Muscles intercostaux; coupe de la paroi thoracique.

1, coupe de la tête; 2, intercostal externe; 3, intercostal interne; 4, artère intercostale; 5, veine intercostale; 6, nerf intercostal; 7, plèvre pariétale.

      - 2. En dedans... Aponévrose interne ou endo-thoracique, en rapport avec le tissu cellulaire sous-pleural.

TOPOGRAPHIE D'UN ESPACE INTERCOSTAL (Suite).

2° Contenu.

- 1. Muscles intercostaux
  - 1. *Externes*..... Occupant les trois quarts postérieurs de l'espace intercostal et s'insérant sur la lèvre *externe* de la gouttière. Ils sont obliques en bas et en avant.
  - 2. *Internes*...... Occupant les trois quarts antérieurs de l'espace et s'insérant sur la lèvre interne de la gouttière. Ils sont obliques en bas et en arrière. (A signaler toutefois la conception de Souligoux, qui en avant fait insérer l'intercostal interne par deux chefs à la fois sur les deux lèvres antérieure et postérieure de la gouttière, formant ainsi un V musculaire à pointe inférieure où se placeraient les vaisseaux et nerfs.)
- 2. Muscles sus- et sous-costaux......... Sans grande importance anatomique ou physiologique.
- 3. Vaisseaux..
  - 1. Artères......
    - 1. Intercostales antérieures, branches de la mammaire interne, branche elle-même de la sous-clavière.
    - 2. Intercostales postérieures, branches de l'aorte : ce sont les vraies artères intercostales.
      - Elles donnent.
        - 1. Un rameau dorso-spinal.
        - 2. L'intercostale proprement dite.

Coupe à la partie postérieure — Coupe à la partie moyenne

V. interc. — A. interc. — N. interc. — M. interc. int. — M. interc. ext.

vaisseaux et N. intercostaux. — M. interc. int. — M. interc. ext. — gouttière costale

Fig. 25 et 26. — Coupes de l'espace intercostal.

    - 3. Il existerait d'ailleurs dans chaque espace un double cercle péri-artériel complet (Rieffel).
    - 4. A signaler encore les rameaux perforants antérieurs et postérieurs.
  - 2. Veines.......
    - Il y en a une pour chaque artère.
    - Mais il faut considérer encore comme appartenant au système des veines thoraciques........
      - 1. La grande azygos.
      - 2. La petite azygos ou hémi-azygos.
      - 3. Le tronc des intercostales supérieures gauche.
      - 4. Le tronc des intercostales supérieures du côté droit.
  - 3. Lymphatiques avec cinq groupes. ...
    - 1. Groupe mammaire.
    - 2. Groupe intercostal.
    - 3. Groupe vertébral.
    - 4. Groupe cervical, supérieur.
    - 5. Groupe inguinal.
- 4. Nerfs.......
  - Ce sont les nerfs dits intercostaux, branches antérieures des nerfs rachidiens dorsaux, qui présentent des :.....
    - 1. Rameaux musculaires.
    - 2. Rameaux périostiques.
    - 3. Rameaux perforants..
      - 1. Antérieur.
        - 1. Filets internes.
        - 2. Filets externes.
      - 2. Latéral.
  - Disposition réciproque des vaisseaux et nerfs dans l'espace intercostal (fig. 24, 25 et 26)......
    - Ces organes sont étagés:.......
      - 1. En avant dans le dédoublement supérieur du muscle intercostal interne.
      - 2. Sur les côtés et en arrière, entre les deux muscles intercostaux externe et interne et dans l'ordre suivant.......
        - 1. Veine, directement dans le fond de la gouttière costale.
        - 2. Artère.
        - 3. Nerf.
        - 4. Lymphatiques.
- 5. Fossettes présternales.
  - 1. A 3 centimètres du bord sternal.
  - 2. Au nombre de 5.
  - 3. Renfermant des ganglions lymphatiques.

DÉDUCTIONS PATHOLOGIQUES

- 1° Importance de la cuirasse osseuse...... — Formée par les côtes, qui se recouvrent plus ou moins dans certains mouvements, en protégeant les viscères sous-jacents contre des projectiles ou des armes.
- 2° Couche de tissu cellulaire......... — Entre les intercostaux ; elle va jusqu'à la colonne vertébrale et explique comment il se fait que les abcès d'un mal de Pott dorsal fusent jusque sur les parties latérales et antérieures de la poitrine.
- 3° Abcès froids. — Ils sont fréquents, au niveau de la cage thoracique, reconnaissant le plus souvent une côte malade.
- 4° Siège particulier de névralgies dites intercostales.
- 5° Fractures de côtes, se faisant..........
  - 1. Soit en dehors. — Fractures en bois vert, par exagération de la courbure.
  - 2. Soit en dedans. — Fractures par diminution de la courbure.
  - Siégeant surtout :
    - 1. Au niveau des côtes moyennes.
    - 2. Rarement en bas : ce sont les côtes fuyantes.
    - 3. Rarement en haut où les côtes sont protégées par la clavicule.
  - Il peut y avoir..
    - 1. Absence de déplacement.
    - 2. Embrochement des organes sous-jacents.
- 6° Foyers d'auscultation (Voy. p. 60).
- 7° La matité de la région inféro-latérale gauche du thorax, qui est normalement sonore (espace de Traube), répond à un épanchement pleural gauche.
- 8° Névralgie intercostale, en cerceau, pouvant survenir après un traumatisme.
- 9° Zona intercostal, remarquable par sa disposition métamérique.

DÉDUCTIONS OPÉRATOIRES.

- 1° Ligature de la mammaire interne....... — Se fait dans le deuxième espace intercostal droit.
- 2° Ponction du péricarde.....
- 3° Ponction de la plèvre..... — Dans le cas d'épanchement grave. (Voy. p. 56 et 60.)
- 4° Pleurotomie. — Ou ouverture faite dans un des derniers espaces intercostaux, en arrière, pour donner issue au pus.
- 5° Résection de côtes..... — C'est l'opération bien connue sous le nom d'Estlander : elle consiste à enlever un volet costal et à réséquer un nombre suffisant de côtes au cours d'une pleurésie purulente, pour faciliter le rapprochement des deux parois thoracique et pulmonaire.

2. TOPOGRAPHIE DE LA RÉGION MAMMAIRE

- **LIMITES**
  - 1° Verticale.... Entre la troisième et la septième côte.
  - 2° Transversale. Entre le bord du sternum en dedans et une ligne verticale descendant du point où le grand pectoral quitte le thorax en dehors.
- **SUPERPOSITION DES PLANS**
  - 1° Plan superficiel : Peau
    - 1. Au niveau du sein
      - 1. Blanche.
      - 2. Fine.
      - 3. Lisse.
    - 2. Au niveau de l'aréole pigmentée, elle présente
      - 1. L'aréole mouchetée.
      - 2. Les tubercules de Morgagni ou de Montgomery.
      - On y trouve en outre..
        - 1. Le muscle sous-aréolaire de Sappey.
        - 2. Le muscle radié de Meyerholtz.
    - 3. Au niveau du mamelon..... Avec le muscle du mamelon ....
      - 1. Fine.
      - 2. Crevassée.
  - 2° Plan profond
    - 1. Muscles pectoraux.
    - 2. Gril costal (Voy. p. 44).
- **ORGANES CONTENUS**
  - 1° Glande mammaire avec
    - 1. Sa capsule.
    - 2. Ses grains glandulaires, divisés en
      - 1. Lobes.
      - 2. Lobules.
      - 3. Acini.
    - 3. Ses canaux excréteurs ou galactophores.
  - 2° Couche celluleuse antérieure ou préglandulaire divisée en...
    - 1. Pannicule adipeux sous-cutané.
    - 2. Fascia superficialis, contribuant à former le ligament suspenseur de la mamelle de Giraldès.
  - 3° Couche celluleuse postérieure ou rétro-glandulaire.. Avec la bourse séreuse de Chassaignac.
  - 4° Couches celluleuses inter- et rétromusculaires.
- **VAISSEAUX ET NERFS**
  - 1° Artères
    - 1. *En haut*..... Acromio-thoracique.
    - 2. *En dehors*.... Thoracique longue.
    - 3. *En dedans*... Mammaire interne (sous-chondro-sternale de Sebileau).
    - 4. *En arrière*... Intercostales.
  - 2° Veines
    - 1. *Superficielles* avec
      - 1. Le cercle veineux de Haller.
      - 2. La couronne périmammaire.
    - 2. *Profondes.*
  - 3° Lymphatiques
    - 1. Superficiels (plexus sous-aréolaire).
    - 2. Glandulaires.
    - 3. Profonds, se rendant aux ganglions....
      - 1. Mammaires internes.
      - 2. Intercostaux.
      - 3. Inguinaux supérieurs.
      - 4. Sous-claviculaires.
  - 4° Nerfs
    - 1. Branches thoraciques antérieures.
    - 2. Intercostaux.
    - 3. Branche sous-claviculaire du plexus cervical superficiel.
- **DÉDUCTIONS PATHOLOGIQUES**
  - 1° Tumeurs néoplasiques du sein ..... Elles sont fréquentes chez la femme.
  - 2° Maladie kystique......... Étudiée par Reclus et qu'on sait aujourd'hui être d'origine maligne.
  - 3° Actinomycose .... Se caractérisant par la présence de grains jaunes qu'on voit bien au microscope. (Sa grande fréquence dans la région lyonnaise.)
  - 4° Inflammations aiguës ou chroniques. Dues à la lactation (galactophorites des nourrices).
- **DÉDUCTIONS OPÉRATOIRES**
  - 1° Toute tumeur du sein....... Doit en principe être enlevée à son début.
  - 2° Toute ablation de sein.. Doit s'accompagner du curage de la région axillaire.

3. TOPOGRAPHIE DU PAQUET VASCULO-NERVEUX SOUS-CLAVIER (fig. 46).

(Exactement à son passage sous la clavicule.)

EN ALLANT DE DEDANS EN DEHORS...........

- 1° Veine axillaire......... Recevant, à quelques millimètres au-dessous de la clavicule.
  - 1.
    - 1. La veine céphalique.
    - 2. La veine acromio-thoracique.
    - 3. La thoracique longue, par un ou deux troncs.
  - 2. Le canal collatéral veineux axillaire qui vient de la région externe et se jette au-dessous du tronc précédent.
- 2° Artère axillaire......... Un peu cachée en dedans par la veine axillaire et dont la céphalique et le canal collatéral veineux croisent obliquement l'artère en haut et en dedans.
- 3° Gros troncs nerveux...... Plus ou moins fusionnés du plexus brachial recouvrant un peu en dehors l'artère axillaire (le canal collatéral veineux passe en arrière du médian).
- 4° Enfin, croisant obliquement, en bas et en dedans, le nerf, l'artère et la veine.........
  - 1. Le nerf grand pectoral en avant.
  - 2. Le nerf du petit pectoral en arrière.
  - Avec l'arcade nerveuse sous-artérielle.

DÉDUCTIONS OPÉRATOIRES.

- Ce petit filet nerveux est d'une grande importance dans la ligature de l'axillaire sous la clavicule.
- D'après Farabeuf, le moignon de l'épaule doit porter à faux, de façon à être repoussé en arrière et en haut.
- L'indicateur gauche sentant l'artère refoule en dedans celle-ci qu'il maintient et protège; le bec de la sonde déchire alors en long la gaine de l'artère.

---

4. TOPOGRAPHIE DES MUSCLES DE LA RÉGION SCAPULAIRE

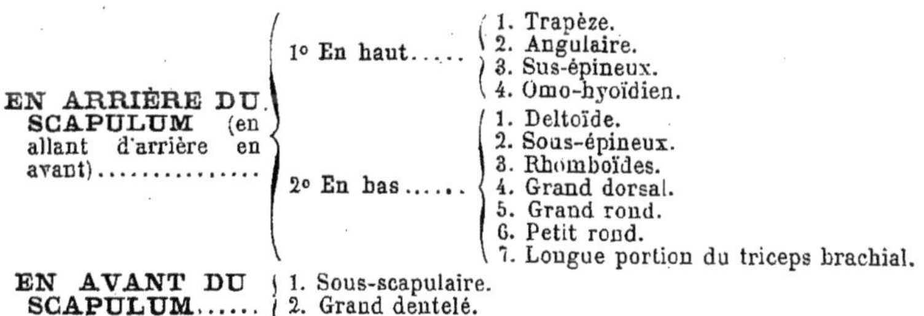

EN ARRIÈRE DU SCAPULUM (en allant d'arrière en avant)...............

- 1° En haut.....
  - 1. Trapèze.
  - 2. Angulaire.
  - 3. Sus-épineux.
  - 4. Omo-hyoïdien.
- 2° En bas......
  - 1. Deltoïde.
  - 2. Sous-épineux.
  - 3. Rhomboïdes.
  - 4. Grand dorsal.
  - 5. Grand rond.
  - 6. Petit rond.
  - 7. Longue portion du triceps brachial.

EN AVANT DU SCAPULUM......

- 1. Sous-scapulaire.
- 2. Grand dentelé.

---

5. TOPOGRAPHIE DU MÉDIASTIN ANTÉRIEUR

SUPERPOSITION DES PLANS ET ORGANES CONTENUS............

- 1er plan........
  1. Peau.
  2. Tissu cellulaire sous-cutané.
  3. Sternum, avec ses articulations latérales.
  4. Thymus.
  5. Tronc veineux brachio-céphalique gauche.
- 2e plan.........
  1. Triangulaire du sternum.
  2. Portion antérieure du péricarde.
  3. Vaisseaux et nerfs diaphragmatiques.
- 3e plan.........
  1. Face antérieure du cœur, avec les deux auricules.................. 1. Droite. 2. Gauche.
  2. Artère pulmonaire et aorte (fig. 35).
  3. Tronc artériel brachio-céphalique droit.
  4. Artère carotide primitive gauche et artère sous-clavière gauche.
  5. Veine cave supérieure.
- 4e plan. ....
  1. Face postérieure du cœur et des oreillettes.
  2. Oreillettes.
  3. Veine cave inférieure (p. 118).
  4. Veines pulmonaires.
- 5e plan......... | Portion postérieure du péricarde.

DÉDUCTIONS PATHOLOGIQUES

1. Anévrysmes.
2. Tumeurs ganglionnaires.
3. Ostéo-sarcome du sternum.

DÉDUCTIONS OPÉRATOIRES....

1. Gravité des blessures de cette région.
2. Intervention rapide dans tous les cas de plaies du cœur : celles-ci peuvent être compatibles avec une survie de plusieurs jours.

---

6. TOPOGRAPHIE DU MÉDIASTIN POSTÉRIEUR

LIMITES.

- 1° En avant.......
  1. Tiers supérieur....
     - Trachée, flanquée des deux récurrents avec leurs chaînes ganglionnaires respectives.
     - Bifurcation de la trachée avec le groupe intertrachéo-bronchique de Barety.
  2. Tiers moyen. — Face postérieure du hile, avec: 1. Deux branches, à gauche. 2. Trois branches, à droite.
  3. Tiers inférieur..... — Face postérieure de l'oreillette gauche et péricarde recouvert par le grand cul-de-sac séreux rétro-auriculaire de Haller.
- 2° En arrière......
  1. Colonne dorsale de la 2e à la 7e vertèbre dorsale.
  2. Disques intervertébraux.... — Avec le ligament vertébral commun antérieur.
  3. Articulations costo-vertébrales et ligaments.
  4. Muscle intercostal interne.
  5. Origine des vaisseaux et des nerfs intercostaux.
  6. Veines extrarachidiennes.
- 3° En haut. ...... — Pas de limites précises: il ne reste plus, à l'heure actuelle, de l'ancien diaphragme de Deville-Degrusse et Bourgery qu'un ensemble de faisceaux tendino-musculaires, étudié d'abord par Zuckerkandl, puis par Sebileau en France sous le nom d'*appareil suspenseur de la plèvre* (fig. 32).
- 4° En bas.......... — Muscle diaphragme, avec ses principaux orifices.......
  1. Œsophagien et pneumogastrique.
  2. Aortique et lymphatique.
  3. Sympathique et grands splanchniques.
- 5° Sur les côtés.... — Les deux plèvres médiastines, qui entourent plus ou moins les organes du médiastin postérieur limité en avant par le ligament triangulaire des poumons.

---

7. TOPOGRAPHIE DES PLÈVRES

I. — PLÈVRE PARIÉTALE OU COSTALE OU EXTERNE.

1° En avant (fig. 27) | Région sternale.
2° Sur le côté..... | Région costale proprement dite et mammaire (Voy. p. 44) (fig. 28 et 29).

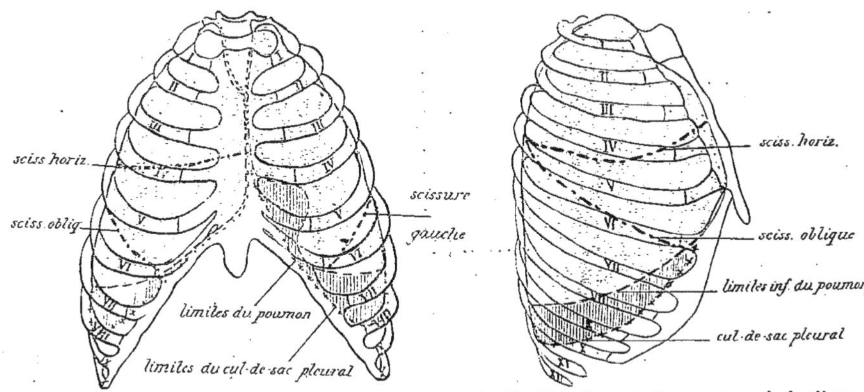

Fig. 27. — Rapport des poumons et de la plèvre avec la paroi thoracique (vue antérieure).

Fig. 28. — Rapports des poumons et de la plèvre avec la paroi thoracique (vue latérale droite).

3° En arrière (fig. 30)... | Région scapulaire (Voy. p. 48 et 69).
Formation du cul-de-sac médio-médiastinal antérieur, où les deux plèvres droite et gauche ne sont adossées que de la 2e à la 4e articulation des côtes avec le sternum; au-dessus et au-

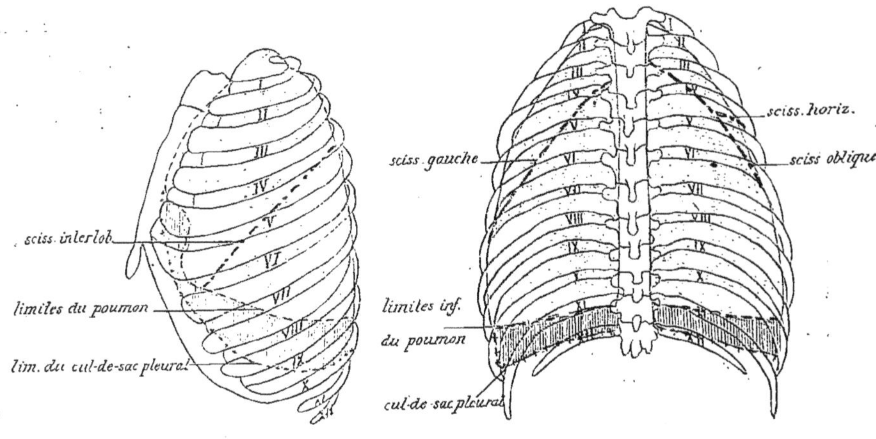

Fig. 29. — Rapports des poumons et de la plèvre avec la paroi thoracique (vue latérale gauche).

Fig. 30. — Rapports des poumons et de la plèvre avec la paroi thoracique (vue postérieure).

dessous, elles sont éloignées et forment deux triangles, dont le supérieur est comblé par la veine cave supérieure et l'inférieur par le foie (lobe gauche).

II. — PLÈVRE MÉDIASTINE OU INTERNE.

DIVISION........ { Divisée en deux régions (fig. 31). { 1. Une antérieure. 2. Une postérieure.
Par le ligament du poumon, en forme de raquette à manche inférieur.
La paroi antérieure répond au médiastin antérieur (Voy. p. 49).

SUPERPOSITION DES PLANS...... La partie postérieure ou médiastin postérieur (Voy. p. 49) renferme des organes qui, en s'imprimant plus ou moins à la face interne des poumons, déterminent, au niveau de la plèvre, la formation de grandes gouttières séreuses en culs-de-sac. Ce sont :......

1. En avant..... { Les culs-de-sac pré-œsophagiens ou péricardo-phrénico-œsophagiens.

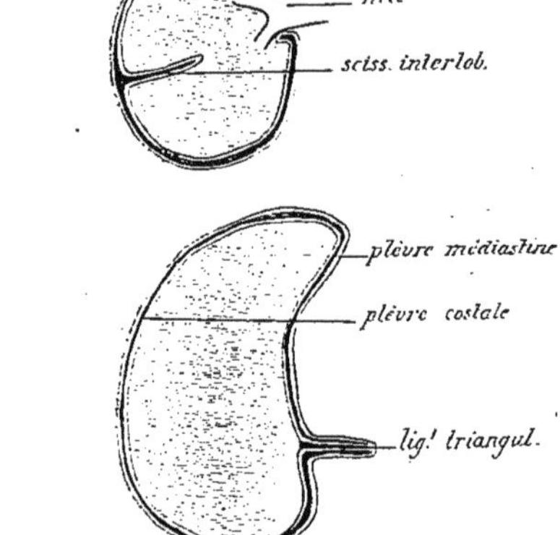

Fig. 31. — Coupes horizontales, montrant le trajet des feuillets de la plèvre au niveau et au-dessus du hile.

2. En arrière... { 1. A droite : le cul-de-sac inter-azygo-œsophagien.
2. A gauche : le cul-de-sac inter-aortico-œsophagien.
Tous deux reliés en arrière par le ligament de Morosow.

III. — PLÈVRE CERVICALE OU SUPÉRIEURE.

SUPERPOSITION DES PLANS......

Elle forme le dôme pleural, portion extrathoracique de la plèvre, portion véritablement cervicale inférieure, où elle se met en rapport avec les

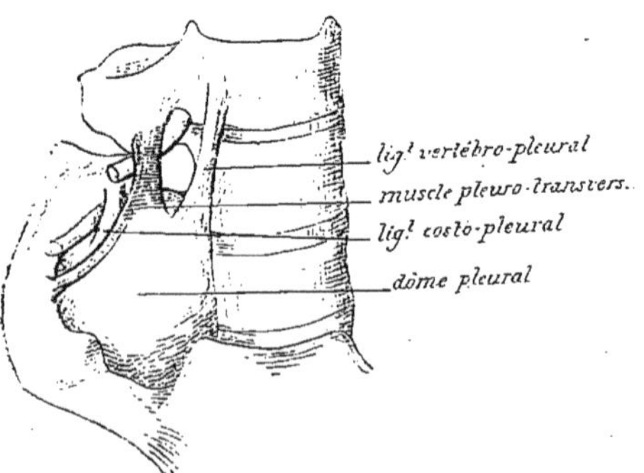

Fig. 32. — Appareil suspenseur de la plèvre.

organes de la région sus-claviculaire (Voy. p. 28). C'est là qu'on trouve l'appareil suspenseur de la plèvre de Zuckerkandl-Sebileau, qui n'a aucune importance pratique (fig. 32).

IV. — PLÈVRE DIAPHRAGMATIQUE OU INFÉRIEURE.

C'est la région du sinus costo-diaphragmatique, qui fait le tour inférieur du thorax, rigole circulaire et angulaire à sommet inférieur sur une coupe verticale.

SUPERPOSITION DES PLANS.....

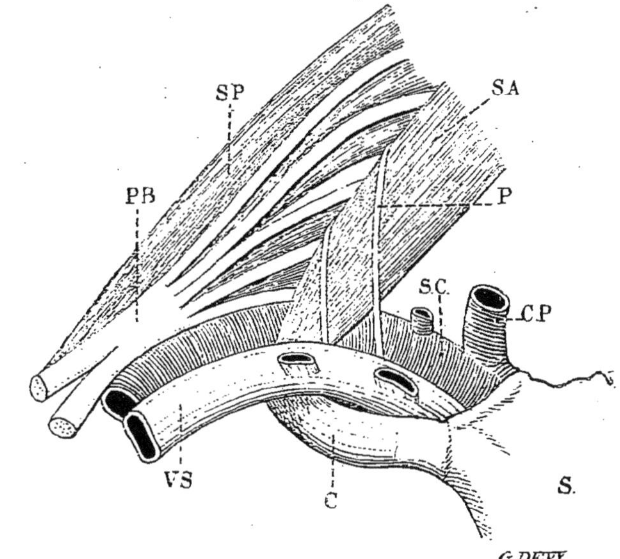

Fig. 33. — Schéma des rapports de la sous-clavière.

SC, artère sous-clavière; VS, veine sous-clavière; PB, plexus brachial; SP, scalène postérieur; SA, scalène antérieur; P, phrénique; C, première côte; S, sternum; CP, carotide primitive.

Elle se met donc en rapport à ce niveau avec tous les organes sus-mésocôliques de l'abdomen.

DÉDUCTIONS PATHOLOGIQUES — Épanchements.
- 1. Gazeux ...... Pneumothorax.
- 2. Liquides.....
  - 1. Séreux.
  - 2. Purulent.
  - 3. Hémorragique.
  - 4. Chyliforme.
  - 5. Mixte.

ORGANES CONTENUS. — 1° Œsophage (fig. 34)......

1. Situé en arrière et à droite.

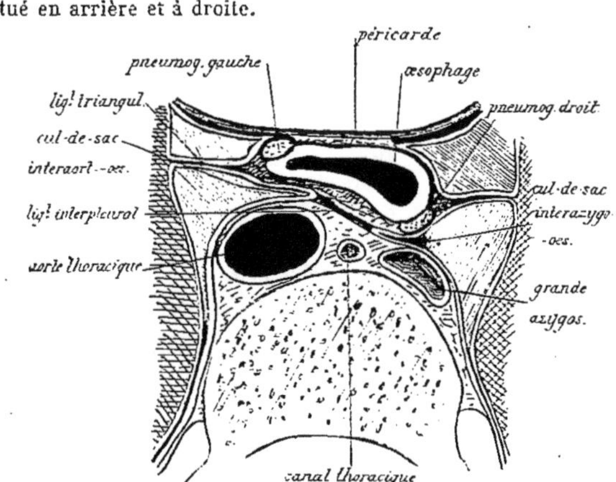

Fig. 34. — Coupe montrant les rapports de l'œsophage à la partie inférieure du thorax.

2. Puis, après être resté appliqué au niveau de la colonne vertébrale, il quitte cette tige osseuse pour plonger en avant.

ORGANES CONTENUS (*Suite*).

2° Aorte thoracique....
- Continuant la crosse de l'aorte environ au niveau du disque intervertébral des 3e et 4e vertèbres dorsales, longeant le flanc gauche légèrement déprimé de la colonne vertébrale et à peu près verticalement.
- Son orifice diaphragmatique est tendino-musculaire et non ostéo-musculaire.
- Elle reçoit dans son trajet médiastinal :..
  1. Les artères intercostales.
  2. Les bronchiques.
  3. Les œsophagiennes.
  4. Les médiastines postérieures.
- Rappelons que les branches du côté droit doivent nécessairement passer en avant des corps vertébraux, puisque l'artère est à gauche.

3° Grande azygos.
- Elle naît à la région thoracique prévertébrale inférieure et monte dans le thorax du côté droit de la colonne vertébrale, en recevant chemin faisant le sang veineux des espaces intercostaux droits, puis elle vient faire une crosse au-dessus du pédicule pulmonaire droit, pour se jeter le plus souvent à la face postérieure de la veine cave supérieure, quelquefois un peu plus haut dans le tronc veineux brachio-céphalique gauche.
- C'est elle qui, au niveau de sa crosse, peut pénétrer dans le sommet du poumon et y détacher un petit lobe supérieur qu'on appelle le lobule de Wrisberg.
- Cette veine reçoit dans son trajet médiastinal...
  1. Les veines intercostales droites.
  2. La demi-azygos.
  3. Le tronc commun des veines intercostales supérieures droites.

4° Petite azygos ou hémi-azygos...
- Naissant comme l'autre au même niveau et montant dans le thorax du côté gauche de la colonne vertébrale, symétriquement à la grande, puis elle vient faire une crosse à peu près au niveau de la face antérieure du corps de la 7e dorsale pour se jeter à peu près perpendiculairement dans la grande azygos.
- Elle reçoit chemin faisant les veines intercostales gauches.

5° Canal thoracique....
- Il prend naissance dans l'abdomen, au fond de la région cœliaque, par la citerne de Pecquet, puis monte verticalement en avant du corps des vertèbres dans le tissu cellulaire jusqu'à la partie supérieure du thorax (4e dorsale), où il se dirige obliquement à gauche et en haut, pour décrire une crosse à la base du cou, puis se jeter à la face postérieure du pressoir rétro-claviculaire du côté gauche.

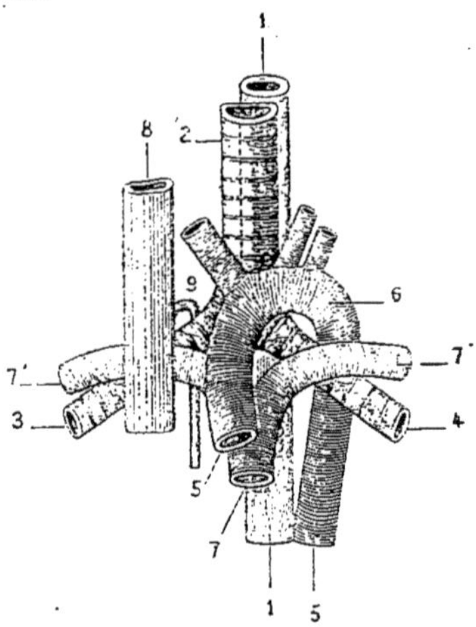

Fig. 35. — Schéma des rapports des vaisseaux avec la trachée et les bronches.

1, œsophage ; 2, trachée ; 3, bronche droite ; 4, bronche gauche ; 5, aorte ; 6, crosse aortique embrassant la bronche gauche ; 7, artère pulmonaire et ses deux branches ; 8, veine cave supérieure ; 9, azygos formant autour de la bronche droite une crosse analogue à celle de l'aorte à gauche, mais dirigée de bas en haut et d'arrière en avant, tandis que la crosse de l'aorte est dirigée d'avant en arrière et de haut en bas.

6° Nerfs pneumogastriques.....
- Il y en a deux :.
  1. Un gauche, en avant de l'œsophage.
  2. Un droit, en arrière de l'œsophage.
- Ces deux nerfs ne gagnent cet organe qu'au niveau de la 5e ou 6e dorsale environ, pour ensuite conserver les mêmes rapports respectifs jusqu'à l'estomac.

7° Grand sympathique..
- Qu'on reconnaît sur le cadavre aux petits épaississements ganglionnaires échelonnés de haut en bas et d'où partent au thorax les grand et petit splanchniques.

8° Ganglions lymphatiques..
- Extrêmement nombreux dans cette région.

9° Appareil aponévrotique.
- Formé de trois lames.........
  1. Deux latérales, juxta-œsophagiennes.
  2. Une postérieure, prévertébrale, limitant l'espace viscéral de Henke.
- C'est ce qu'ont décrit en partie Teutleben et Bérard sous les noms différents de :.....
  1. Ligament vertébro-pulmonaire.
  2. Ligament vertébro-péricardique.
  3. Ligament suspenseur du péricarde.

ORGANES CONTENUS (*Suite*).

- **10° Appareil musculo-élastique.**
  - Formé de neuf petits muscles, qui tous, sauf un seul, sont formés de fibres lisses, leurs insertions se faisant..........
    1. Tantôt par de courts tendons.
    2. Tantôt par de longues expansions membraneuses.
  - Et prenant alors le nom des deux organes qu'ils solidarisent.
  - Résultant de ce fait que les principaux organes du médiastin postérieur, tels que l'aorte, l'azygos, etc., s'impriment plus ou moins dans le parenchyme pulmonaire, où ils déterminent la formation de gouttières verticales.
- **11° Culs-de-sac pleuro-médiastinaux.........**
  - Ce sont.........
    1. Le cul-de-sac pré-œsophagien ou péricardo-phrénico-œsophagien.
    2. Le cul-de-sac rétro-œsophagien..........
       1. Inter-aortico-œsophagien.
       2. Inter-azygo-œsophagien.
    - Tous deux réunis par le ligament interpleural de Morosow.
  - Conclusion......
    - Il y a dans le médiastin postérieur un point très important, véritable carrefour central...
      1. Où la crosse de l'aorte se continue avec l'aorte thoracique.
      2. Où l'œsophage quitte la colonne vertébrale, pour plonger en avant dans le tissu cellulaire médiastinal.
      3. Où la crosse de l'azygos se dessine, pour passer au-dessus du pédicule pulmonaire droit.
      4. Où la trachée se divise en ses deux branches gauche et droite.
      5. Où les pneumogastriques se rapprochent des bords de l'œsophage.
      6. Où le canal thoracique enfin se dévie à gauche, pour aller former sa crosse en dehors de la cavité thoracique.
    - Et ce point répond environ au disque qui sépare les 3e et 4e vertèbres dorsales.

DÉDUCTIONS PATHOLOGIQUES

- **1° Cancer de l'œsophage.** — Siégeant le plus souvent à ses extrémités et surtout au cardia.
- **2° Anévrysme de l'aorte thoracique.** — Avec dépression osseuse résultant de la fréquence des battements.
- **3° Importance des azygos.** — Dans la solidarité des systèmes caves supérieurs et inférieurs dont le sang, au cas d'obstruction, peut retourner au cœur par l'intermédiaire des azygos, qu'on trouve à tous les segments de la colonne vertébrale (azygos lombaires, azygos cervicales de Cruveilhier).
- **4° Inflammation simple, franche ou néoplasique des nombreux ganglions intra-médiastinaux.** — Déterminant des troubles graves par compression des organes voisins.
- **5° Abcès par congestion d'origine pottique dorsale ....** — Siégeant dans le tissu cellulaire.

DÉDUCTIONS OPÉRATOIRES.

- **1° Sur le cadavre....** — MM. Quénu et Hartmann, qui ont essayé, dans leurs études d'amphithéâtre, de pénétrer chirurgicalement par la voie dorsale dans le médiastin postérieur, sont arrivés à donner les règles d'une technique opératoire.
- **2° Sur le vivant......** — Malheureusement, cette opération n'a pas été pratiquée sur le vivant plus de deux ou trois fois, sans succès d'ailleurs.

8. TOPOGRAPHIE DES POUMONS

SUPERPOSITION DES PLANS.

1° **En dehors**......

- Paroi costale, variable avec les régions.
- A signaler......
  - 1. En avant..... | La région costale (Voy. p. 44).
  - 2. En arrière... | La régions capulaire (Voy. p. 48 et 69).

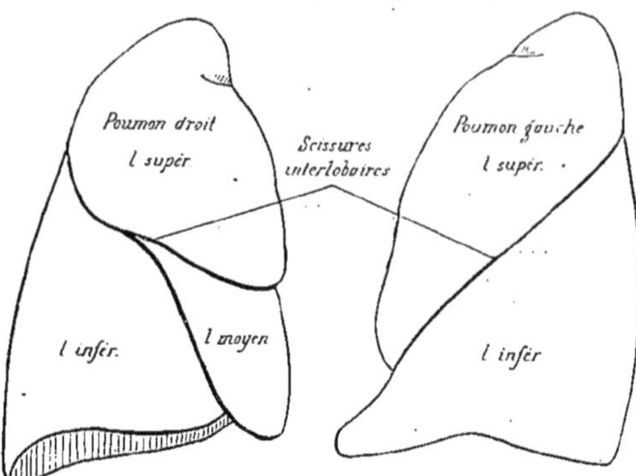

Fig. 36. — Face externe des deux poumons.

- Topographie des scissures pulmonaires (Rochard) (fig. 36 et 37)..
  - 1. *A gauche*..... La scissure interlobaire unique, va du bord inférieur de la 6e côte au bord inférieur de la 4e. Elle est donc oblique de bas en haut, d'avant en arrière, coupant les 4e et 5e espaces intercostaux.
  - 2. *A droite*.....
    - 1. *Scissure horizontale*. Va du bord inférieur de la 4e côte au bord inférieur de la 3e.
    - 2. *Scissure oblique*.... Va du bord inférieur de la 4e côte au bord supérieur de la 6e, coupant obliquement les 4e et 5e espaces intercostaux.

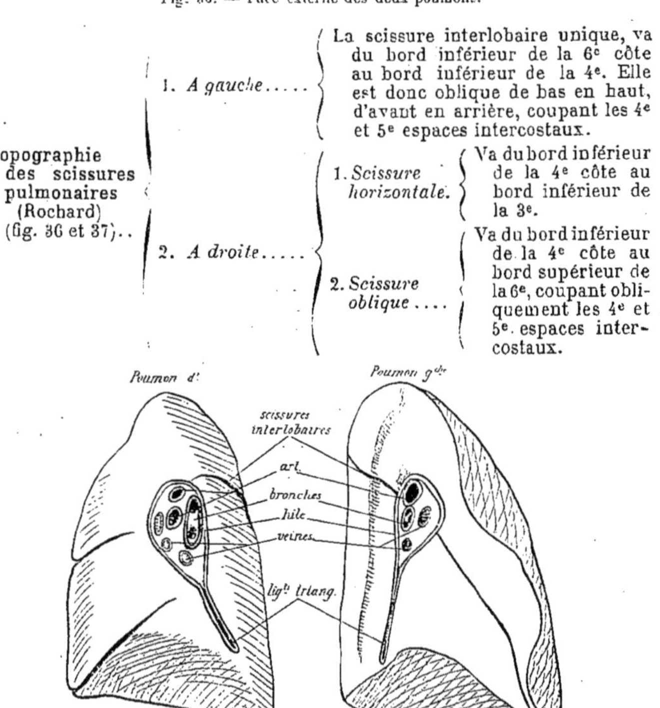

Fig. 37. — Face interne des deux poumons.

Remarque. — A signaler encore, en avant et à gauche, l'échancrure cardiaque du poumon gauche répondant dans sa plus grande largeur au 4e espace intercostal. C'est là où se trouve le lit du cœur et où cet organe est directement en rapport avec la paroi thoracique. (Voy. *Péricarde*, p. 57.)

SUPERPOSITION DES PLANS (*Suite*).

- 2° En dedans.....
  - C'est la région du *hile du poumon.*
  - 1. Région pédiculaire avec :......
    - 1. Au milieu.... — La bronche.
    - 2. En avant et au-dessus d'elle....... — L'artère pulmonaire.
    - 3. En arrière... — Les veines pulmonaires et les artères nourricières.
    - 4. Au-dessus et au-dessous.
      - 1. Des ganglions lymphatiques, qui relient les chaînes récurrentielles prétrachéo-bronchiques droite et gauche aux ganglions des bronches intrapulmonaires.
      - 2. Des filets nerveux (plexus pulmonaire).
      - 3. Du tissu cellulaire.
      - Tous ces organes étant entourés d'un manchon périphérique séreux : c'est la partie supérieure élargie de la raquette qui constitue le ligament du poumon, cloison placée transversalement de champ et divisant le thorax en deux régions distinctes.
  - 2. Région sus-hilaire.....
    - 1. Au milieu.... — Trachée. 2. Œsophage.
    - 2. Sur les côtés. — 1. Aorte à gauche. 2. Azygos à droite.
  - 3. Région sous-hilaire......
    - 1. Antéhilaire... — Médiastin antérieur (Voy. p. 49).
    - 2. Rétrohilaire.. — Médiastin postérieur (Voy. p. 49).
- 3° En haut......... — Dôme pulmonaire au sommet sortant du thorax et cerclé par la 1re côte.
- 4° En bas.......... — Se moulant sur la concavité du diaphragme.

DÉDUCTIONS PATHOLOGIQUES

- 1° Tuberculose. — Fréquente au sommet. Son évolution se fait de haut en bas.
- 2° Gangrène du tissu pulmonaire......... — Avec bactériologiquement la présence de microbes anaérobies (Veillon-Zuber).
- 3° Plaies du poumon.... — Toujours plus graves au fur et à mesure qu'on se rapproche du hile.
- 4° Inflammations aiguës ou chroniques. — Leur fréquence constitue une proportion extrêmement élevée dans la léthalité parisienne.

DÉDUCTIONS OPÉRATOIRES.

- 1° Pneumotomie ou incision du poumon....
  - Surtout dans les foyers de gangrène.
  - On peut la faire en une ou deux séances.
  - A signaler......
    - 1. Le décollement pleuro-pariétal de Tuffier.
    - 2. La costo-pneumopexie de Quénu.
- 2° Pneumectomie ou résection du poumon.... — Elle n'a été tentée qu'une seule fois avec succès par Tuffier, dans un cas de tuberculose pulmonaire, abstraction faite des résections dans le cas de cancer de la paroi propagé à l'organe sous-jacent.
- 3° Dans le cas de pleurésies ...
  - 1. *Ponction* se faisant en arrière vers le 7e ou 8e espace intercostal au niveau du bord inférieur de l'espace.
  - 2. *Pleurotomie.*
  - 3. Large ouverture avec résection de côtes ou *opération d'Estlander.*
- 4° Décortication du poumon : opération de Delorme ...
  - Elle consiste, dans les cas de vieilles pleurésies purulentes, à détacher un assez large lambeau des fausses membranes qui tapissent le poumon, l'emprisonnent comme dans une coque et l'enserrent en l'empêchant de se dilater assez pour venir au contact de la paroi thoracique.
  - Malheureusement, cette opération, juste en théorie, n'a pas donné tous les résultats qu'on en attendait.

9. TOPOGRAPHIE DU CŒUR ET DU PÉRICARDE

FORME DU CŒUR.....

- Le cœur a la forme d'une pyramide triangulaire à grand axe oblique à gauche et en avant dont la base droite et postérieure répond aux oreillettes.
- Il est donc couché horizontalement sur le diaphragme et nullement vertical, suspendu aux gros vaisseaux qui en partent, comme le prétendent les anciens classiques.

TOPOGRAPHIE PAR RAPPORT A LA COLONNE VERTÉBRALE..

Ce sont les 4e, 5e, 6e, 7e et 8e vertèbres dorsales ou vertèbres cardiaques de Giacomini....

1. Le plan horizontal passant par la 4e passe un peu au-dessus du cœur.
2. Le plan horizontal passant par la 5e coupe l'infundibulum et les valvules sigmoïdes aortiques.

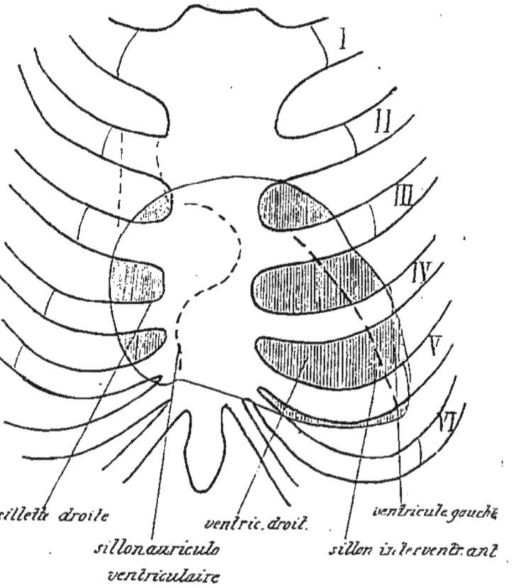

Fig. 38. — Projection du cœur sur la paroi thoracique.

3. Le plan passant par la 6e coupe les 4 loges du cœur (oreillettes et ventricules).
4. Le plan passant par la 7e coupe les ventricules.
5. Le plan passant par la 8e rase la pointe du cœur.

TOPOGRAPHIE SUR LE PLASTRON STERNO-CHONDRO-COSTAL (fig. 36)..

Le cœur se projette sur la face antérieure du thorax suivant un quadrilatère ainsi orienté :.

- **1° Deux grands côtés...**
  - **1. Supérieur.** Oblique en bas et à gauche, partant du milieu du bord du sternum au niveau du 1er espace intercostal et coupant les 2e, 3e, 4e et 5e articulations chondro-costales.
  - **2. Inférieur.** Presque horizontal, allant du 4e espace intercostal droit à 2 centimètres du bord droit du sternum à la 5e articulation chondro-sternale gauche.
- **2° Deux petits côtés...** Allant des 2 points extrêmes précédents au bord inférieur de la 2e articulation chondro-sternale droite.

TOPOGRAPHIE DES ORIFICES DU CŒUR (Schéma de Merkel).

- 1° Orifice pulmonaire. — Ligne horizontale, allant du milieu du sternum au bord supérieur de la 3e articulation chondro-sternale gauche.
- 2° Orifice aortique..... — Ligne légèrement oblique, allant du milieu du bord sternal du 3e cartilage chondral gauche au milieu du sternum sur une horizontale passant par le bord inférieur du 3e cartilage chondral droit.
- 3° Orifices mitral et tricuspide... — Ligne très oblique, allant du milieu de la moitié interne du 3e cartilage chondral gauche au bord inférieur de la 5e articulation chondro-sternale droite. La moitié inférieure de cette ligne répond à l'orifice tricuspide; la moitié gauche ou supérieure à l'orifice mitral.

DÉPLACEMENTS DU CŒUR PAR DES ÉPANCHEMENTS PLEURAUX GAUCHES.

- 1° Historique...
  1. La pointe se déplace comme un pendule.
  2. Déplacement en masse, sans changement de la direction générale (Bard).
  3. La pointe du cœur ne peut aller dans le thorax droit.
- 2° Expériences de Sallé....
  1. Le cœur dévié à droite par un épanchement pleural gauche est dévié en masse.
  2. On n'a jamais vu le renversement de la pointe.
  3. Jamais la pointe ne franchit le bord droit du sternum.
  4. Le cœur s'applique plus fortement contre la paroi thoracique.
  5. Dans un épanchement pleural gauche, quand on rencontre un soulèvement rythmique à droite, du sternum, il se produit par la base elle-même.

POINTS D'AUSCULTATION DU CŒUR......

- 1° Cœur droit..
  1. Orifice tricuspidien. — A l'appendice xiphoïde.
  2. Orifice pulmonaire.. — 2e espace intercostal du côté gauche, immédiatement en dehors du sternum.
- 2° Cœur gauche.
  1. Orifice mitral. — 5e espace intercostal du côté gauche, un peu en bas et en dehors du mamelon.
  2. Orifice aortique..... — 2e espace intercostal du côté droit, immédiatement en dehors du sternum.

LIGNE DE RÉFLEXION DE LA SÉREUSE PÉRICARDIQUE. (fig. 39).........

- 1° Gaines complètes...
  1. Sur l'aorte... — Elle va jusqu'à l'origine du tronc brachio-céphalique droit, c'est-à-dire qu'elle remonte très haut au-dessus du cartilage de la 2e côte.
  2. Sur l'artère pulmonaire.. — Elle va jusqu'au-dessus de sa bifurcation, c'est-à-dire qu'elle recouvre tout le tronc de l'artère.
- 2° Gaines incomplètes.
  1. Veine cave supérieure.. — Recouverte sur......... 3 centimètres en avant. 2 centimètres en arrière.
  2. Veines pulmonaires supérieures. — Sur deux tiers de leur circonférence.
  3. Veines pulmonaires inférieures. — Gaine un peu plus complète.

DIVERTICULES PÉRICARDIQUES.

- 1° Prolongement en cæcum rétro-auriculaire de Haller .... — Ou grand diverticule de la séreuse.

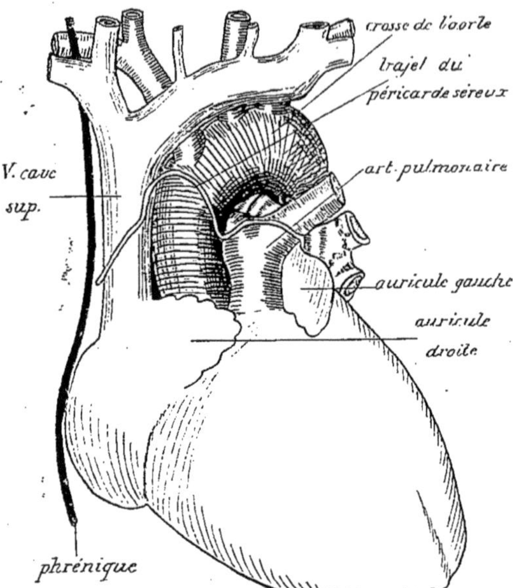

Fig. 39. — Gros vaisseaux de la base du cœur, avec la ligne de réflexion péricardique.

- 2° Prolongements moins importants..
  - 1. A droite.....
    - 1. En arrière de la V. C. S.
    - 2. Entre les 2 V. P. D.
    - 3. Entre la V. P. D. I. et la V. C. S.
  - 2. A gauche....
    - 1. Entre les 2 V. P. G.
    - 2. Au-dessous de la branche G. de l'A. P.

FORMATIONS SURAJOUTÉES...

- 1° Pli vestigial de Theile .. — A gauche du toit du sinus transversum.
- 2° Plis semi-lunaires de Rindfleisch. — Embrassant par leur concavité la convexité de l'aorte.
- 3° Vinculæ aortæ .... — Entre l'aorte et l'artère pulmonaire.

DÉDUCTIONS PATHOLOGIQUES

- 1° Cœur .... — Gravité particulière des plaies du cœur, s'accompagnant toutefois d'une survie quelquefois très longue : on cite des cas de plaies du cœur ayant survécu plus de trois et quatre jours avec des symptômes peu accusés : il s'agissait surtout dans ces cas de plaies en séton.
- 2° Péricarde... — Épanchements..
  - 1. Gazeux.
  - 2. Liquides.
    - 1. Citrin.
    - 2. Purulent.
    - 3. Hémorragique.
    - 4. Mixte.

DÉDUCTIONS OPÉRATOIRES.

- 1° Cœur......
  - Suture des plaies du cœur.....
    1. A travers le myocarde : opération de Rehn.
    2. Dans le cas de corps étranger implanté dans la région précordiale et suivant les mouvements cardiaques, il n'y a pas à hésiter, il faut immédiatement en pratiquer l'extraction. (Voy. pièce du musée de l'amphithéâtre d'anatomie de Clamart.)
- 2° Péricarde.
  1. Les péricardites avec épanchement.
  2. Les hémopéricardites traumatiques.
  - 1. Ponction du péricarde.....
    - Siège de la ponction (paracentèse du péricarde)..
      1. Procédé de Dieulafoy.... — 5e espace intercostal gauche, à quatre travers de doigt en dehors.
      2. Procédé de Delorme — 5e espace, au ras du bord gauche du sternum.
      - La première est en dehors de l'artère mammaire interne, qui descend derrière les cartilages chondraux.
      - La deuxième est en dedans d'elle.
  - 2. Péricarmie..
    1. Procédé de Delorme et Mignon..
       - Incision en T à 2 branches transversales :
         1. L'une supérieure, répondant au bord supérieur du 4e cartilage chondral et de la 4e côte.
         2. L'autre inférieure, répondant à une horizontale tracée de la pointe xiphoïdienne et passant par le bord supérieur de la 6e côte.
         3. La verticale est un peu en dedans des articulations chondro-costales.
    2. Procédé de Marion : Volet précordial en U à concavité droite, répondant au point le plus externe à la 4e articulation chondro-costale, le bord supérieur allant du 3e cartilage costal droit au 3e cartilage costal gauche et la pointe de la branche inférieure s'arrêtant à l'appendice xiphoïde.

10. TOPOGRAPHIE DE LA CROSSE DE L'AORTE (Poirier).

PORTION ASCENDANTE.

- 1° Oblique, intra-péricardique..
  - 1. En avant (fig. 40).
    - 1. Gaine séreuse, commune avec celle de l'artère pulmonaire.
    - 2. Artère pulmonaire, née en avant de l'aorte et la contournant pour se terminer en arrière de sa portion verticale ascendante.

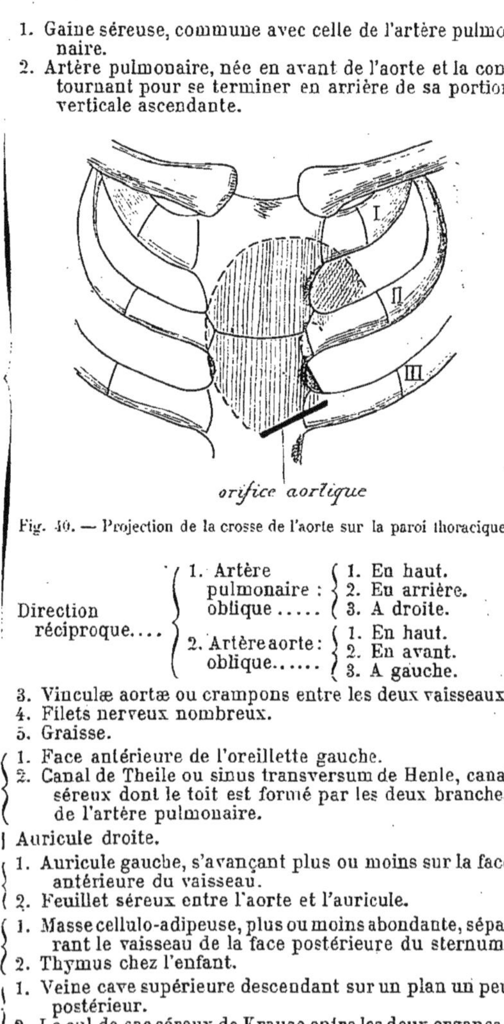

Fig. 40. — Projection de la crosse de l'aorte sur la paroi thoracique.

- Direction réciproque....
  - 1. Artère pulmonaire : oblique .....
    - 1. En haut.
    - 2. En arrière.
    - 3. A droite.
  - 2. Artère aorte : oblique......
    - 1. En haut.
    - 2. En avant.
    - 3. A gauche.
- 3. Vinculæ aortæ ou crampons entre les deux vaisseaux.
- 4. Filets nerveux nombreux.
- 5. Graisse.

  - 2. En arrière...
    - 1. Face antérieure de l'oreillette gauche.
    - 2. Canal de Theile ou sinus transversum de Henle, canal séreux dont le toit est formé par les deux branches de l'artère pulmonaire.
  - 3. A droite..... Auricule droite.
  - 4. A gauche....
    - 1. Auricule gauche, s'avançant plus ou moins sur la face antérieure du vaisseau.
    - 2. Feuillet séreux entre l'aorte et l'auricule.
- 2° Verticale, extra-péricardique..
  - 1. En avant....
    - 1. Masse cellulo-adipeuse, plus ou moins abondante, séparant le vaisseau de la face postérieure du sternum.
    - 2. Thymus chez l'enfant.
  - 2. A droite.....
    - 1. Veine cave supérieure descendant sur un plan un peu postérieur.
    - 2. Le cul-de-sac séreux de Krause entre les deux organes.
  - 3. En arrière et à gauche.... Terminaison du tronc de l'artère pulmonaire.

PORTION HORIZONTALE.

- 1° Face antéro-gauche (fig. 41).
  - 1. En avant....
    1. Graisse rétrosternale.
    2. Vaisseaux diaphragmatiques supérieurs gauches.
    3. Nerf phrénique non en contact tout à fait direct avec la crosse.
    4. Nerfs cardiaques antérieurs.
    5. Pneumogastrique plus en arrière, croisant la crosse au niveau de l'origine de la sous-clavière gauche.

Fig. 41. — Crosse de l'aorte, vue par sa face gauche et antérieure.

  - 2. En arrière...
    1. Empreinte des vaisseaux au niveau du lobe supérieur du poumon gauche.
    2. Fosse pleurale sus-aortique au-dessus..... *Limites* :
       - 1. En avant. — Sous-clavière gauche.
       - 2. Fond. — Parois vertébro-costales.
       - 3. Contenu.. — 3e ganglion sympathique cervical de Neubauer.
    3. Filets sympathiques allant aux plexus cardiaque et pulmonaire.
- 2° Face postéro-droite (en allant d'avant en arrière)......
  1. Veine cave supérieure.
  2. Trachée, avec :
     1. L'empreinte de Nicaise-Lejars.
     2. La bourse séreuse de Calori.
  3. Œsophage, avec le muscle aortico-œsophagien.
  4. Flanc gauche de la colonne dorsale.
  5. Filets cardiaques du sympathique gauche.
- 3° Face inférieure.
  Elle embrasse le pédicule du poumon gauche.
  On trouve donc :
  1. Branche gauche de l'artère pulmonaire, dans l'angle formé par les portions ascendante et horizontale.
  2. Ligament artériel, venant de la branche gauche de l'artère pulmonaire (ligament de Botal).
  3. Triangle renfermant le petit ganglion de Wrisberg.
  4. Bronche gauche et bourse séreuse.
  5. Nerf récurrent, qui se réfléchit, non pas au niveau de la crosse, mais au niveau du ligament artériel (Chaput).
  6. Veines pulmonaires et bronchiques.
- 4° Face supérieure. (fig. 42)......
  Forme le bord inférieur de la fossette sus-aortique et d'elle partent les trois branches importantes de la crosse........................
  1. Le tronc artériel brachio-céphalique droit.
  2. La carotide primitive gauche.
  3. La sous-clavière gauche.

PROJECTION DE LA PORTION ASCENDANTE SUR LE STERNUM.....

- 1° En haut..... — Ligne horizontale en bas et à droite, coupant la moitié de l'extrémité sternale des premiers cartilages costaux.
- 2° En bas...... — Ligne oblique en bas et à droite, coupant l'extrémité sternale du 2e espace intercostal gauche.

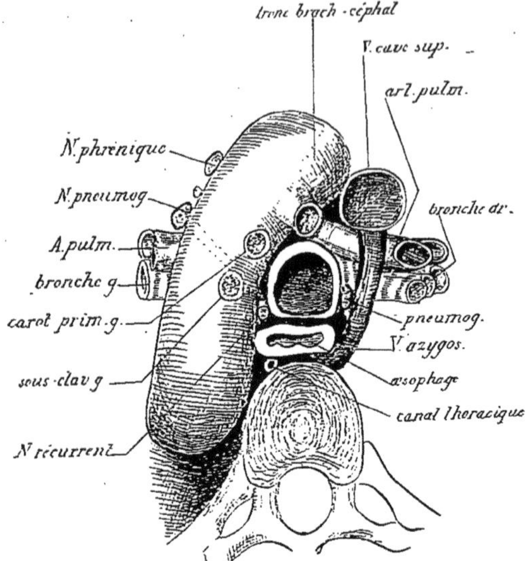

Fig. 42. — Crosse de l'aorte, vue supérieure.

- 3° A gauche.... — Ligne partant du 2e espace intercostal gauche, à quelques millimètres en dehors du sternum, et aboutissant à l'articulation sterno-claviculaire droite.
- 4° A droite..... — Ligne partant de l'extrémité sternale du 3e cartilage costal gauche et gagnant le bord droit du sternum, un peu en dehors, au niveau des 2e et 1er espaces intercostaux.

DISTANCE SÉPARANT LES CONVEXITÉS DE LA CROSSE DU BORD SUPÉRIEUR DU STERNUM.......

- 1° Chez l'enfant. — Cette distance est moins considérable par suite du faible développement du sternum.
- 2° Chez le vieillard.... — Elle est également moins considérable par suite du grand développement du sinus.

RAPPORT DE LA LIGNE DE RÉFLEXION PÉRICARDIQUE AU NIVEAU DE LA CROSSE....

C'est au niveau de la crosse aortique que le cul-de-sac séreux remonte le plus haut, pour redescendre à droite couvrir une partie de la face antérieure de la veine cave supérieure, et à gauche, où l'artère pulmonaire est couverte en entier jusqu'à sa bifurcation.

DÉDUCTIONS PATHOLOGIQUES

- 1° Hydropisies. — Pouvant se faire dans le cul-de-sac de Krause.
- 2° Présence, au-devant de l'aorte, de goitres plongeants rétro-sternaux..... — Qui peuvent amener des troubles dans l'hydraulique circulatoire.
- 3° Anévrysmes. — Fréquence des anévrysmes de la crosse seule ou de la crosse et des gros troncs qui partent de sa face supérieure.
- 4° Anévrysmes artério-veineux caves......... — Ils sont possibles, par suite des rapports de la veine cave supérieure avec l'aorte.
- 5° Siège pour l'auscultation de la crosse.. — 2e espace intercostal droit, à droite du bord droit du sternum. Pour Huchard, toute aorte dépassant ce bord droit est une aorte dilatée.

11. TOPOGRAPHIE DE LA VEINE CAVE SUPÉRIEURE

PORTION SUPÉRIEURE, EXTRA-PÉRICARDIQUE..

Commence au niveau de l'articulation de la première côte droite avec le sternum.

- 1° En avant (fig. 43).....
  1. Peau.
  2. Tissu cellulaire sous-cutané.
  3. Fascia superficialis.
  4. Extrémité interne du 1er espace intercostal et extrémité correspondante de l'intercostal interne.
  5. Espaces perforés antérieurs avec le nerf perforant antérieur.
  6. Bord interne du sternum au niveau du 2e espace.
  7. Première articulation costo-sternale.
  8. Graisse rétrosternale.

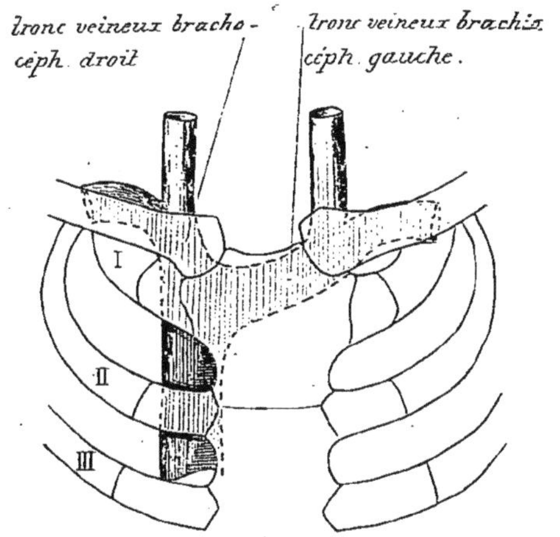

Fig. 43. — Projection de la veine cave supérieure sur la paroi thoracique.

- 2° En arrière..
  1. Moitié droite de la trachée, dont elle est séparée par un tissu cellulaire lâche.
  2. Pédicule pulmonaire, où l'on trouve superposés, en allant d'avant en arrière, les organes suivants (fig. 44) :.....
     1. Artère pulmonaire, directement en avant.
     2. Deux veines pulmonaires, au-dessus et au-dessous.
     3. Bronche droite.
     4. Vaisseaux et nerfs bronchiques, en arrière.
     5. Ganglions lymphatiques.
     6. Fibres du plexus pulmonaire droit.
     7. Tissu cellulo-graisseux.
- 3° En dedans... Partie ascendante de la crosse aortique, située un peu en avant d'elle.
- 4° En dehors...
  1. Face interne de la plèvre droite, où elle imprime un sillon très net (Farabeuf).
  2. Nerf phrénique droit.
  3. Vaisseaux diaphragmatiques.

PORTION INFÉRIEURE, INTRA-PÉRICARDIQUE..

- 1° En avant. ... La séreuse, qui remontait si haut sur l'aorte, ne recouvre que les trois quarts de sa circonférence : la face postérieure reste libre sur une petite surface.
- 2° En arrière.. Vaisseaux pulmonaires droits, qui croisent perpendiculairement la veine cave.
- 3° En dedans... Infundibulum de l'aorte.
- 4° En dehors... Poumon droit et plèvre.

PORTION TERMINALE.......

La veine cave supérieure se termine dans l'oreillette droite du cœur, au niveau de la jonction des parois supérieure et postérieure, par un orifice circulaire de 18-22 millimètres de diamètre pour Cruveilhier, *non valvulé*, contrairement à ce qui se passe pour la veine cave inférieure, qui présente la valvule d'Eustachi.

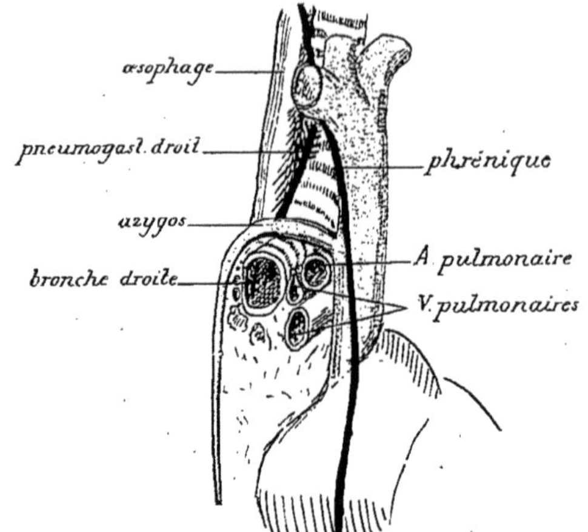

Fig. 44. — Veine cave supérieure, vue latérale droite.

En avant de l'orifice de la veine cave supérieure, la paroi supérieure se continue avec la paroi correspondante de l'auricule.

DÉDUCTIONS PATHOLOGIQUES

1° Compression de ce vaisseau. — Dans le cas de tumeurs du médiastin entraînant des troubles circulatoires du côté de la face et du cerveau.
2° Thrombose cancéreuse de la veine cave supérieure.
3° Reflux du sang dans l'insuffisance tricuspidienne.
4° Anévrysme artério-veineux cave.
5° Importance du système azygos qui se jette dans la veine cave, au cours de certaines obstructions des gros troncs. Il forme ainsi une voie importante de dérivation.

12. TOPOGRAPHIE DU NERF PHRÉNIQUE

PORTION CERVICALE.

- **1° Portion sus-scalénique.......** — C'est la portion d'origine du nerf qui naît par trois branches des 3e, 4e et 5e paires cervicales et contourne bientôt le bord externe du scalène antérieur.
- **2° Portion musculaire......**
  - **1. Portion sus-omo-hyoïdienne** — Croise obliquement en dedans, en avant et en bas, la face antérieure du scalène antérieur recouvert par l'artère cervicale ascendante, qui à sa terminaison est interne par rapport au nerf, alors qu'elle lui est externe à sa partie moyenne, croisant sa face antérieure pour lui redevenir interne jusqu'au niveau de la ligne de passage de l'omo-hyoïdien.
  - **2. Portion sous-omo-hyoïdienne** — Le nerf passe derrière la partie initiale de la scapulaire supérieure, en se rapprochant du tronc thyro-bicervico-scapulaire.
  - **3. Portion vasculaire ou pleurale......**
    - 1. En avant.... — Veine sous-clavière.
    - 2. En arrière.... — Artère sous-clavière.
    - 3. En dehors....
      - 1. Nerf sous-clavier, croisant la face antérieure du scalène antérieur.
      - 2. Mammaire interne, d'abord interne, puis externe au nerf.
    - 4. En dedans...
      - 1. Anse de Vieussens.
      - 2. Pneumogastrique avec l'anse du récurrent.
      - 3. En haut, le tronc thyro-bicervico-scapulaire.
    - 5. En bas....... — Dôme pleural.
    - 6. A gauche..... — Rapport particulier avec le canal thoracique.

PORTION THORACIQUE....

- **1° A droite.....**
  - **1. Portion supérieure, sus-péricardique.........**
    - 1. Flanc droit de la veine cave supérieure.
    - 2. Pédicule pulmonaire.
  - **2. Portion moyenne, péricardique.** — Entre cette séreuse et le feuillet pariétal de la plèvre droite.
  - **3. Portion inférieure, sous-péricardique........** — Verticale jusqu'au diaphragme, accompagnée par l'artère diaphragmatique supérieure, branche de la mammaire interne.
- **2° A gauche....**
  - **1. Portion supérieure...** — Croise la face antéro-latérale gauche de la crosse de l'aorte en avant du nerf cardiaque et du pneumogastrique sur le flanc gauche de la carotide primitive gauche. En avant, bras gauche de l'artère pulmonaire et pédicule pulmonaire.
  - **2. Portion péricardique.** — Comme à droite.
  - **3. Portion sous-péricardique.........** — Courbe à concavité interne ; le nerf se rend au diaphragme, accompagné par l'artère diaphragmatique supérieure gauche, et va former sur ce muscle une arcade nerveuse transversale par anastomose avec celui du côté opposé, en avant du ligament phréno-péricardique antérieur de Luschka.

DÉDUCTIONS PATHOLOGIQUES

- Point douloureux du phrénique, là où il pénètre dans le thorax, dans la pleurésie diaphragmatique (point de Guéneau de Mussy).
- Le même point se retrouve en bas, près du diaphragme, là où le nerf change de direction.

V

MEMBRE SUPÉRIEUR

I. — ÉPAULE

1. RÉGION CLAVI-PECTORALE DE RICHET-TILLAUX. (SOUS-CLAVICULAIRE DES ALLEMANDS)

LIMITES ....

- **1° Supérieure** .. | Bord antérieur de la clavicule.
- **2° Inférieure**... | Bord inférieur du grand pectoral.
- **3° Externe**..... | Bord antérieur du deltoïde.
- **4° Interne**...... | Région sternale.

SUPERPOSITION DES PLANS.....

- **1° Peau**........ Présentant les glandes de Robin à sécrétion odorante et âcre.
- **2° Tissu lamello-adipeux sous-cutané.**
  1. Fibres inférieures du muscle peaucier.
  2. Filets nerveux descendant des plexus cervical et brachial.
  3. Branches perforantes des vaisseaux mammaires internes.

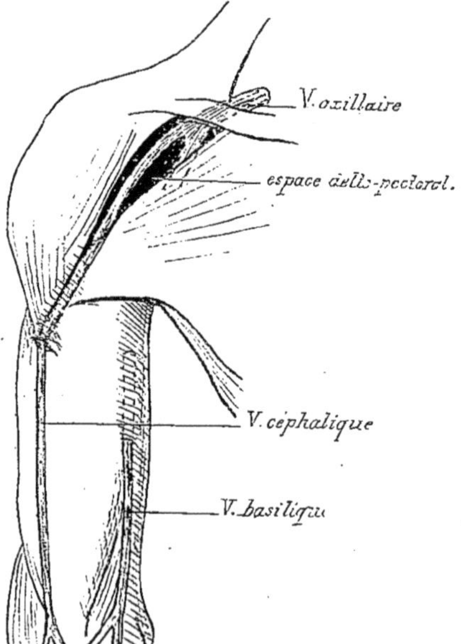

Fig. 45. — La céphalique dans l'espace delto-pectoral.

- **3° Lame fibro-celluleuse, aponévrotique**.. Avec le triangle pectoro-deltoïdien où se trouvent......
  1. L'artère acromio-thoracique.
  2. La veine céphalique (fig. 45).

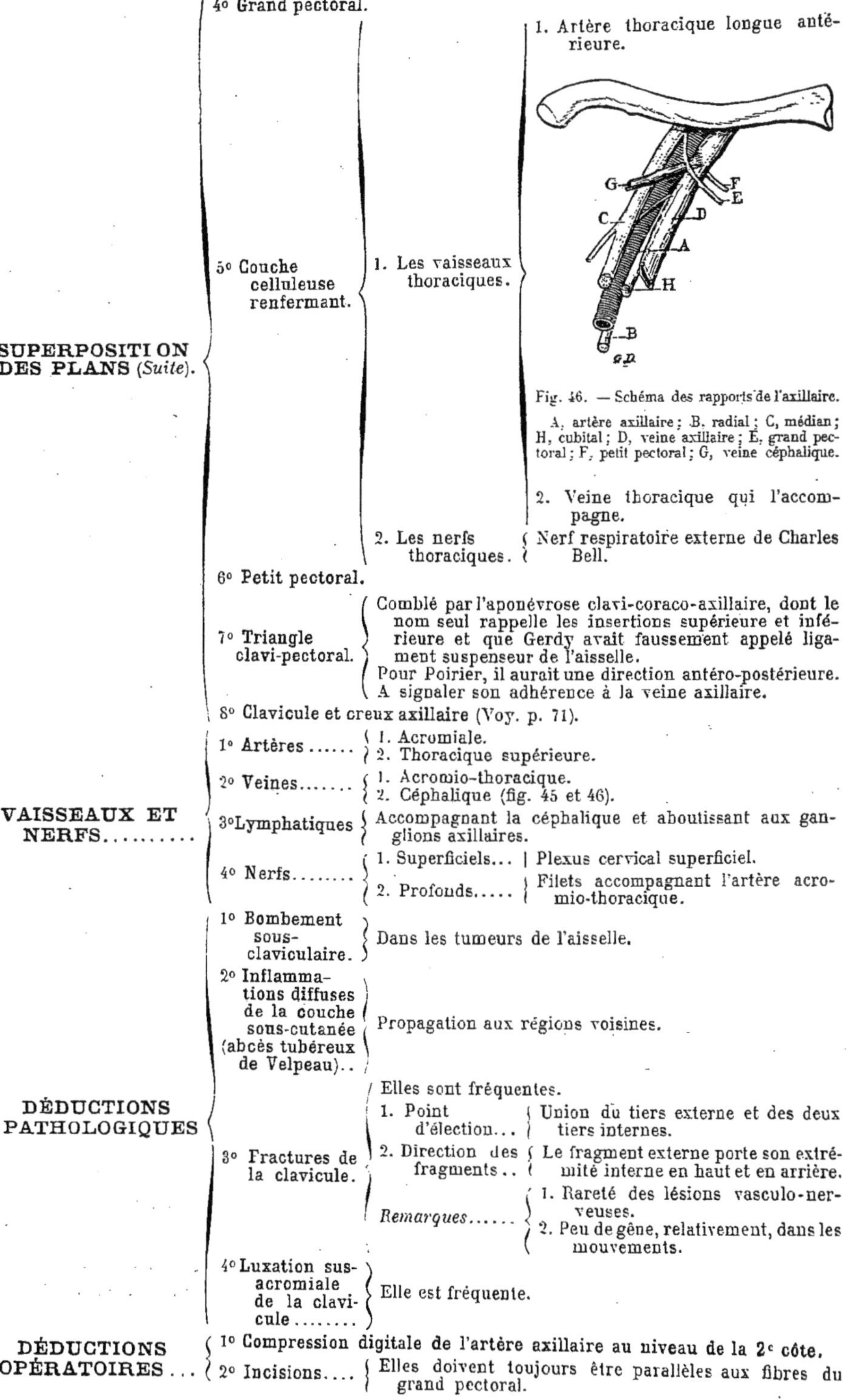

SUPERPOSITION DES PLANS (*Suite*).

- 4° Grand pectoral.
- 5° Couche celluleuse renfermant.
  - 1. Les vaisseaux thoraciques.
    - 1. Artère thoracique longue antérieure.

Fig. 46. — Schéma des rapports de l'axillaire.

A, artère axillaire ; B. radial ; C, médian ; H, cubital ; D, veine axillaire ; E, grand pectoral ; F, petit pectoral ; G, veine céphalique.

    - 2. Veine thoracique qui l'accompagne.
  - 2. Les nerfs thoraciques. — Nerf respiratoire externe de Charles Bell.
- 6° Petit pectoral.
- 7° Triangle clavi-pectoral.
  - Comblé par l'aponévrose clavi-coraco-axillaire, dont le nom seul rappelle les insertions supérieure et inférieure et que Gerdy avait faussement appelé ligament suspenseur de l'aisselle.
  - Pour Poirier, il aurait une direction antéro-postérieure.
  - A signaler son adhérence à la veine axillaire.
- 8° Clavicule et creux axillaire (Voy. p. 71).

VAISSEAUX ET NERFS..........

- 1° Artères......
  - 1. Acromiale.
  - 2. Thoracique supérieure.
- 2° Veines.......
  - 1. Acromio-thoracique.
  - 2. Céphalique (fig. 45 et 46).
- 3° Lymphatiques — Accompagnant la céphalique et aboutissant aux ganglions axillaires.
- 4° Nerfs........
  - 1. Superficiels... — Plexus cervical superficiel.
  - 2. Profonds..... — Filets accompagnant l'artère acromio-thoracique.

DÉDUCTIONS PATHOLOGIQUES

- 1° Bombement sous-claviculaire. — Dans les tumeurs de l'aisselle.
- 2° Inflammations diffuses de la couche sous-cutanée (abcès tubéreux de Velpeau).. — Propagation aux régions voisines.
- 3° Fractures de la clavicule.
  - Elles sont fréquentes.
  - 1. Point d'élection... — Union du tiers externe et des deux tiers internes.
  - 2. Direction des fragments.. — Le fragment externe porte son extrémité interne en haut et en arrière.
  - *Remarques*......
    - 1. Rareté des lésions vasculo-nerveuses.
    - 2. Peu de gêne, relativement, dans les mouvements.
- 4° Luxation sus-acromiale de la clavicule........ — Elle est fréquente.

DÉDUCTIONS OPÉRATOIRES...

- 1° Compression digitale de l'artère axillaire au niveau de la 2e côte.
- 2° Incisions.... — Elles doivent toujours être parallèles aux fibres du grand pectoral.

2. RÉGION SCAPULAIRE

LIMITES..........	**Bords de l'omoplate**....	C'est donc la région des trois fosses sus-, sous-épineuse et scapulaire.
SUPERPOSITION DES PLANS.....	**1° Fosse sus-épineuse.**	1. Peau. 2. Couche cellulaire sous-cutanée, dense. 3. Muscle trapèze. 4. Couche cellulo-graisseuse. 5. Aponévrose. 6. Muscle sus-épineux dans sa loge ostéo-fibreuse.
	2° Fosse sous-épineuse.	1. Peau. 2. Couche cellulaire sous-cutanée, moins dense. 3. Muscle deltoïde (faisceaux omo-spinaux). 4. Aponévrose. 5. Muscle sous-épineux, enfermé dans une loge ostéo-fibreuse commune avec celle du petit rond.
	3° Fosse sous-scapulaire.	Aponévrose et muscle sous-scapulaire, omoplate.
VAISSEAUX ET NERFS (fig. 47).....	**1° Artères**......	1. Scapulaire supérieure. 2. Scapulaire postérieure. 3. Scapulaire inférieure, la plus grosse. 4. Circonflexe postérieure.

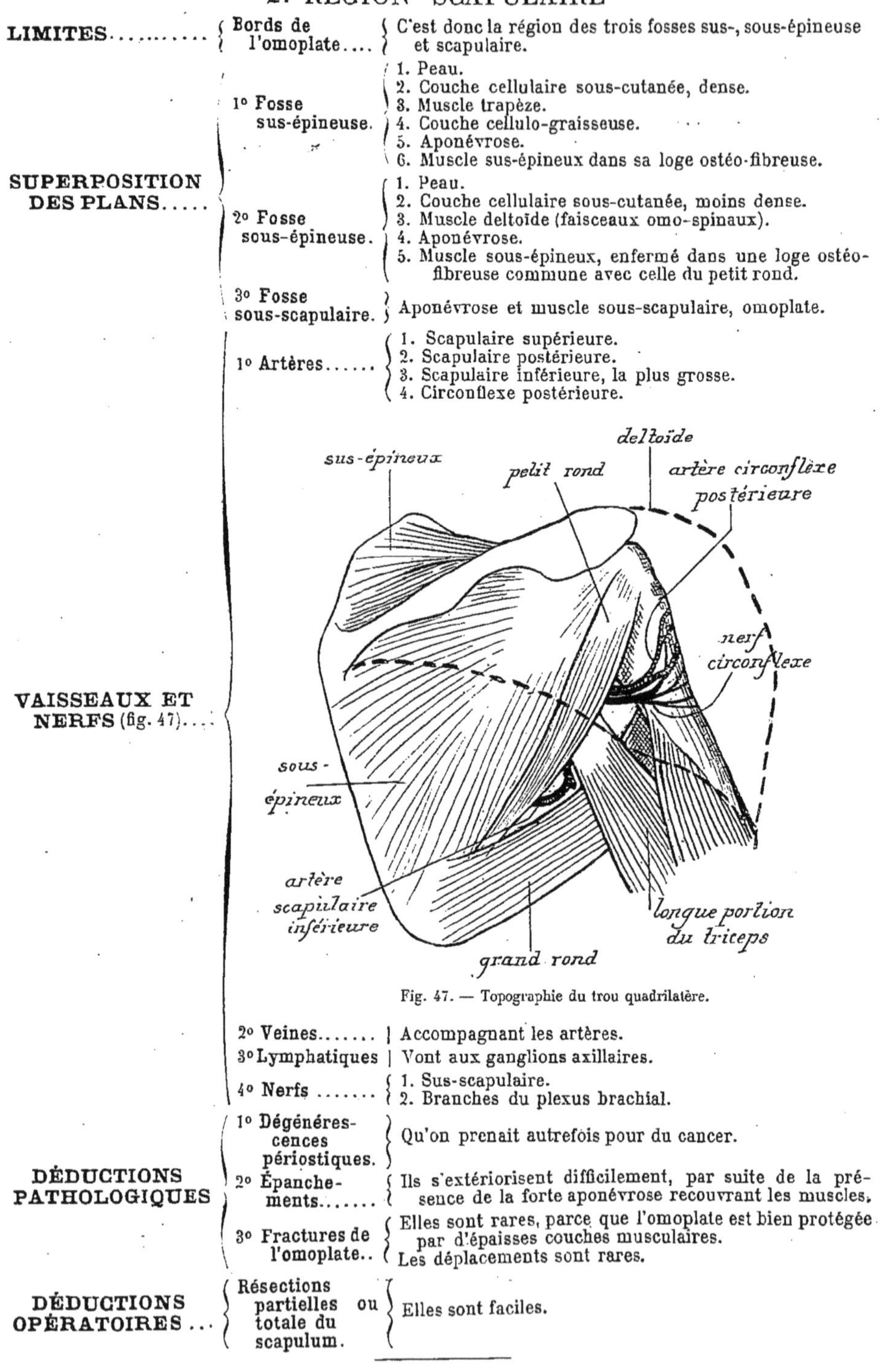

Fig. 47. — Topographie du trou quadrilatère.

	2° Veines.......	Accompagnant les artères.
	3° Lymphatiques	Vont aux ganglions axillaires.
	4° Nerfs.......	1. Sus-scapulaire. 2. Branches du plexus brachial.
DÉDUCTIONS PATHOLOGIQUES	**1° Dégénérescences périostiques.**	Qu'on prenait autrefois pour du cancer.
	2° Épanchements.......	Ils s'extériorisent difficilement, par suite de la présence de la forte aponévrose recouvrant les muscles.
	3° Fractures de l'omoplate..	Elles sont rares, parce que l'omoplate est bien protégée par d'épaisses couches musculaires. Les déplacements sont rares.
DÉDUCTIONS OPÉRATOIRES...	**Résections partielles ou totale du scapulum.**	Elles sont faciles.

3. RÉGION SCAPULO-HUMÉRALE OU DELTOÏDIENNE

- **LIMITES**
  - 1° Supérieure
    - 1. Acromion.
    - 2. Extrémité externe de la clavicule.
  - 2° Inférieure — Insertion humérale du deltoïde.
  - 3° Antérieure — Bord antérieur du deltoïde.
  - 4° Postérieure — Bord antérieur de l'omoplate.
- **SUPERPOSITION DES PLANS.**
  - 1° Peau — Fine.
  - 2° Tissu cellulaire — Aréolaire.
  - 3° Aponévrose d'enveloppe.
  - 4° Muscle deltoïde — Avec ses trois ordres de faisceaux
    - 1. Antérieurs, obliques.
    - 2. Moyens.
    - 3. Postérieurs, obliques.
  - 5° Couche sous-deltoïdienne
    - 1. En haut — Tendon et bourse séreuse du sus-épineux.
    - 2. En bas et en dehors — Membrane cellulo-fibreuse, véritable bourse séreuse quelquefois.
    - 3. En arrière
      - 1. Tendon des sous-épineux et petit rond.
      - 2. Tendons des grand dorsal et grand rond.
    - 4. En avant
      - 1. Apophyse coracoïde.
      - 2. Ligament acromio-coracoïdien.
      - 3. Biceps.
      - 4. Muscles coracoïdiens
        - 1. Court biceps.
        - 2. Coraco-brachial.
        - 3. Petit pectoral.
  - 6° Os
    - 1. Acromion — 2. Apophyse coracoïde — Et la voûte acromio-coracoïdienne, avec le ligament de même nom.
    - 3. Col du scapulum.
    - 4. Humérus, avec sa tête.
  - 7° Articulation scapulo-humérale — Avec sa synoviale.
- **VAISSEAUX ET NERFS**
  - 1° Artères
    - 1. Acromio-thoracique.
    - 2. Les deux circonflexes.
      - 1. Antérieure.
      - 2. Postérieure.
  - 2° Veines
    - 1. Satellites des artères.
    - 2. Céphalique.
  - 3° Lymphatiques — Vont aux ganglions
    - 1. Axillaires.
    - 2. Sus-claviculaires.
  - 4° Nerfs — Circonflexes, abordant la face profonde du deltoïde.
- **DÉDUCTIONS PATHOLOGIQUES**
  - 1° Abcès de la bourse séreuse sous-deltoïdienne.
  - 2° Arthrites infectieuses aiguës scapulo-humérales.
  - 3° Perforation du deltoïde — Par le fragment inférieur de l'humérus fracturé.
  - 4° Fractures de la coracoïde et de l'acromion — Rares.
  - 5° Luxations — Avec toutes leurs variétés.
  - 6° Ruptures du deltoïde — Assez rares et observées, en général, à la suite d'un coup de pied de cheval.
  - 7° Paralysie du deltoïde — Dans l'atrophie musculaire, type scapulo-huméral (muscle du groupe Duchenne-Erb).
  - 8° Scapulalgie — La scapulalgie ou arthrite tuberculeuse de l'épaule est beaucoup plus rare et d'un pronostic moins sombre que la même affection au membre inférieur : la coxalgie.
- **DÉDUCTIONS OPÉRATOIRES**
  - Résection de l'articulation de l'épaule
    - 1. Procédé à lambeau externe.
    - 2. Procédé à deux lambeaux latéraux.
    - 3. Méthode ovalaire modifiée par Larrey.

4. CREUX DE L'AISSELLE

CONTENANT OU PAROIS (fig. 48)...

- **1° Paroi antérieure**... Voy. *Région sous-claviculaire*, p. 68.

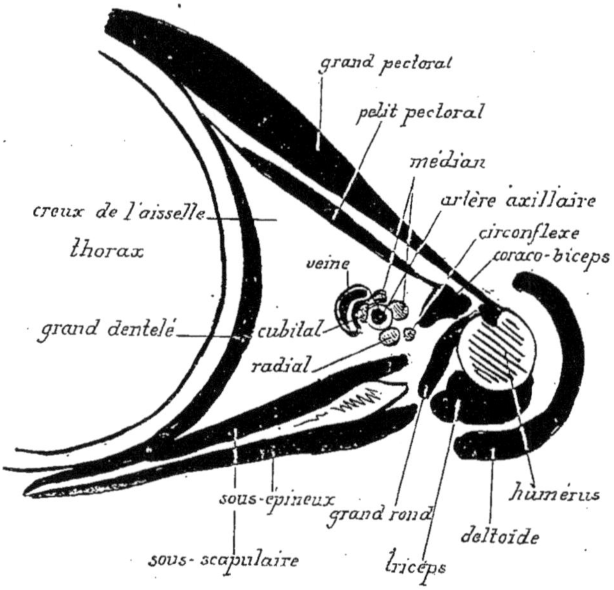

Fig. 48. — Coupe horizontale du creux de l'aisselle.

- **2° Paroi postérieure**..
  - Voy. *Région scapulaire*, p. 69.
  - Entre le bord inférieur du sous-scapulaire et le bord supérieur du grand dorsal est une large fente, séparée en deux orifices par le long triceps qui monte derrière eux.....
    1. Orifice interne triangulaire pour la branche externe de l'artère sous-scapulaire.
    2. Orifice externe quadrilatère pour :......
       1. Le nerf circonflexe.
       2. L'artère circonflexe postérieure.
- **3° Paroi externe**...... Voy. *Région deltoïdienne*, p. 70.
- **4° Paroi interne** . ....
  1. Région costale (Voy. p. 44).
  2. Artère mammaire externe.
  3. Veines satellites.
  4. Nerf du grand dentelé.
- **5° Sommet**.....
  - Point de communication avec le creux sous-claviculaire.
  - *Limites*.........
    1. Face inférieure de la clavicule, doublée du sous-clavier, en haut.
    2. Bord supérieur de la 1re côte, en bas.
    3. Apophyse coracoïde.

CONTENU.

- 1° Paquet vasculo-nerveux (fig. 49).
  - 1. En allant d'avant en arrière.........
    1. Nerf médian, avec ses deux branches embrassant l'artère à la manière d'un collier.
    2. Artère axillaire.
    3. Brachial cutané interne.
    4. Nerf cubital.
    5. Veine axillaire.
    6. Radial et circonflexe.

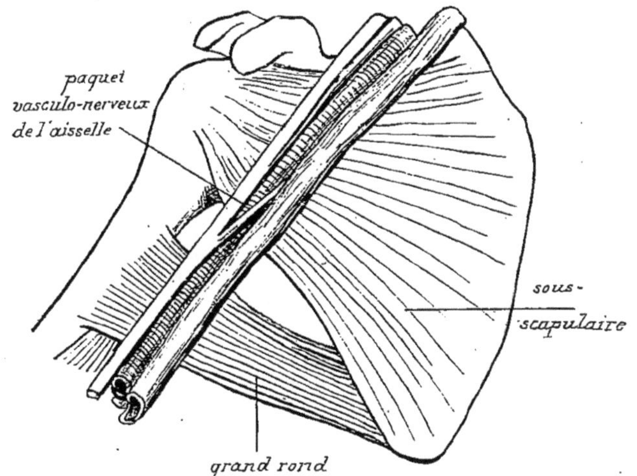

Fig. 49. — Rapport du paquet vasculo-nerveux de l'aisselle.

  - 2. En allant de haut en bas (le bras en abduction forcée)...
    - 1. En avant.....
      1. Médian en haut.
      2. Artère axillaire, immédiatement au-dessous.
      3. Brachial cutané interne et son accessoire.
    - 2. En arrière ...
      1. Radial, en haut.
      2. Cubital, en bas.
  - 3. En allant de dedans en dehors..........
    1. Brachial cutané interne et son accessoire.
    2. Cubital.
    3. Artère axillaire et radial (avec le circonflexe).
    4. Veine axillaire et nerf médian.
    5. Musculo-cutané ou nerf perforant de Cassérius.
- 2° Branches artérielles naissant de l'axillaire....
  1. Acromio-thoracique.
  2. Thoracique longue ou mammaire externe.
  3. Scapulaires postérieures, se divisant en....
     1. Inférieure.
     2. Postérieure.
  4. Circonflexes..
     1. Antérieure.
     2. Postérieure.
- 3° Canal collatéral veineux axillaire de Marcellin Duval.
- 4° Nerfs ....
  1. Du grand dorsal.
  2. Du grand dentelé.
  3. Thoraciques (thoracique long respiratoire de Ch. Bell).
  4. Cutanés.
- 5° Lymphatiques et ganglions (Poirier-Kirmisson)..
  - Ils sont superficiels et profonds et se divisent en trois groupes.......
    1. Groupe externe, brachial, reçoit les lymphatiques du bras.
    2. Groupe interne, pectoral, reçoit les lymphatiques mammaires.
    3. Groupe interne dorsal, reçoit les lymphatiques..........
       1. Scapulo-lombaire.
       2. Thoraciques postéro-externes.

DÉDUCTIONS PATHOLOGIQUES	1° **Phlegmons profonds, avec fusées purulentes dans les régions voisines.........**	1. Cou en haut par le sommet de l'aisselle. 2. Thorax en dehors par les vaisseaux. 3. Poitrine en dedans.
	2° **Anévrysme axillaire......**	A la suite de luxations.
	3° **Accidents nerveux......**	Paralysies.
	4° **Déchirure de la veine......**	Rare.
	5° **Déchirure de la capsule articulaire.**	Au cours de manœuvres de réductions de luxations.
	6° **Inflammation des ganglions......**	A la suite de piqûres septiques des extrémités du membre supérieur.
DÉDUCTIONS OPÉRATOIRES...	1° **Ligature de l'artère axillaire.....**	1. Dans le triangle clavi-pectoral, sous la clavicule. 2. Dans l'aisselle : le point de repère est le bord interne du muscle coraco-brachial. M. Farabeuf donne les conseils suivants : 1. Ecarter le membre du corps sans le tordre. 2. L'index gauche cherche et fixe le sommet de l'épaule. 3. Inciser immédiatement derrière le grand pectoral, l'incision se continuant le long du coraco-brachial, devant le relief du plexus brachial. 4. Un premier écarteur soulève le muscle coraco-brachial et le nerf musculo-cutané. 5. La sonde dégage et soulève le nerf médian que prend l'écarteur. 6. L'artère est alors visible et le petit nerf cutané interne reste en place en arrière inaperçu, ainsi que les autres nerfs et la grosse veine. On devine dans la profondeur la petite veine collatérale.
	2° **Désarticulation de l'épaule.....**	On la fait par le procédé de Larrey et Marcellin Duval, en liant l'artère aussitôt que possible.

II. — BRAS

DIVISION...........
- Deux loges ou gaines (Richet).
  1. Antérieure.
  2. Postérieure.
- Séparées l'une de l'autre par les deux cloisons aponévrotiques intermusculaires interne et externe qui vont transversalement des bords externe et interne de l'humérus à l'aponévrose d'enveloppe.

SUPERPOSITION DES PLANS.

1° Gaine ou loge antérieure (fig. 52).......

1. Peau lisse et fine (surtout chez les femmes et les enfants).
2. Tissu cellulaire sous-cutané..........
   - Divisé en :.....
     1. Portion superficielle, aréolaire.
     2. Portion profonde, lamelleuse.
   - Contenant (fig. 50).....
     1. La veine céphalique, en dehors.
     2. La veine basilique, en dedans, et en arrière de laquelle est l'accessoire du brachial cutané.
     3. Un riche lacis veineux entre ces deux veines, se voyant par transparence à travers la peau.
     4. Des vaisseaux lymphatiques.
     5. Des filets nerveux cutanés sensitifs.

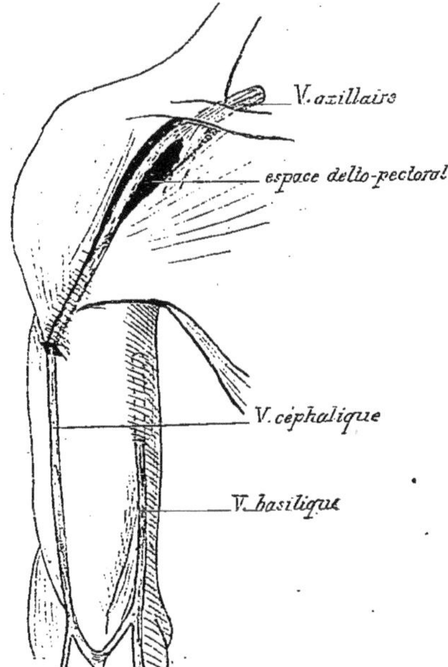

Fig. 50. — Veines superficielles du bras.

3. Aponévrose brachiale d'enveloppe.
4. Biceps.
5. Brachial antérieur.

SUPERPOSITION DES PLANS (*Suite*).

1° Gaine ou loge antérieure (*Suite*).

6. Entre les deux derniers muscles :
   1. En dehors.... Nerf musculo-cutané.
   2. En dedans... Paquet vasculo-nerveux :
      1. Artère humérale.
      2. Veines satellites.
      3. Nerf médian.
7. En haut et en dedans
   1. Le coraco-brachial.
   2. Le cubital.
8. En bas et en dehors
   1. Le long supinateur.
   2. Le nerf radial.
9. Humérus.

2° Gaine ou loge postérieure (fig. 51).......

1. Elle ne renferme qu'un seul muscle, le triceps brachial, comprenant :
   1. Le long triceps, à insertion supérieure scapulaire.
   2. Le vaste interne.
   3. Le vaste externe.

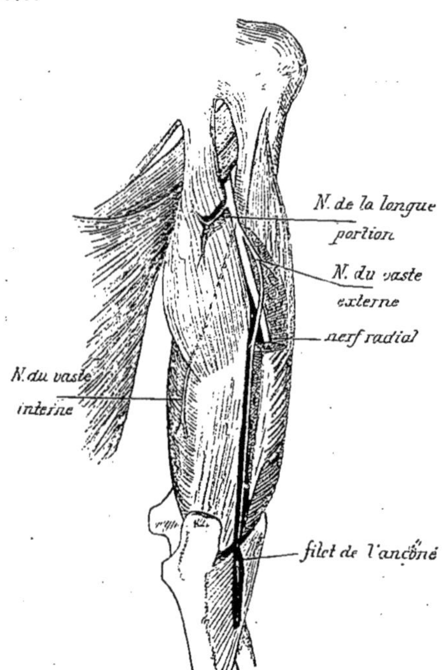

Fig. 51. — Loge postérieure du bras.

2. En haut et au milieu seulement, le nerf radial, qui passe bientôt dans la loge antérieure. Le radial passe dans une gouttière qui lui est propre au-dessous de la dépression sous-deltoïdienne (ancienne gouttière de torsion), en compagnie de l'artère humérale profonde.
3. En bas seulement et en dedans, le nerf cubital qui en haut était dans la loge antérieure.
4. Humérus.

VAISSEAUX ET NERFS.........

- 1° **Artères......** (fig. 52).
  - 1. Humérale.
  - 2. Ses branches.
    - 1. Collatérale interne ou humérale profonde.
    - 2. Collatérales externes.... { Supérieure. / Inférieure.

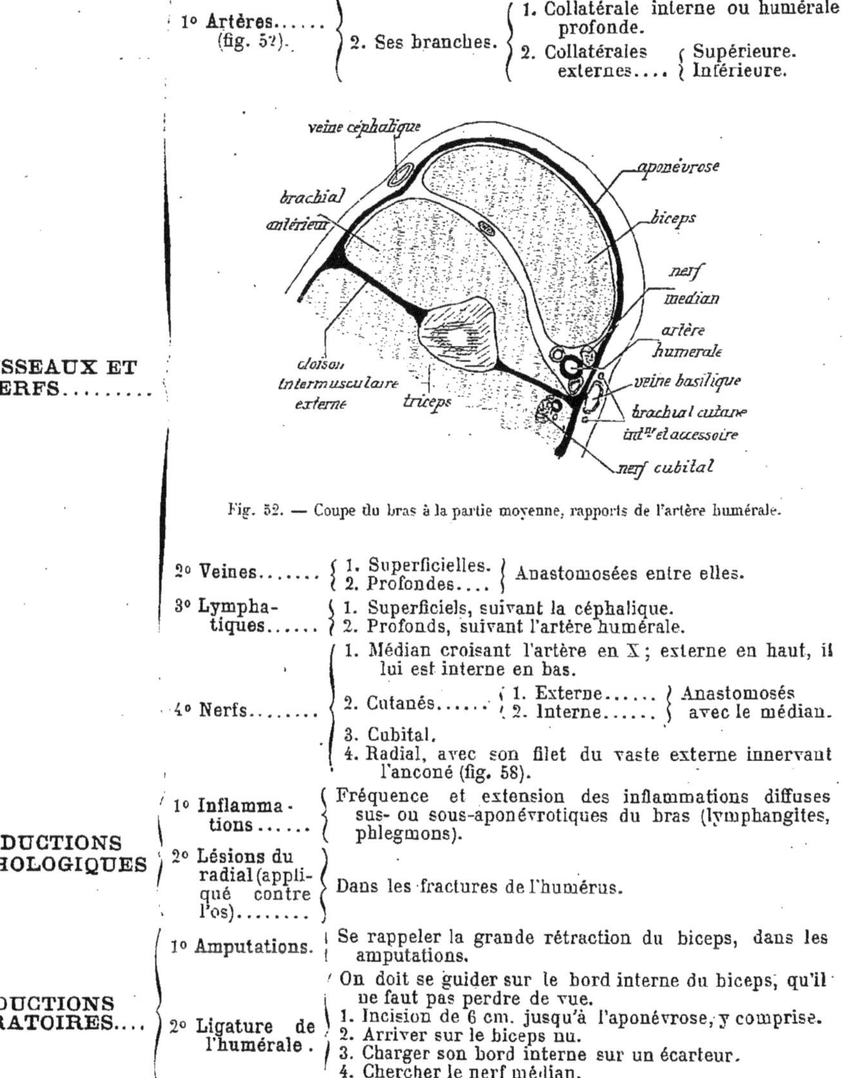

Fig. 52. — Coupe du bras à la partie moyenne, rapports de l'artère humérale.

- 2° **Veines.......**
  - 1. Superficielles.
  - 2. Profondes....
  - Anastomosées entre elles.
- 3° **Lymphatiques......**
  - 1. Superficiels, suivant la céphalique.
  - 2. Profonds, suivant l'artère humérale.
- 4° **Nerfs........**
  - 1. Médian croisant l'artère en X; externe en haut, il lui est interne en bas.
  - 2. Cutanés...... { 1. Externe...... / 2. Interne...... } Anastomosés avec le médian.
  - 3. Cubital.
  - 4. Radial, avec son filet du vaste externe innervant l'anconé (fig. 58).

DÉDUCTIONS PATHOLOGIQUES

- 1° **Inflammations......** Fréquence et extension des inflammations diffuses sus- ou sous-aponévrotiques du bras (lymphangites, phlegmons).
- 2° **Lésions du radial (appliqué contre l'os)........** Dans les fractures de l'humérus.

DÉDUCTIONS OPÉRATOIRES....

- 1° **Amputations.** Se rappeler la grande rétraction du biceps, dans les amputations.
- 2° **Ligature de l'humérale.** On doit se guider sur le bord interne du biceps, qu'il ne faut pas perdre de vue.
  1. Incision de 6 cm. jusqu'à l'aponévrose, y comprise.
  2. Arriver sur le biceps nu.
  3. Charger son bord interne sur un écarteur.
  4. Chercher le nerf médian.
  5. Dénuder et lier l'artère qui se présente.

III. — RÉGION DU COUDE OU HUMÉRO-RADIO-CUBITALE

LIMITES............ Cette région va de un travers de doigt au-dessus du pli du coude à deux travers de doigt au-dessous.

1. RÉGION ANTÉRIEURE OU PLI DU COUDE

SUPERPOSITION DES PLANS.

1° **Peau**............ Fine, avec un ou deux plis transversaux épitrochléo-olécraniens, situés au-dessus de l'interligne articulaire.

2° Tissu cellulaire sous-cutané, divisé en......

1. Lame superficielle aréolaire.

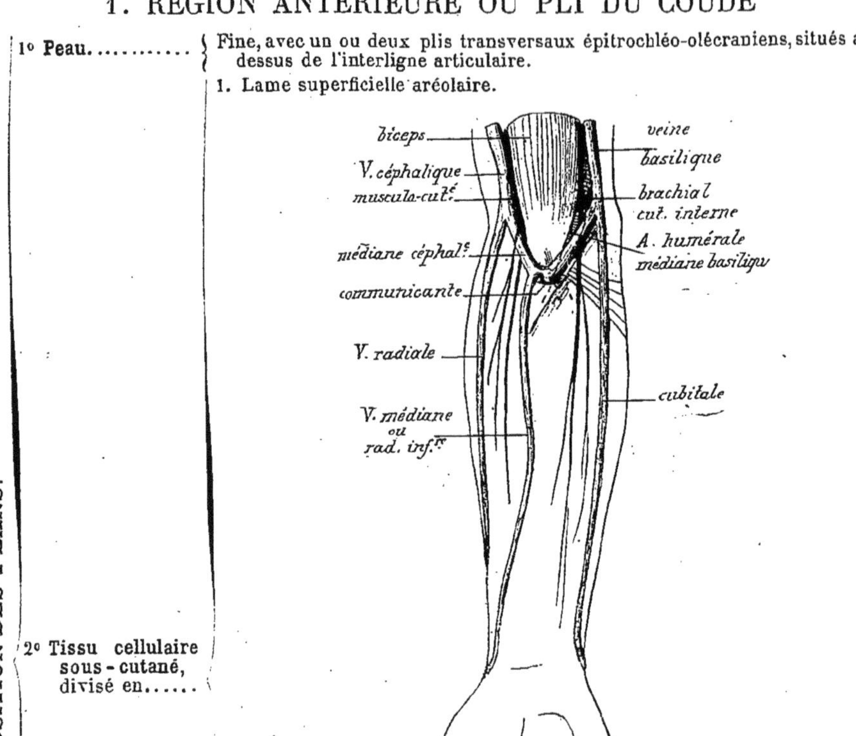

Fig. 53. — Rapports de l'M veineux du coude avec les nerfs.

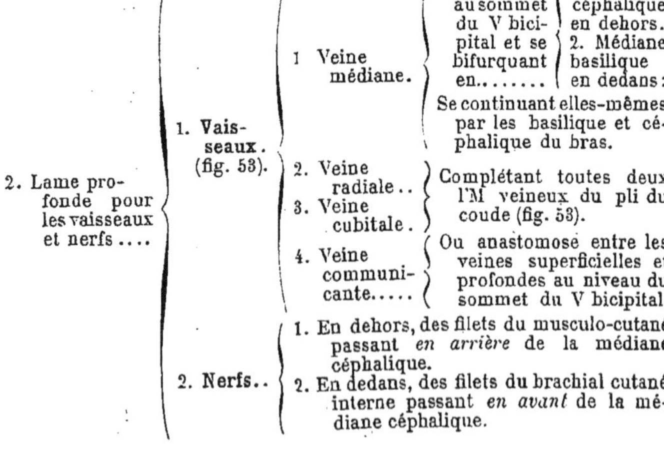

2. Lame profonde pour les vaisseaux et nerfs....

- 1. **Vais-seaux.** (fig. 53).
  - 1 Veine médiane. — Aboutissant au sommet du V bicipital et se bifurquant en........ 1. Médiane céphalique en dehors. 2. Médiane basilique en dedans: Se continuant elles-mêmes par les basilique et céphalique du bras.
  - 2. Veine radiale.. / 3. Veine cubitale. — Complétant toutes deux l'M veineux du pli du coude (fig. 53).
  - 4. Veine communicante..... — Ou anastomose entre les veines superficielles et profondes au niveau du sommet du V bicipital.
- 2. **Nerfs**..
  1. En dehors, des filets du musculo-cutané passant *en arrière* de la médiane céphalique.
  2. En dedans, des filets du brachial cutané interne passant *en avant* de la médiane céphalique.

SUPERPOSITION DES PLANS (*Suite*).

3° Aponévrose d'enveloppe... — Continuée par les aponévroses d'enveloppe du bras et de l'avant-bras et renforcée par l'expansion aponévrotique du biceps, large bande aponévrotique se détachant du bord interne du tendon bicipital et se dirigeant vers le tendon d'insertion commun des muscles épitrochléens.

4° Saillies musculaires...

- 1. **Interne**...... — Ou saillie des muscles épitrochléens....
  - 1. Rond pronateur.
  - 2. Grand palmaire.
  - 3. Petit palmaire.
  - 4. Fléchisseur superficiel des doigts.
  - 5. Cubital antérieur.
- 2. **Externe**...... — Formée par ....
  - 1. Le long supinateur (huméro-stylo-radial).
  - 2. Les deux radiaux externes.
- 3. **Moyenne ou intermédiaire** (fig. 54)......
  - 1. Tendon du biceps.
  - 2. Brachial antérieur.

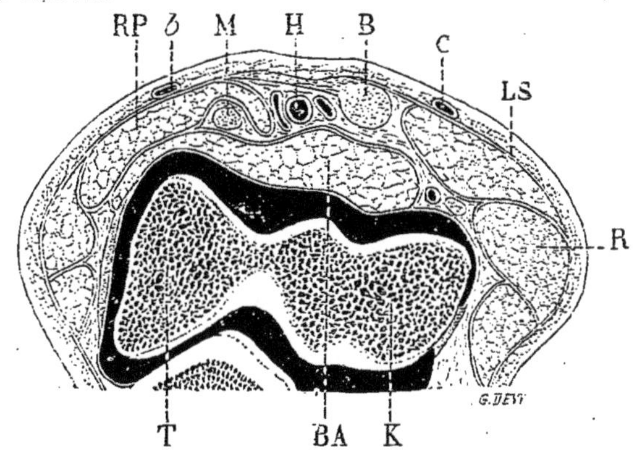

Fig. 54. — Coupe du coude droit, segment inférieur montrant les plans à traverser et les rapports du paquet vasculo-nerveux (schéma).

b, veine basilique ; C, veine céphalique ; B, tendon biceps et son extension ; H, artère humérale ; M, nerf médian ; RP, rond pronateur ; BA, brachial antérieur ; LS, long supinateur ; R, premier radial ; T, K, trochlée et condyle de l'humérus.

Il y a donc, au niveau du pli du coude, un V musculaire, à sinus ouvert en haut.......

- 1. La gouttière externe recevant........
  - 1. Le nerf radial.
  - 2. Sa branche antérieure.
  - 3. L'artère radiale et la récurrente radiale antérieure.
- 2. La gouttière interne recevant.........
  - 1. Le nerf médian en dedans, qui passe entre les deux faisceaux d'origine du rond pronateur.
  - 2. L'artère humérale et ses deux branches de bifurcation, suivant le point ordinairement fort variable où elle se divise.
  - Ces deux organes sont au-dessous de l'expansion aponévrotique du biceps.

5° Extrémités des trois os.......

- 1. Humérus, avec.
  - 1. L'épitrochlée, en dedans.
  - 2. L'épicondyle, en dehors.
  - Surmontant la trochlée et le condyle.
- 2. Radius.
- 3. Cubitus.
- Avec leurs articulations respectives.

VAISSEAUX ET NERFS...

- 1° Artères (fig. 55)...
  1. Humérale.
  2. Radiale......
  3. Cubitale..... } Ses deux branches terminales.
  4. Récurrente radiale antérieure.
  5. Récurrentes cubitales.... { 1. Antérieure. 2. Postérieure.

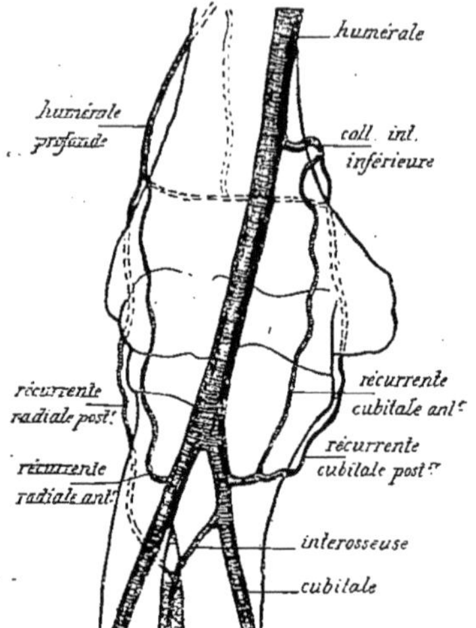

Fig. 55. — Cercle artériel du coude.

  Toutes ces artères formant autour du coude, en s'anastomosant avec les collatérales interne et externe de l'humérale, un véritable cercle périartériel d'une grande richesse.

- 2° Veines.......
  1. Superficielles. — Importance des rapports de la médiane basilique avec l'humérale, située au-dessous d'elle et séparée d'elle seulement par l'expansion aponévrotique.
  2. Profondes.... — Anastomosées avec les superficielles.
- 3° Lymphatiques.......
  1. Superficiels .. — Très nombreux avec un ou deux petits ganglions sus-épitrochléens.
  2. Profonds..... — Suivant les artères.
- 4° Nerfs........
  1. Médian.
  2. Radial.
  3. Cutanés...... { 1. Interne. 2. Externe.

2. RÉGION POSTÉRIEURE, OLÉCRANIENNE

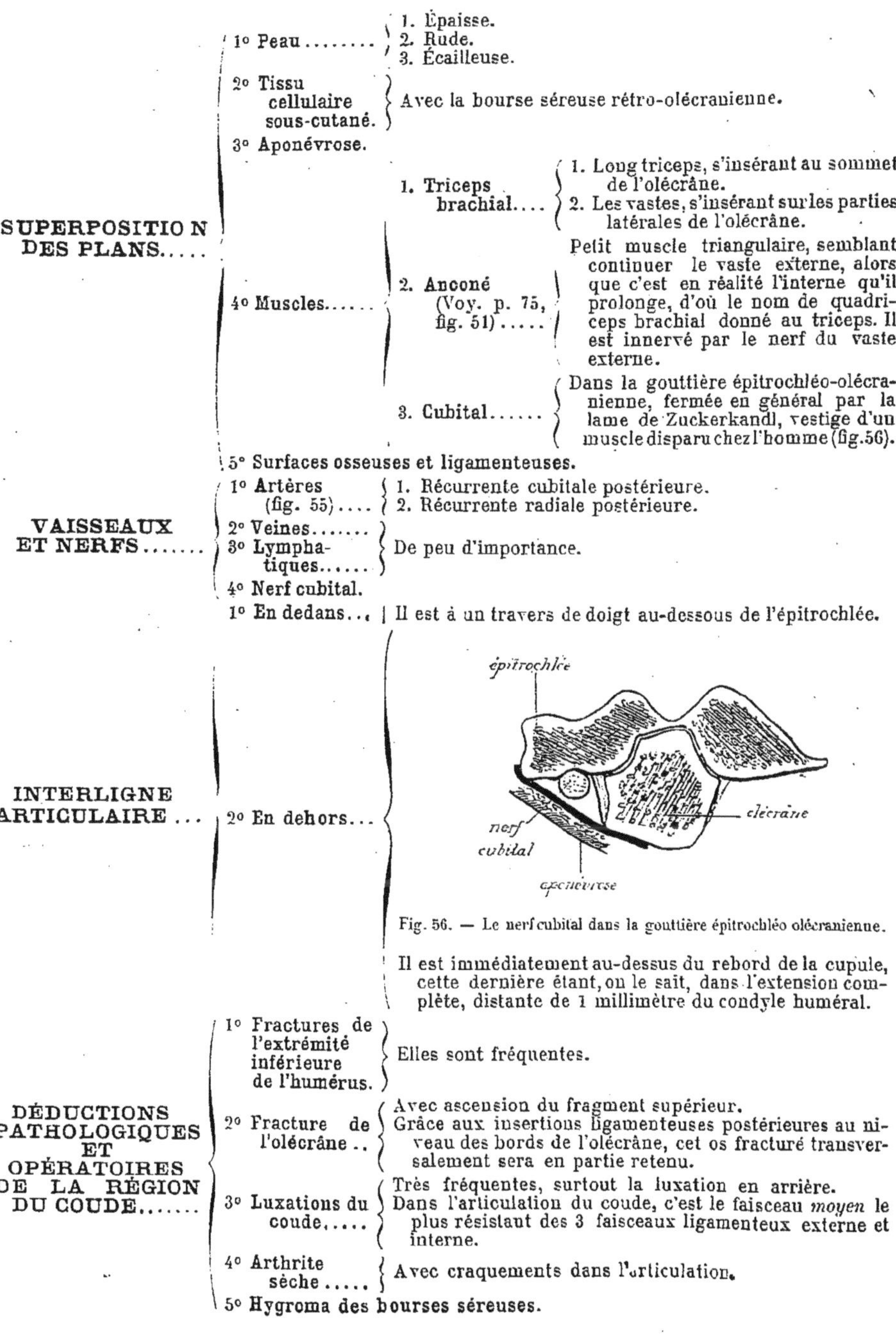

SUPERPOSITION DES PLANS.....

- 1° Peau........
  - 1. Épaisse.
  - 2. Rude.
  - 3. Écailleuse.
- 2° Tissu cellulaire sous-cutané. — Avec la bourse séreuse rétro-olécranienne.
- 3° Aponévrose.
- 4° Muscles......
  - 1. Triceps brachial....
    - 1. Long triceps, s'insérant au sommet de l'olécrâne.
    - 2. Les vastes, s'insérant sur les parties latérales de l'olécrâne.
  - 2. Anconé (Voy. p. 75, fig. 51)..... — Petit muscle triangulaire, semblant continuer le vaste externe, alors que c'est en réalité l'interne qu'il prolonge, d'où le nom de quadriceps brachial donné au triceps. Il est innervé par le nerf du vaste externe.
  - 3. Cubital...... — Dans la gouttière épitrochléo-olécranienne, fermée en général par la lame de Zuckerkandl, vestige d'un muscle disparu chez l'homme (fig. 56).
- 5° Surfaces osseuses et ligamenteuses.

VAISSEAUX ET NERFS.......

- 1° Artères (fig. 55)....
  - 1. Récurrente cubitale postérieure.
  - 2. Récurrente radiale postérieure.
- 2° Veines.......
- 3° Lymphatiques...... — De peu d'importance.
- 4° Nerf cubital.

INTERLIGNE ARTICULAIRE...

- 1° En dedans... — Il est à un travers de doigt au-dessous de l'épitrochlée.
- 2° En dehors...

Fig. 56. — Le nerf cubital dans la gouttière épitrochléo olécranienne.

  Il est immédiatement au-dessus du rebord de la cupule, cette dernière étant, on le sait, dans l'extension complète, distante de 1 millimètre du condyle huméral.

DÉDUCTIONS PATHOLOGIQUES ET OPÉRATOIRES DE LA RÉGION DU COUDE.......

- 1° Fractures de l'extrémité inférieure de l'humérus. — Elles sont fréquentes.
- 2° Fracture de l'olécrâne..
  - Avec ascension du fragment supérieur.
  - Grâce aux insertions ligamenteuses postérieures au niveau des bords de l'olécrâne, cet os fracturé transversalement sera en partie retenu.
- 3° Luxations du coude.....
  - Très fréquentes, surtout la luxation en arrière.
  - Dans l'articulation du coude, c'est le faisceau *moyen* le plus résistant des 3 faisceaux ligamenteux externe et interne.
- 4° Arthrite sèche..... — Avec craquements dans l'articulation.
- 5° Hygroma des bourses séreuses.

DÉDUCTIONS OPÉRATOIRES....

- **1° Saignée......**
  - On la fait classiquement sur la médiane céphalique Pourquoi?
  - Pour éviter la blessure de l'artère humérale située sous la médiane basilique et aussi la section des filets nerveux du brachial cutané interne passant au-devant d'elle.
  - Nous ne parlons pas de la gravité de la piqûre de l'expansion aponévrotique du biceps, qui n'est qu'un mythe.
- **2° Grattage et résection...**
  - Importance d'une connaissance exacte de l'anatomie du cubital, au cours des opérations sur le squelette du coude (grattage pour tuberculose) et en particulier dans les résections typique ou atypique.
- **3° Radiographie.**
  - Importante, dans les ostéomes du brachial antérieur développés au niveau du coude.
- **4° Ligature de l'humérale au pli du coude** (Farabeuf).....
  1. Marquer le pli du coude avec la sonde cannelée en fléchissant le bras.
  2. Incision médiane longitudinale de 6 centimètres, allant de 3 centimètres au-dessus du pli du coude à 3 centimètres au-dessous.
  3. Ne pas blesser la veine basilique.
  4. Dénuder et regarder en bas les fibres obliques de l'expansion aponévrotique.
  5. Passer la sonde cannelée au-dessous d'elle et faire suivre sa rainure au bistouri.
  6. Il n'y a plus qu'à charger l'artère qu'on voit entre ses veines sur le frêle feuillet celluleux du brachial antérieur.
- **5° Désarticulation..........**
  - *Indications.....*
    1. Traumatismes.
    2. Ostéomyélite.
    3. Cancer.
  - *Méthodes.......*
    - On pourra employer indifféremment :
      1. La méthode circulaire à troistemps:
         1. Section, mobilisation et rétraction des téguments.
         2. Entaille ascendante des muscles antérieurs.
         3. Désarticulation.
      2. La méthode elliptique.
      3. La méthode osté-oplastique de Symanowski.
- **6° Points de repère........**
  - Se rappeler que l'interligne huméro-radio-cubital n'est pas horizontal, mais oblique en bas et en dedans avec une inclinaison de 1 centimètre sur l'horizontale.

IV. — AVANT-BRAS

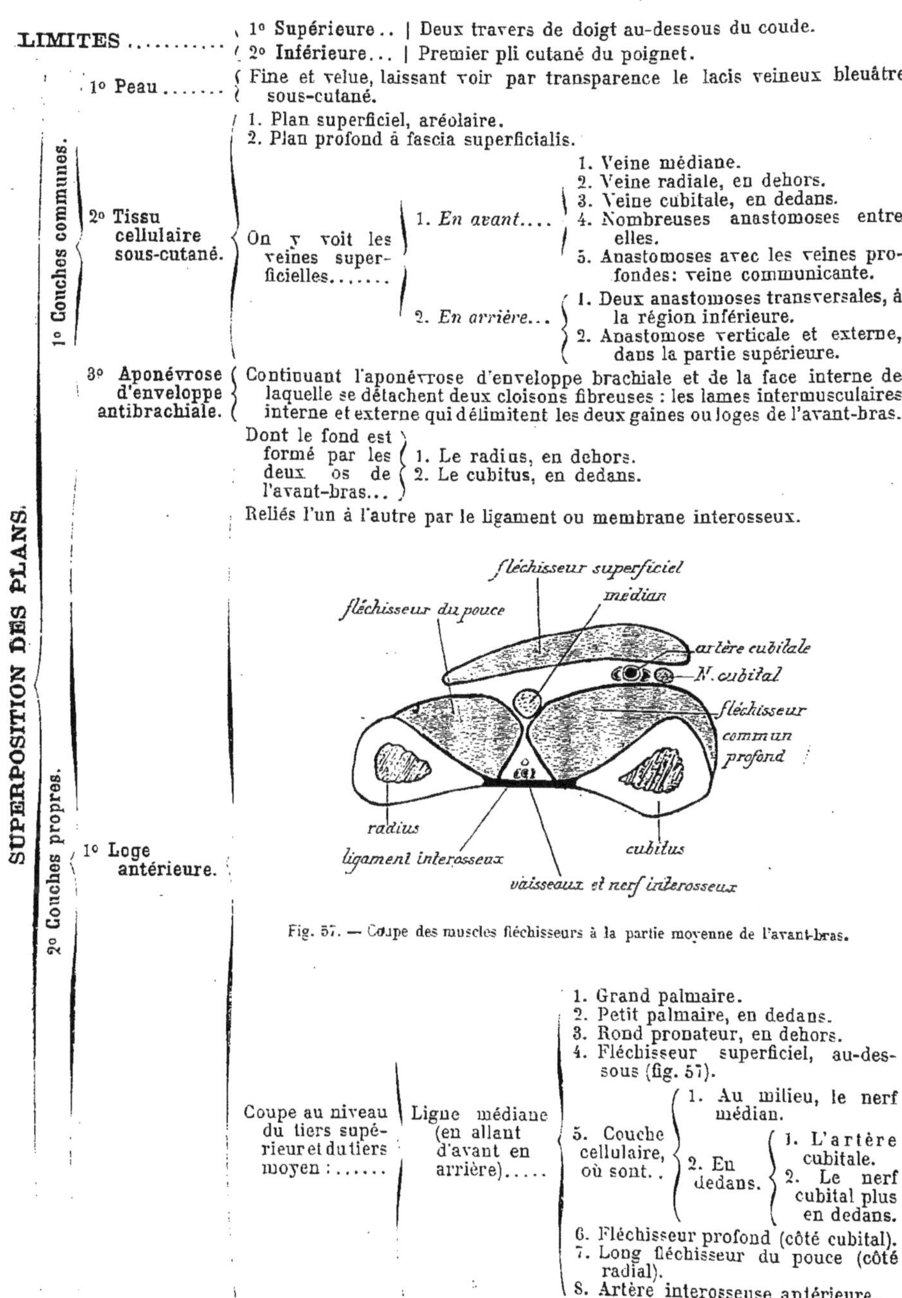

LIMITES ....
- 1° **Supérieure** .. | Deux travers de doigt au-dessous du coude.
- 2° **Inférieure** ... | Premier pli cutané du poignet.

SUPERPOSITION DES PLANS.

1° Couches communes.

- 1° Peau .... Fine et velue, laissant voir par transparence le lacis veineux bleuâtre sous-cutané.
- 2° Tissu cellulaire sous-cutané.
  - 1. Plan superficiel, aréolaire.
  - 2. Plan profond à fascia superficialis.
  - On y voit les veines superficielles.......
    - 1. *En avant*....
      - 1. Veine médiane.
      - 2. Veine radiale, en dehors.
      - 3. Veine cubitale, en dedans.
      - 4. Nombreuses anastomoses entre elles.
      - 5. Anastomoses avec les veines profondes: veine communicante.
    - 2. *En arrière*...
      - 1. Deux anastomoses transversales, à la région inférieure.
      - 2. Anastomose verticale et externe, dans la partie supérieure.
- 3° Aponévrose d'enveloppe antibrachiale. Continuant l'aponévrose d'enveloppe brachiale et de la face interne de laquelle se détachent deux cloisons fibreuses : les lames intermusculaires interne et externe qui délimitent les deux gaines ou loges de l'avant-bras.
  - Dont le fond est formé par les deux os de l'avant-bras...
    - 1. Le radius, en dehors.
    - 2. Le cubitus, en dedans.
  - Reliés l'un à l'autre par le ligament ou membrane interosseux.

2° Couches propres.

- 1° Loge antérieure.

Fig. 57. — Coupe des muscles fléchisseurs à la partie moyenne de l'avant-bras.

  - Coupe au niveau du tiers supérieur et du tiers moyen : ......
    - Ligne médiane (en allant d'avant en arrière).....
      - 1. Grand palmaire.
      - 2. Petit palmaire, en dedans.
      - 3. Rond pronateur, en dehors.
      - 4. Fléchisseur superficiel, au-dessous (fig. 57).
      - 5. Couche cellulaire, où sont..
        - 1. Au milieu, le nerf médian.
        - 2. En dedans.
          - 1. L'artère cubitale.
          - 2. Le nerf cubital plus en dedans.
      - 6. Fléchisseur profond (côté cubital).
      - 7. Long fléchisseur du pouce (côté radial).
      - 8. Artère interosseuse antérieure.

SUPERPOSITION DES PLANS (*Suite*).

- **2° Couches propres** (*Suite*).
  - 2° Loge postérieure.
    - Coupe au niveau de la partie moyenne.....
      - 1. Ligne médiane (en allant d'arrière en avant).....
        - 1. Côté radial..
          - 1. Extenseur commun des doigts.
          - 2. Long abducteur du pouce.
        - 2. Côté cubital.
          - 1. Extenseur propre du cinquième.
          - 2. Long extenseur du pouce.
          - 3. Artère interosseuse postérieure, appliquée sur le ligament interosseux.
        - Passage des tendons extenseurs à la face postérieure de l'extrémité inférieure des deux os de l'avant-bras (fig. 58).
      - 2. Parties latérales...
        - 1. Interne. | Cubital antérieur.
        - 2. Externe.
          - 1. Long supinateur.
          - 2. Premier radial externe.
          - 3. Court supinateur, cravatant le radius.
        - Entre la région médiane et latérale externe :
          - 1. Artère radiale.
          - 2. Branche antérieure du nerf radial, plus en dehors.

VAISSEAUX ET NERFS...........

- 1° Artères......
  - 1. Radiale.
  - 2. Cubitale.
  - 3. Tronc commun des interosseuses......
    - 1. Antérieure.
    - 2. Postérieure.
- 2° Veines.......
  - 1. Superficielles. | Voy. p. 77.
  - 2. Profondes.... | Au nombre de deux, pour chaque artère.
- 3° Lymphatiques
  - 1. Superficiels .. | Richesse du réseau.
  - 2. Profonds .... | Avec petits ganglions, sur leur trajet.
- 4° Nerfs........
  - 1. Superficiels...
    - 1. Musculo-cutané.
    - 2. Cutané interne.
  - 2. Profonds.....
    - 1. Médian.
    - 2. Cubital.
    - 3. Radial.

DÉDUCTIONS PATHOLOGIQUES

- 1° Phlegmon diffus de l'avant-bras. | Fréquent, à la suite de piqûres septiques des doigts.
- 2° Fracture double des deux os avec déplacement triangulaire.

DÉDUCTIONS OPÉRATOIRES...

- 1° Siège des incisions...
  - 1. A la région postérieure. | Aucune crainte d'hémorragie, quelle que soit la ligne d'incision.
  - 2. A la région antérieure..
    - 1. Il faut les faire périphériques en haut (tiers supérieur).
    - 2. Centrale, en bas, par suite de la disposition anatomique des artères radiale et cubitale.
- 2° Ligatures de la radiale et de la cubitale.
  - 1. En bas.......
    - Incision de 3 centimètres sur l'extrémité inférieure de la ligne allant du milieu du pli du coude :
    - 1. Au pisiforme, pour la cubitale.
    - 2. Au tubercule du scaphoïde, pour la radiale.
  - 2. En haut.....
    - Se repérer :
    - 1. Pour la radiale, sur la saillie interne du muscle long supinateur.
    - 2. Pour la cubitale, sur celle du muscle cubital antérieur.

V. — POIGNET

LIMITES
- Elles sont purement artificielles..
  - 1. Supérieure... — Premier pli cutané, au-dessous de l'avant-bras.
  - 2. Inférieure.... — Pli cutané de la racine du pouce.

I. — COUCHES COMMUNES.

SUPERPOSITION DES PLANS.
- 1° Peau
  - 1. Fine.
  - 2. Glabre.
  - 3. Adhérente.
  - 4. Avec trois plis cutanés antérieurs.........
    - 1. Un supérieur, répondant à la tête cubitale.
    - 2. Un moyen, répondant à l'interligne radio-carpien.
    - 3. Un inférieur, répondant à l'articulation médio-carpienne.
- 2° Tissu cellulaire sous-cutané.
  - 1. En avant.... — Mince lamelle celluleuse.
  - 2. En arrière ... — Adhérence à l'aponévrose.
- 3° Aponévrose . — Condensée en deux ligaments.
  - 1. Ligament annulaire antérieur du carpe.
    - 1. Se continuant avec l'aponévrose palmaire.
    - 2. Formant une gaine aux tendons de la gouttière radio-carpienne.
  - 2. Ligament annulaire postérieur du carpe.

II. — COUCHES PROPRES.

I. — LOGE ANTÉRIEURE.

SUPERPOSITION DES PLANS.........
- 1° Plan superficiel (en allant de dehors en dedans).........
  - 1. Tendons.....
    - 1. Tendon du long supinateur.
    - 2. Tendon du grand palmaire.
    - 3. Tendon du petit palmaire.
    - 4. Tendon du cubital antérieur.
  - 2. Vaisseaux....
    - 1. Artère radiale.
    - 2. Artère cubitale.
    - 3. Veines satellites.
  - 3. Nerf cubital.
- 2° Plan moyen..
  - 1. Tendons du fléchisseur superficiel.
  - 2. Nerf médian au milieu d'eux.
- 3° Plan profond......
  - 1. Tendon du long fléchisseur propre du pouce.
  - 2. Tendon du fléchisseur profond.

DESCRIPTION DU CANAL OU GOUTTIÈRE RADIO-CARPIEN.
- 1° Squelette....
  - 1. En dedans...
    - 1. Pisiforme.
    - 2. Apophyse unciforme de l'os crochu.
  - 2. En dehors...
    - 1. Tubercule scaphoïdien.
    - 2. Trapèze.
  - 3. Au milieu ...
    - 1. Semi-lunaire.
    - 2. Grand os.
- 2° Parties molles.......
  - 1. Carré pronateur.
  - 2. Articulation radio-carpienne.
  - 3. Articulation médio-carpienne.
- *Remarque*....... — Ce canal; homologue du canal ou gouttière calcanéen, est tapissé d'une synoviale dans toute son étendue.

II. — **LOGE POSTÉRIEURE OU TENDINEUSE** (en allant de dehors en dedans).

DESCRIPTION.

- **1° Gouttières radiales (fig. 58).**
  1. Gouttière commune des muscles long abducteur et court extenseur du pouce, séparés quelquefois par une crête osseuse.
  2. Gouttière des radiaux, descendant à peu près verticalement.
  3. Gouttière du long extenseur propre du pouce, oblique en dehors.
  4. Gouttière des extenseurs, où passent :......
     1. L'extenseur propre de l'index.
     2. Les tendons de l'extenseur commun.

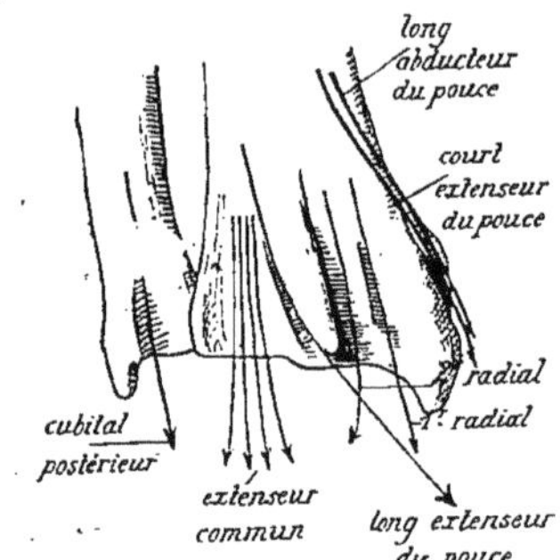

Fig. 58. — Gouttières situées à l'extrémité inférieure des deux os de l'avant-bras.

- **2° Gouttière cubitale.........** Pour le cubital postérieur.

- **Qu'appelle-t-on tabatière anatomique ? (fig. 59)......**
  - C'est une fossette, petite excavation du bord externe du poignet, dont le fond est formé par :...
    1. Le scaphoïde.
    2. Le trapèze.

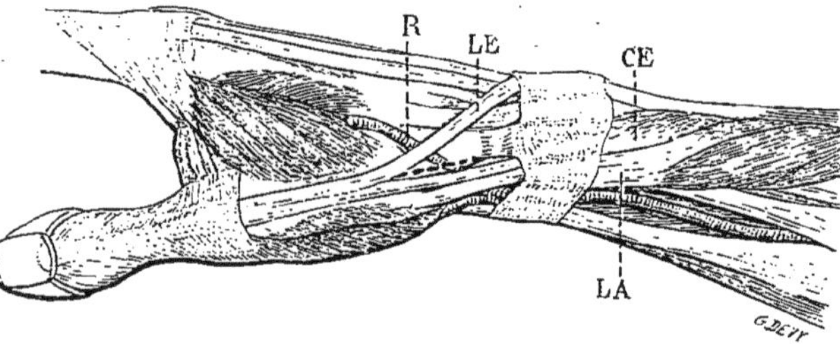

Fig. 59. — Radiale dans la tabatière anatomique.

La ligne d'incision tracée en pointillé coupe le trajet de l'artère : LA, long abducteur ; CE, court extenseur ; LE, long extenseur ; R, radiale.

  - La lèvre externe par :......... Les tendons. 1. Du long abducteur. 2. Du court extenseur. Du pouce.
  - La lèvre interne par :......... Le tendon du long extenseur du pouce.
  - Au fond s'insèrent les deux radiaux et on y voit passer l'artère radiale.

VAISSEAUX ET NERFS.........

- 1° Artères......
  - 1. Radiale.
  - 2. Cubitale.
  - 3. Radio-palmaire.
  - 4. Transverse antérieure du carpe.
  - 5. Artère interosseuse antérieure.
  - 6. Artère transverse du carpe.
- 2° Veines....... / 3° Lymphatiques......... — Sans grand intérêt.
- 4° Nerfs.......
  - 1. Superficiels..
    - 1. Cutanés.....
      - 1. Interne.
      - 2. Externe.
    - 2. Radial.
    - 3. Cubital.
  - 2. Profonds..... — Médian.

ARTICULATIONS.

- 1. Radio-cubitale inférieure.
- 2. Radio-carpienne.
- 3. Médio-carpienne.

SQUELETTE.......

- 1. Extrémités inférieures des os de l'avant-bras.
- 2. Os du carpe.

DÉDUCTIONS PATHOLOGIQUES

- 1° Fracture classique du tiers inférieur du radius.......... — Avec ascension de la styloïde radiale, qui vient ainsi se mettre sur le même plan horizontal que celle du cubitus.
- 2° Luxations...
  - 1. Du poignet : les plus fréquentes sont en arrière.
  - 2. Des os de la deuxième rangée du carpe sur la première.
  - 3. Isolée d'un os du carpe, très rare.

DÉDUCTIONS OPÉRATOIRES....

- 1° Amputation.
  - 1. Circulaire.
  - 2. A lambeaux.
- 2° Désarticulation du poignet..........
  - Différents temps :
  - 1. Tenir de la main gauche la main malade et la tordre vers sa droite en appliquant le couteau par-dessus le poignet.
  - 2. Donner la main malade à un assistant et détacher surtout sur les côtés avec la pointe du couteau.
  - 3. Mettre la main malade dans la flexion forcée et l'index décoiffe le repère styloïdien gauche.
  - 4. Puis, en tenant toujours la main fortement fléchie, on libère à droite et à gauche.
- 3° Résection du poignet.......
  - 1. Incision.
  - 2. Dénudation ou décortication du côté externe.
  - 3. Décortication du côté interne.
  - 4. Luxation et sciage des extrémités antibrachiales.
  - 5. Extirpation des os du carpe.

VI. — MAIN

1. RÉGION DORSALE DE LA MAIN

- **SUPERPOSITION DES PLANS......**
  - 1° Peau........
    - 1. Poilue.
    - 2. Montrant la saillie des tendons extenseurs.
  - 2° Tissu cellulaire sous-cutané ..
    - 1. Tissu lamelleux lâche.
    - 2. Follicules sébacés.
  - 3° Aponévrose..
    - Renfermant dans un dédoublement les tendons extenseurs.
    - Ces tendons s'envoient d'ailleurs respectivement des expansions fibreuses obliques, qui les solidarisent (exception pour l'extenseur propre de l'indicateur).
  - 4° Couche celluleuse sus-osseuse renfermant...
    - 1. Artère dorsale du carpe.
    - 2. Artère dorsale du métacarpe.
    - 3. Branches interosseuses dorsales.
  - 5° Muscles interosseux dorsaux......
    - Au nombre de quatre.
    - Ce sont des muscles penniformes, allant des deux métacarpiens qui limitent l'ellipse interosseuse au côté non axial.
      - 1. Du médius.
      - 2. De l'annulaire.
      - 3. De l'index.
    - Ce sont, contrairement aux interosseux palmaires, des muscles abducteurs.
  - 6° Métacarpiens.
- **VAISSEAUX ET NERFS.........**
  - 1° Artères......
    - 1. Artère dorsale du carpe.....
      - Communiquant avec l'artère interosseuse antérieure.
    - 2. Artère dorsale du métacarpe.
    - 3. Branches interosseuses postérieures.
  - 2° Veines......
    - Formant un réseau à larges mailles.......
      - 1. Veine salvatelle du petit doigt.
      - 2. Veine céphalique du pouce.
  - 3° Lymphatiques.........
    - Plus nombreux qu'à la face palmaire.
  - 4° Nerfs ....
    - 1. Rameau dorsal cutané du nerf cubital.
    - 2. Rameau interne de la branche superficielle du nerf radial.
- **DÉDUCTIONS OPÉRATOIRES..**
  - 1° Extirpation du métacarpien du pouce.
    - 1. Respecter les tendons et muscles phalangiens.
    - 2. Ménager l'artère radiale.
    - 3. Incision rectiligne, allant du trapèze à la base métacarpienne.
  - 2° Extirpation d'un métacarpien des autres doigts...
    - Méthode :.......
      - 1. Longue incision.
      - 2. Ménager les tendons.
      - 3. Dénuder l'os au bistouri ou à la rugine.
      - 4. Scier ou trancher l'os.
      - 5. En extraire les bouts avec un davier.

2. PAUME DE LA MAIN

DIVISIONS
- **1° Saillies périphériques.**
  - 1. Externe...... Région thénarienne.
  - 2. Interne ...... Région hypothénarienne, plus petite.
- **2° Creux central** .... C'est le creux de la main, avec la présence de trois plis.....
  - 1. Pli supérieur. A peu près vertical: ligne de vie des chiromanciennes.
  - 2. Pli moyen. Horizontal, dû à la flexion de l'index.
  - 3. Pli inférieur.. Dû à la flexion des trois derniers doigts.

SUPERPOSITION DES PLANS.
- **1° Peau**...........
  - 1. Sans poils.
  - 2. Calleuse, chez les paysans.
  - 3. Avec de nombreuses glandes sudoripares.
- **2° Tissu cellulaire sous-cutané**...
  - 1. Aréolaire.
  - 2. Fibreux, élastique.

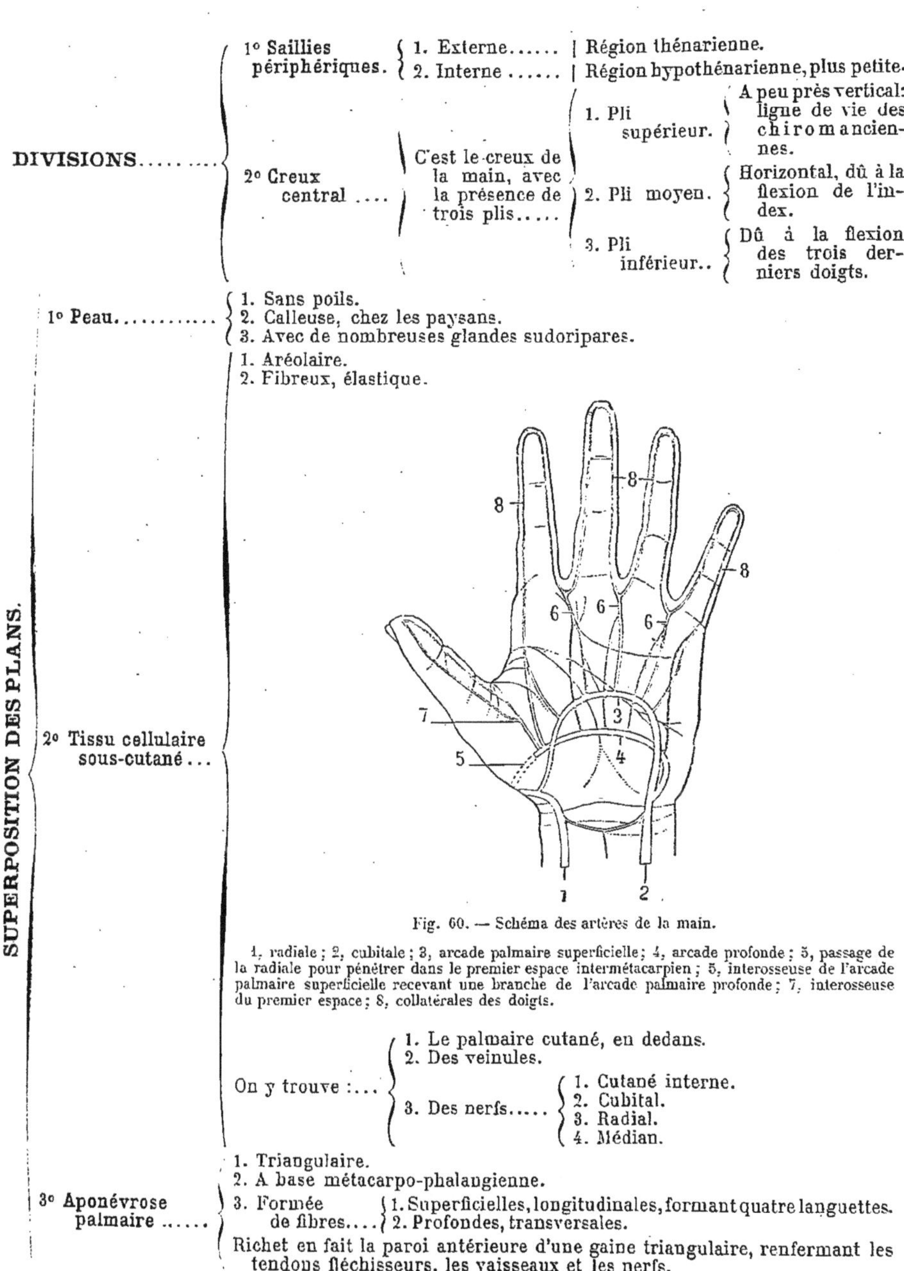

Fig. 60. — Schéma des artères de la main.

1, radiale ; 2, cubitale ; 3, arcade palmaire superficielle ; 4, arcade profonde ; 5, passage de la radiale pour pénétrer dans le premier espace intermétacarpien ; 5, interosseuse de l'arcade palmaire superficielle recevant une branche de l'arcade palmaire profonde ; 7, interosseuse du premier espace ; 8, collatérales des doigts.

  - On y trouve :...
    - 1. Le palmaire cutané, en dedans.
    - 2. Des veinules.
    - 3. Des nerfs.....
      - 1. Cutané interne.
      - 2. Cubital.
      - 3. Radial.
      - 4. Médian.
- **3° Aponévrose palmaire** ......
  - 1. Triangulaire.
  - 2. A base métacarpo-phalangienne.
  - 3. Formée de fibres....
    - 1. Superficielles, longitudinales, formant quatre languettes.
    - 2. Profondes, transversales.
  - Richet en fait la paroi antérieure d'une gaine triangulaire, renfermant les tendons fléchisseurs, les vaisseaux et les nerfs.

SUPERPOSITION DES PLANS (Suite).

4° Aponévrose d'enveloppe des éminences musculaires thénarienne et hypothénarienne.

1. Au centre..

1. Arcade artérielle palmaire superficielle (fig. 60).....
- Formée par....
  - 1. La cubitale.
  - 2. La radio-palmaire, branche de la radiale.
- Décrivant, en s'anastomosant par inosculation, une courbe à concavité supérieure.
- De sa convexité descendent les quatre dernières artères digitales.

2. Branches descendantes.
- 1. Du nerf médian, en dehors (index-médius).
- 2. Du nerf cubital, en dedans (médius-annulaire-auriculaire).
- A signaler les boutonnières nerveuses de Hartmann, par lesquelles passent les artères digitales et l'anastomose nerveuse oblique du médian et du cubital.

3. Tendons du fléchisseur commun superficiel ou perforé..
- Destinés aux quatre derniers doigts.

4. Tendons du fléchisseur commun profond ou perforant ..
- Descendant en divergeant et enveloppant dans une gaine synoviale commune :
- Les quatre muscles lombricaux, qui relient les quatre tendons du fléchisseur profond des doigts aux tendons extenseurs des quatre derniers doigts.

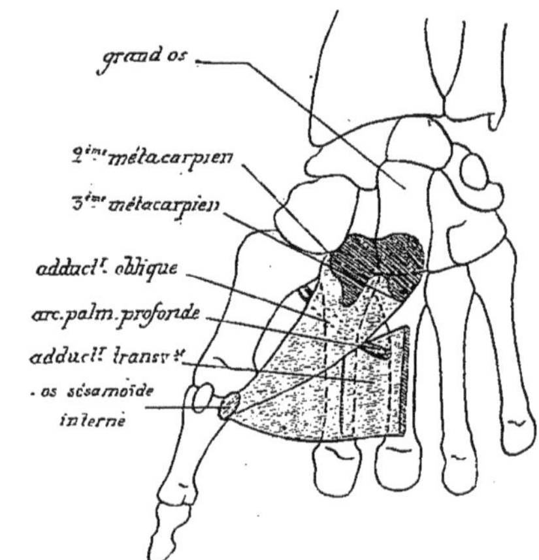

Fig. 61. — Région thénarienne profonde.

- Les deux lombricaux internes sont innervés par la branche profonde du nerf cubital.
- Les deux lombricaux externes par le médian.

5. Arcade artérielle palmaire profonde (fig. 61).....
- Formée par :....
  - 1. La radiale.
  - 2. La cubito-palmaire, branche de la cubitale.
- Presque horizontale et plus brachiale que la précédente.
- De son bord inférieur se détachent les artères interosseuses palmaires.

6. Branche profonde externe curviligne du nerf cubital.
- Située au-dessous de l'arcade profonde.

7. Muscles interosseux palmaires..
- Au nombre de trois ou quatre, suivant les auteurs et suivant qu'on prend ou non le faisceau externe de l'adducteur du pouce.
- Ces muscles, qui sont *adducteurs*, s'insèrent au métacarpien, qui supporte le doigt qu'ils font agir. Ils vont de la face axiale du métacarpien au côté axial de la première phalange.

8. Métacarpiens.
- Et membrane interosseuse, comblant l'espace ovalaire qu'ils délimitent.

SUPERPOSITION DES PLANS (*Suite*).

4° Aponévrose d'enveloppe des éminences musculaires thénarienne et hypothénarienne (*Suite*).

- 2. En dehors : éminence thénar (fig. 62)....
  - 1. Premier plan.
    - 1. En dehors.... | Court abducteur du pouce.
    - 2. En dedans... | Faisceau superficiel du court fléchisseur.
  - 2. Deuxième plan........
    - 1. En dehors.... | Opposant du pouce.
    - 2. En dedans.... | Faisceau profond du court fléchisseur.

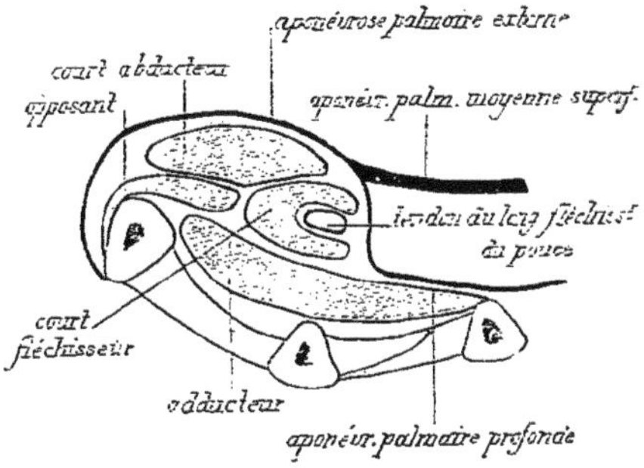

Fig. 62. — Coupe schématique des muscles de l'éminence thénar.

  - 3. Troisième plan........ | Adducteur du pouce (fig. 61), véritable premier interosseux palmaire.
  - A signaler le passage du long fléchisseur propre du pouce avec sa gaine synoviale.....
    - Vascularisation. | Branches de l'arcade palmaire superficielle.
    - Innervation..... | Les trois premiers muscles : le médian et le radial : filet de Lejars. Le dernier : Branche profonde du nerf cubital.
- 3. En dehors : éminence hypothénar.
  - 1. Premier plan. | Palmaire cutané, muscle pâle et mince, qui peut manquer.
  - 2. Deuxième plan.
    - 1. En dedans.... | Adducteur du petit doigt.
    - 2. En dehors.... | Court fléchisseur.
  - 3. Troisième plan. | Opposant du petit doigt.
  - Tous ces muscles innervés par le cubital.

DÉDUCTIONS PATHOLOGIQUES

- 1° Rétraction de l'aponévrose palmaire..... | C'est la *maladie de Dupuytren.*
- 2° Inflammations phlegmoneuses de la main...... | Fréquentes ; limitées quand elles siègent au creux, elles ont au contraire de la tendance à s'étendre quand elles siègent aux deux éminences musculaires, à cause de la disposition anatomique des synoviales.

DÉDUCTIONS OPÉRATOIRES ...

- 1° Hémorragies dans les plaies artérielles de la main....... | Abondantes ; d'où nécessité de lier les deux extrémités artérielles, dans le cas de section d'une ou des deux arcades palmaires.
- 2° Ligature des arcades palmaires..
  - Importance des plis du creux de la main.
  - 1. Arcade palmaire superficielle. | Sa partie la plus basse répond à une ligne horizontale partant de la commissure du pouce.
  - 2. Arcade palmaire profonde ... | Elle est environ à 1 centimètre plus haute que la superficielle et horizontalement dirigée.

3. RÉGION DIGITALE

SUPERPOSITION DES PLANS.....

- 1° Peau........
  - 1. Face palmaire.
    - 1. Épaisse.
    - 2. Avec sillons interpapillaires.
  - 2. Face dorsale. — Poilue.
  - 3. Faces latérales.
    - 1. Fine.
    - 2. Avec peu de papilles.
- 2° Tissu cellulo-graisseux sous-cutané..
  - 1. Face palmaire. — Vésicules adipeuses rougeâtres cloisonnées.
  - 2. Faces latérale et dorsale..... — Aspect lamelleux.
  - 3. Parties interdigitales. — Fibres en X ou en anse anastomosées de Gerdy.

VAISSEAUX ET NERFS.

- 1° Vaisseaux......
  - 1. Collatérales palmaires (fig. 63).....
    - Au nombre de deux pour chaque doigt et résultant de la bifurcation, au niveau de l'articulation métacarpo-phalangienne, des artères digitales, branches de l'arcade palmaire superficielle :
    - 1. La première digitale donne :
      - 1. La collatérale palmaire interne de l'index.
      - 2. La collatérale palmaire externe du médius.
    - 2. La deuxième digitale donne.
      - 1. La collatérale palmaire interne du médius.
      - 2. La collatérale palmaire externe de l'annulaire.
    - 3. La troisième digitale donne.
      - 1. La collatérale palmaire interne de l'annulaire.
      - 2. La collatérale palmaire externe du petit doigt.
    - 4. La quatrième digitale donne. — Seulement la collatérale palmaire interne de l'auriculaire.
    - 5. La collatérale palmaire externe de l'index. — Elle est fournie par l'interosseuse du 1er espace (?).
    - 6. Collatérales du pouce... — L'externe et l'interne viennent toutes deux de la radiale.
  - 2. Collatérales dorsales.... — Ce sont des branches émanées des artères interosseuses postérieures.

Fig. 63. — Schéma des artères palmaires et dorsales des espaces intermétacarpiens avec les perforantes antérieures et postérieures.

1, dorsale du métacarpe ; 2, interosseuse dorsale ; 3, perforante postérieure ; 4, arcade palmaire profonde ; 5, branche interosseuse palmaire profonde ; 6, perforante antérieure ; 7, espace interdigital ; 8, métacarpien.

VAISSEAUX ET NERFS (*Suite*).

- 2° **Nerfs**...........
  - 1° **Collatéraux palmaires**.. — Ils sont au nombre de dix :
    - Sept fournis par le médian.
    - Trois seulement par le cubital (branche superficielle).
  - 2° **Collatéraux dorsaux**....
    1. Les cinq dorsaux externes, fournis par le radial.
    2. Les cinq dorsaux internes, fournis par la branche dorsale du cubital.
    - *Remarque* (Poirier)......
      1. Les collatéraux dorsaux de l'index, du médius et de l'annulaire ne dépassent pas la première phalange.
      2. Les collatéraux dorsaux des deux dernières phalanges de l'index et du médius et le dorsal externe des deux dernières phalanges de l'annulaire sont fournis par le médian.

         En effet, des filets, venus des collatéraux palmaires correspondant au niveau de l'articulation métacarpo-phalangienne, contournent les faces latérales de la 1re phalange, arrivent à la face dorsale des doigts au niveau de l'articulation phalango-phalanginienne et se distribuent à la face dorsale des deux dernières phalanges.
      3. Le dorsal interne, qui va aux deux dernières phalanges de l'annulaire, est formé par un filet venu du collatéral palmaire interne correspondant, branche du cubital.
- 3° **Gaine fibro-tendineuse**......
  1. Gaine des fléchisseurs ou palmaire, formée de fibres arciformes venant s'insérer de chaque côté des phalanges, formant ainsi un véritable canal ostéo-fibreux.
  2. Gaine des extenseurs ou dorsale.
  - Rapports des gaines des doigts et de la main..........
    1. **Gaine externe ou du pouce ou du long fléchisseur**... — Elle est indépendante et va jusqu'au poignet (deux travers de doigt au-dessus du ligament annulaire antérieur du carpe).
    2. **Gaine interne ou du petit doigt ou du fléchisseur du 5e**......... — S'élargit au niveau de la paume de la main, pour envelopper respectivement les deux séries de tendons fléchisseurs en formant ainsi trois loges pré-, inter- et rétro-tendineuses, puis remontant jusqu'au poignet en s'arrêtant à la même hauteur que la précédente.
    3. **Gaines des doigts intermédiaires** (médius, annulaire, index).. — Indépendantes de la grande synoviale carpienne.
- 4° **Tendons** (fig. 64 et 65)....
  1. Des fléchisseurs à la région palmaire.
  2. Des extenseurs à la région dorsale.

  Contenus dans ces gaines et reliés au périoste profond par des expansions tendineuses (*vinculæ tendinum*).
- 5° **Phalanges, phalangines et phalangettes**.... — Avec leurs articulations respectives.

DÉDUCTIONS PATHOLOGIQUES

1° Inflammations synoviales des doigts et de la main.........

L'anatomie éclaire d'un jour lumineux leur pathologie. En effet, l'indépendance des synoviales des doigts médians montre que leur inflammation restera limitée à ces doigts, sans envahir la main ou l'avant-bras.
Au contraire, les panaris et les phlegmons du petit doigt et du pouce s'étendront avec la plus grande facilité à l'avant-bras.

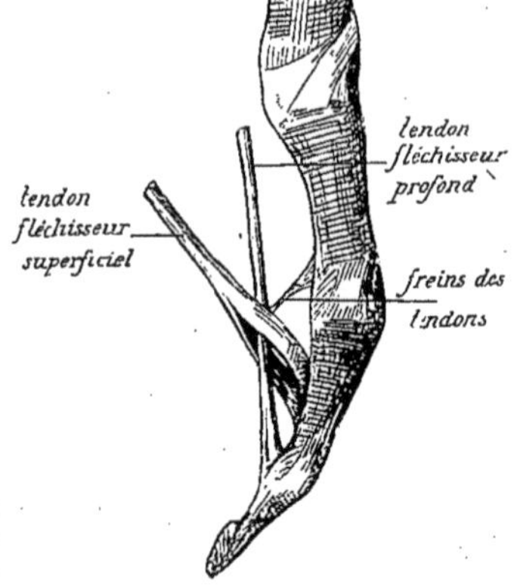

Fig. 64. — Insertions inférieures des fléchisseurs communs des doigts.

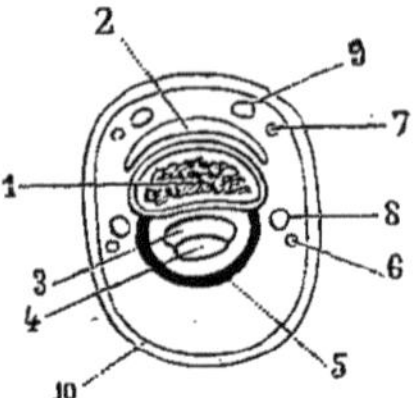

Fig. 65. — Coupe d'un doigt.

1, coupe de la phalange; 2, tendon de l'extenseur; 3, tendon du fléchisseur superficiel; 4, tendon du fléchisseur profond; 5, gaine fibreuse des fléchisseurs; 6, nerf collatéral; 7, nerf collatéral dorsal; 8, artère collatérale; 9, veine collatérale.

2° Panaris......

Ils siègent spécialement aux doigts, les phlegmons au contraire à la main.

Il existe différentes sortes de panaris....
1. Panaris sous-épidermique (mal blanc).
2. Panaris dermique.
3. Panaris profond.
4. Panaris sous-périostique.

3° Luxation du pouce........ La plus fréquente de toutes les luxations des doigts.

4° Doigt à ressort.......

Affection singulière à pathogénie confuse, caractérisée par :
1. Un temps d'arrêt dans l'extension ou la flexion d'un doigt.
2. Un ressaut consécutif.
3. La terminaison brusque du mouvement.

VI

ABDOMEN

---

1. — RÉGIONS DE L'ABDOMEN (fig. 66)

L'abdomen est divisé en neuf régions, par quatre lignes, parallèles deux à deux : il y a deux lignes verticales, élevées perpendiculairement par le milieu des arcades fémorales et deux lignes horizontales, perpendiculaires aux autres, passant par conséquent :

- 1. **La supérieure, par le bord inférieur des fausses côtes.** — C'est la ligne sous-costale.
- 2. **L'inférieure, par le bord supérieur de la crête iliaque..** — C'est la ligne sus-iliaque.

DIVISION.

- **1° En allant de haut en bas** ....
  - 1. **Les trois régions médianes sont...**
    - 1. La zone épigastrique.
    - 2. La zone ombilicale.
    - 3. La zone hypogastrique.
  - 2. **Les trois régions latérales sont....**
    - 1. L'hypocondre.
    - 2. Le flanc.
    - 3. La fosse iliaque.
- **2° Plan musculaire**......
  - Les trois premières zones médianes correspondent aux muscles grands droits, dont le bord externe constitue la limite de ces zones ; les trois zones latérales répondent aux muscles....................
    - 1. Grand oblique.
    - 2. Petit oblique.
    - 3. Transverse.
- **3° Organes sous-jacents (fig. 66)..**
  - 1. **Zone épigastrique........**
    - 1. Lobe gauche du foie, en haut.
    - 2. Vésicule biliaire, à droite.
    - 3. Canal pylorique, à gauche.
    - 4. Côlon transverse, en partie tout à fait en bas.
  - 2. **Zone ombilicale....**
    - 1. Une partie du côlon transverse, en haut avec le tablier épiploïque.
    - 2. Masse de l'intestin grêle.
  - 3. **Zone hypogastrique.....**
    - 1. Intestin grêle (anse sigmoïde).
    - 2. Vessie.
  - 4. **Hypocondre..**
    - 1. Côté droit... — Foie.
    - 2. Côté gauche..
      - 1. Estomac. (La sonorité de l'espace de Traube correspond au grand cul-de-sac de l'estomac).
      - 2. Rate.
  - 5. **Flanc........**
    - 1. Côté droit.... — Côlon ascendant.
    - 2. Côté gauche.. — Côlon descendant.
    - 3. Des deux côtés......... — Anses grêles.
  - 6. **Fosse iliaque.**
    - 1. Côté droit....
      - 1. Cæcum.
      - 2. Fin de l'iléon.
      - 3. Appendice.
    - 2. Côté gauche..
      - 1. S iliaque.
      - 2. Côlon ilio-pelvien.

REMARQUE.......

- 1. Les hypocondres sont en réalité *dans le thorax*.
- 2. La zone hypogastrique se continue avec la région du petit bassin.

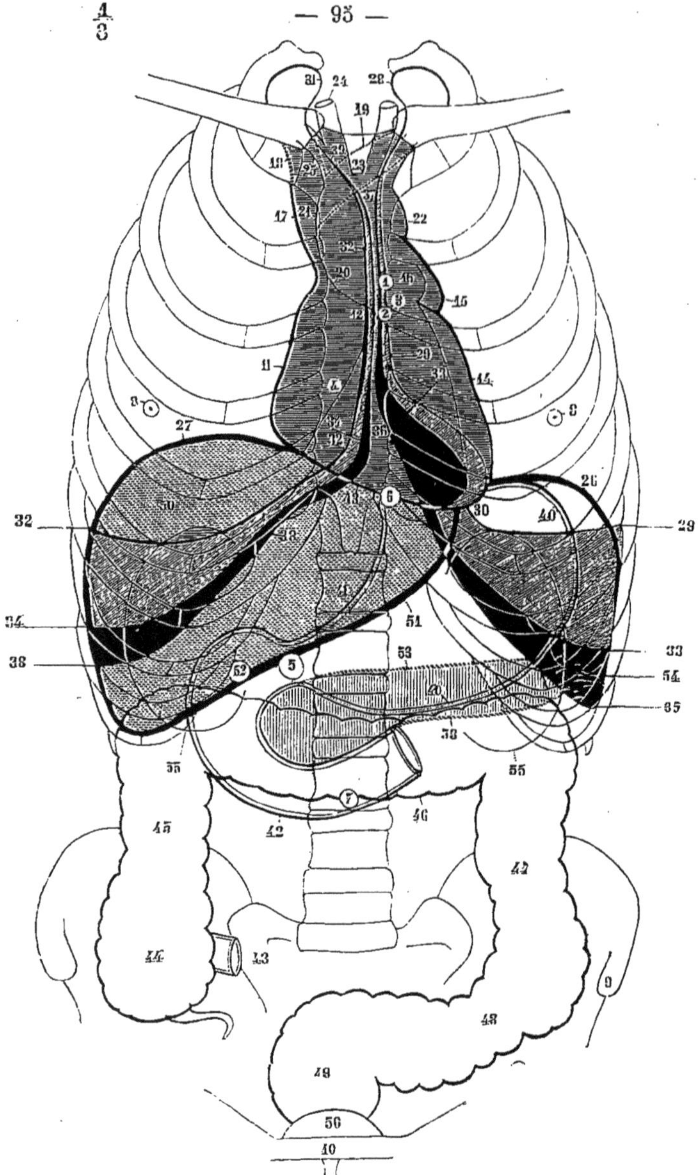

Fig. 66. — Rapport des viscères abdominaux et thoraciques (figure schématique).

1, situation de l'orifice de l'artère pulmonaire ; 2, orifice de l'aorte ; 3, orifice auriculo-ventriculaire gauche ; 4, orifice auriculo-ventriculaire droit ; 5, pylore ; 6, position du cardia ; 7, ombilic ; 8, mamelon ; 9, épine iliaque antérieure et supérieure ; 10, symphyse du pubis ; 11, oreillette droite ; 12, auricule droite ; 13, bord droit du cœur ; 14, bord gauche du cœur ; 15, auricule gauche ; 16, artère pulmonaire ; 17, veine cave supérieure ; 18, tronc veineux brachio-céphalique droit ; 19, tronc veineux brachio-céphalique gauche ; 20-21, aorte ascendante ; 22, aorte descendante ; 23, crosse de l'aorte ; 24, carotide primitive droite ; 25, artère sous-clavière droite ; 26, limite supérieure du diaphragme à gauche, dans l'état d'expiration complète ; 27, sa limite à droite ; 28, cul-de-sac supérieur gauche de la plèvre ; 29, limite atteinte par le bord antérieur et le bord inférieur du poumon gauche dans l'expiration complète ; 30, prolongement cardiaque du poumon gauche ; 31, cul-de-sac supérieur du poumon droit ; 32, limite atteinte par le poumon droit dans l'expiration complète ; 33, limite atteinte par le poumon gauche pendant l'inspiration ; 34, limite atteinte par le poumon droit dans l'inspiration ; 35-36-37, limites de la plèvre gauche ; 38-39, limites de la plèvre droite ; 40, grande courbure de l'estomac ; 41, petite courbure ; 42, duodénum ; 43, terminaison de l'intestin grêle ; 44, cæcum ; 45, côlon ascendant ; 46, côlon transverse ; 47, côlon descendant ; 48, S iliaque ; 49, rectum ; 50, foie ; 51, bord antérieur du foie ; 52, vésicule biliaire ; 53, pancréas ; 54, limite inférieure de la rate ; 55, limite inférieure du rein ; 56, vessie.

L'espace compris entre 29 et 33 à gauche et 32 et 34 à droite, espace rempli par des lignes obliques en bas et à droite, indique l'étendue dans laquelle se fait la locomotion des poumons entre l'expiration et l'inspiration forcées. L'espace noir compris entre 33 et 35 à gauche et 34 et 38 à droite indique l'espace occupé par la plèvre, mais dans lequel n'arrivent pas les poumons, même dans l'inspiration forcée. (Beaunis et Bouchard. *Anatomie descriptive.*)

DÉDUCTIONS PATHOLOGIQUES.

- 1° Zone épigastrique.....
  1. Siège de la douleur dans l'ulcère de l'estomac.
  2. Bombée dans le cancer avancé du pylore.
  3. Hernie épigastrique ou de la ligne blanche.
- 2° Zone ombilicale.
  1. Fistules urinaires.
  2. Kystes congénitaux.
  3. Fréquence des hernies ombilicales, surtout chez les enfants.
- 3° Zone hypogastrique...
  1. Bombée dans la rétention d'urine.
  2. Importante dans le palper bimanuel chez la femme (utérus en antéversion).
- 4° Hypocondre...
  1. *A droite*.....
     1. Douleur dans les affections hépatiques.
     2. Tumeur lithiasique.
  2. *A gauche*.... Matité de l'espace de Traube normalement sonore, dans un épanchement pleural gauche.
- 5° Flancs.......... Boudin roulant sous le doigt, dans le cas de cancer intestinal des côlons ascendant et descendant.
- 6° Fosse iliaque...
  1. *A gauche*.... Cancer de l'S iliaque.
  2. *A droite*.....
     1. Néoplasme du segment iléo-côlique.
     2. Tuberculose cæcale.
     3. Appendicite, avec siège de la douleur au point dit de Mac Burney : milieu de la ligne iléo-ombilicale.
     4. Toutes les collections de la fosse iliaque en particulier....
        1. L'abcès appendiculaire collecté.
        2. L'abcès par congestion symptomatique d'une tuberculose vertébrale.
        3. La poche hématique.

DÉDUCTIONS OPÉRATOIRES..

- 1° Zone épigastrique..
  1. Incision sus-ombilicale médiane pour les tumeurs stomacales (cancers du pylore).
  2. Incision oblique à gauche, parallèle au rebord des fausses côtes pour la gastrostomie (dans le cas de cancer de l'œsophage).
- 2° Zone ombilico-hypogastrique........ Incision médiane pour toutes les tumeurs basses : c'est l'incision de choix pour l'exploration facile du ventre. C'est en particulier celle des laparotomies gynécologiques où l'acte opératoire est singulièrement facilité par l'emploi du plan incliné dit de Trendelenburg (inclinaison à 45°).
- 3° Zone hypogastrique..... Siège du méat artificiel dans la cystostomie sus-pubienne de Poncet.
- 4° Hypocondre et flancs.....
  1. Incisions latérales, parallèles au bord externe des droits, en particulier dans les affections hépatico-biliaires. Ces incisions sont plus *saignantes* que les incisions médianes qui se font presque à blanc.
  2. Lieu de ponction dans le cas d'ascite.
- 5° Fosse iliaque. C'est le siège de l'incision classique de l'appendicite (incision de Max Schüller-Roux), parallèle à l'arcade crurale.

II. — VISCÈRES ABDOMINAUX

I. — ORGANES SUS-MÉSO-COLIQUES

A. — CÔTÉ GAUCHE

1. TOPOGRAPHIE DE L'ESTOMAC

I. — PAR RAPPORT A LA PAROI.

FACE ANTÉRIEURE....

1° Paroi thoracique (fig. 67).....

1. La partie externe du 5e cartilage chondral gauche.
2. Le 6e espace intercostal gauche.
3. Le 6e cartilage chondral gauche.

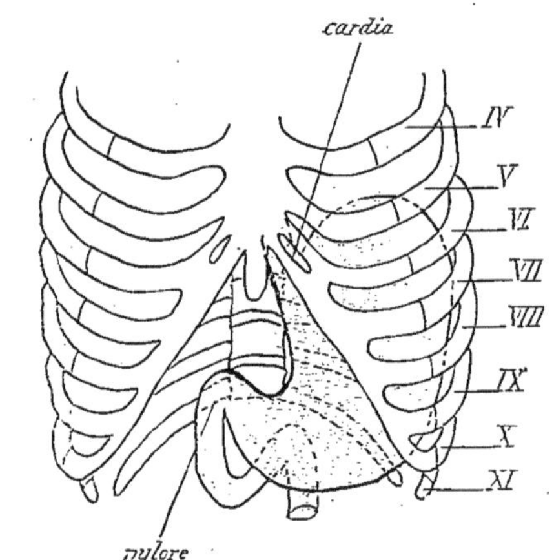

Fig. 67. — Rapports de l'estomac avec la paroi thoraco-abdominale.

4. Le 7e espace intercostal gauche.
5. Le 7e cartilage chondral gauche.
6. La partie antérieure du 8e espace intercostal gauche.
7. La partie antérieure des 8e et 9e cartilages chondraux gauches.

2° Paroi abdominale... Toute la portion moyenne de l'hypocondre gauche, comprise entre l'ombilic en bas et l'appendice xiphoïde en haut.

FACE POSTÉRIEURE....

1° Paroi thoracique...

1. Partie postérieure de la 8e côte.
2. Neuvième espace intercostal gauche........................
3. Partie postérieure de la 9e côte..
4. Dixième espace intercostal......

(1 à 4 :) En avant desquels sont la plèvre et le poumon.

5. Dixième côte.
6. Onzième espace intercostal.
7. Onzième et douzième côtes.
8. Douzième espace intercostal.

2° Paroi abdominale ..

1. Triangle lombaire à sommet vertébral supéro-interne compris entre la 12e côte et la tige vertébrale.
2. La base de ce triangle répondrait à un arc de cercle appartenant à une circonférence de rayon double de la longueur de la 12e côte et décrit autour de l'articulation de la 12e côte comme centre.

II. — PAR RAPPORT AUX ORGANES (fig. 70).

EN AVANT.........

1. Portion inférieure des fibres musculaires diaphragmatiques antérieures.
2. Lobe gauche effilé du foie, dont le bord externe forme avec le rebord des fausses côtes un triangle à sommet supérieur qu'il est utile de connaître dans la gastrostomie.
3. Tout à fait en haut :.........
   1. Le cul-de-sac inférieur diaphragmatique de la plèvre gauche.
   2. Une languette pulmonaire, descendant jusqu'au bord inférieur de la 6e côte.

EN ARRIÈRE (en allant de haut en bas) (fig. 77)..............

1. Portion postérieure du cul-de-sac pleural diaphragmatique gauche.
2. Languette de poumon descendant jusqu'au bord supérieur de la 10e côte.
3. Rate.
4. Pancréas et ses vaisseaux.
5. Rein gauche et sa capsule surrénale.
6. Angle du côlon transverse et du côlon descendant.
7. Bassinet et portion initiale de l'uretère.
8. Intestin grêle.

III. — PAR RAPPORT AU PÉRITOINE.

EN AVANT EN ARRIÈRE...... — Lames péritonéales (fig. 68).....

Le péritoine stomacal postérieur contribue à former le feuillet antérieur de l'arrière-cavité des épiploons, cavité virtuelle dont la communication avec la grande cavité séreuse abdominale se fait au niveau de l'hiatus de Winslow (Voy. p. 102) et dont le feuillet postérieur prépancréatique se continue avec le feuillet rétro-stomacal par l'intermédiaire du feuillet postérieur des deux épiploons gastro-splénique et pancréatico-splénique.

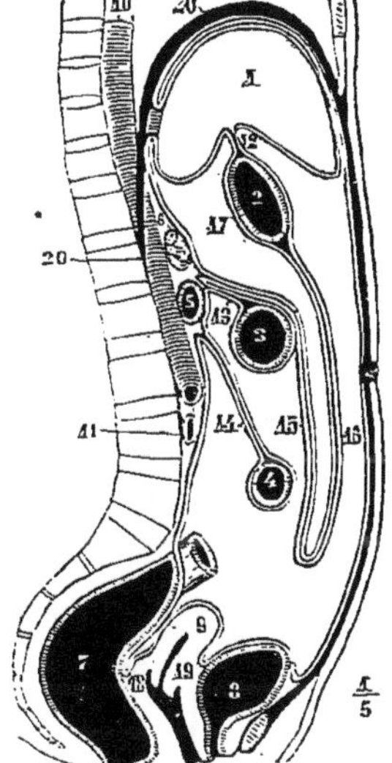

Fig. 68. — Coupe antéro-postérieure et médiane de la cavité abdominale.

1, foie ; 2, estomac ; 3, côlon transverse ; 4, intestin grêle ; 5, duodénum ; 6, pancréas ; 7, rectum ; 8, vessie ; 9, utérus ; 10, aorte ; 11, veine cave inférieure ; 12, épiploon gastro-hépatique ; 13, méso-côlon transverse ; 14, mésentère ; 15, lame postérieure du grand épiploon ; 16, sa lame antérieure ; 17, arrière-cavité des épiploons ; 18, cul-de-sac recto-vaginal ; 19, cul-de-sac utéro-vésical ; 20, diaphragme.

Cette fosse rétrostomacale, comme l'appelle Henle, ne remonte pas par son cul-de-sac supérieur jusqu'au cardia et s'arrête en bas au feuillet supérieur du méso-côlon transverse.

On y trouve le ligament profond de l'estomac ou ligament gastro-pancréatique de Huschke ou cloison médiane de l'arrière-cavité des épiploons, formé par la saillie de la première portion de l'artère coronaire stomachique, qui divise ainsi l'arrière-cavité en deux cavités secondaires, la bursa major et la bursa minor.

AU NIVEAU DE LA GRANDE COURBURE........ — Deux feuillets réunis........ — Contribuent à former le grand épiploon out ablier graisseux prévìscéral, qui peut descendre jusqu'au pubis (fig. 68).

AU NIVEAU DE LA PETITE COURBURE........ — Deux feuillets réunis........
- Ils contribuent à former le petit épiploon ou épiploon gastro-hépatique, renfermant les ligaments hépatico-duodénal et cystico-côlique.
- On le divise en trois portions.
  - 1. Une supérieure, gastro-phrénique : c'est la pars condensa de Toldt.
  - 2. Une moyenne, præcœliaque : c'est là pars flaccida de Toldt.
  - 3. Une inférieure, duodéno-hépatique, qui renferme..
    - 1. La veine porte en dedans.
    - 2. Le canal cholédoque en dehors.
    - 3. L'artère hépatique, d'abord située à gauche de la veine porte, puis se portant en haut à sa droite, après avoir parcouru en diagonale sa face antérieure.
- C'est ce petit épiploon qui forme le bord antérieur de l'hiatus de Winslow (Voy. p. 69).

IV. — RAPPORT AVEC LES VAISSEAUX.

CERCLES ARTÉRIELS........ — Il existe deux cercles artériels......
- 1. Un au niveau de la petite courbure..... — Formé par...
  - 1. L'artère coronaire stomachique, qui est double.
  - 2. La pylorique.
- 2. Un au niveau de la grande courbure..... — Formé par...
  - 1. L'artère splénique.
  - 2. La gastro-épiploïque gauche.
  - 3. La gastro-épiploïque droite.
  - 4. Le tronc initial et l'hépatique.
- Tous ces vaisseaux se trouvent d'ailleurs entre les deux lames séreuses, à une certaine distance de l'estomac.
- Rappelons en outre que l'artère coronaire stomachique est en rapport avec le pilier gauche du diaphragme.

DÉDUCTIONS PATHOLOGIQUES — Cancers de l'estomac et surtout cancers des orifices........ — Fréquents.

DÉDUCTIONS OPÉRATOIRES....
- 1° Gastrostomie. — Avec fixation des lèvres de l'orifice stomacal aux lèvres de la paroi abdominale.
- 2° Gastrotomie.. — Pour corps étrangers.
- 3° Gastrectomie totale ou partielle...... — Avec variétés dans le mode d'anastomose. La totale n'a que des indications restreintes et n'a été faite que rarement jusqu'ici; la partielle, au contraire, doit être faite dans certains ulcères rétractiles cicatriciels et certaines variétés de cancer.
- 4° Gastro-entérostomie ou opération de Wölfler...... — Qu'on peut faire soit avec des boutons spéciaux ou mieux par la méthode des sutures. Elle consiste à aboucher directement l'estomac à une anse intestinale (ordinairement la première anse jéjunale qui se présente près de la colonne vertébrale, à gauche) ; mais aujourd'hui on ne fait plus, à cause des phénomènes ultérieurs résultant de la coudure de l'anse, le procédé antérieur : on fait une bouche au méso-côlon transverse par laquelle on fait saillir la face postérieure de l'estomac qu'on abouche alors à l'anse jéjunale : c'est ce qu'on appelle le procédé de gastro-entérostomie postérieure trans-méso-côlique.
- 5° Gastropexie ou suture de l'estomac à la paroi......... — Dans le cas de ptose stomacale.

2. TOPOGRAPHIE DES ORIFICES DE L'ESTOMAC

I. — TOPOGRAPHIE AVEC LE SQUELETTE OSSEUX.

CARDIA

- 1° **En avant.** Les avis divergent :
  - 1. Pour Jonnesco : Le cinquième interne du cartilage de la 7e côte.
  - 2. Pour Luschka : Le quart interne du cartilage de la 7e côte à 2 centimètres en dehors du bord gauche du sternum.
  - 3. Pour Leshaft : Entre le cartilage de la 6e et de la 7e côte.
  - Opinions d'importance relative d'ailleurs, car, l'estomac, variant de grandeur avec la quantité des aliments absorbés, doit nécessairement varier de rapport aux différents moments. Il ne peut donc pas être question de rapports absolus.
- 2° En arrière :
  - 1. Flanc gauche de la 10e vertèbre dorsale ou disque intervertébral des 10e et 11e côtes.
  - 2. Dixième articulation costo-vertébrale et extrémité interne de la 10e côte.
  - 3. Cinquième interne du 11e espace intercostal gauche.

PYLORE

- 1° En avant : Limite : indécise; cependant on peut dire que son centre correspond à l'union de deux lignes :
  - 1. Une verticale, passant par le bord droit du sternum.
  - 2. Une horizontale, passant par le bord inférieur de la partie la plus déclive du cartilage de la 7e côte.
- 2° En arrière :
  - Les rapports sont plus précis : il répond à un angle aigu à sommet supéro-interne formé par le bord inférieur de la dernière côte en dehors, et en dedans la ligne réunissant les sommets des apophyses transverses des deux premières lombaires.
  - Le grand axe de l'orifice répond assez exactement à la bissectrice de cet angle.

REMARQUE : Les deux orifices de l'estomac étant en rapport avec les flancs des vertèbres, le supérieur avec le flanc gauche des vertèbres dorsales, l'inférieur avec le flanc droit des vertèbres lombaires, et leur distance verticale étant de 10 centimètres en moyenne, il en résulte que l'estomac, dont les deux orifices ne sont séparés que par la largeur d'une vertèbre, est sensiblement vertical, et non pas horizontal, comme l'écrivaient les anciens classiques.
Ce qui est horizontal, c'est le *canal pylorique*.

II. — TOPOGRAPHIE AVEC LES ORGANES.

CARDIA

- 1° En avant :
  - 1. Face inférieure du lobe gauche du foie.
  - 2. Face supérieure du ligament triangulaire en haut.
  - 3. Nerf vague gauche.
- 2° En arrière :
  - 1. Pilier gauche du diaphragme et muscle de Treitz.
  - 2. Face antérieure de l'aorte abdominale.
  - 3. Artère diaphragmatique inférieure gauche.
  - 4. Capsule surrénale gauche.
  - 5. Nerf vague droit.
- 3° A droite : Échancrure séparant le lobe de Spiegel du lobe gauche du foie.
- 4° A gauche :
  - 1. Diaphragme.
  - 2. Base du ligament triangulaire gauche.
  - 3. Grosse tubérosité formant à ce niveau un angle aigu avec le cardia.

PYLORE.

1° **En avant**........ | Face inférieure du foie.
2° **En arrière** ..... | Veine cave inférieure.
3° **A gauche** .... | Canal pylorique.
4° **A droite**........ | Première portion transversale du duodénum.
5° **En bas**.......... | Pancréas.

6° **En haut.** *Région cœliaque* dont voici la topographie (fig. 69 et 70)..

1. **Fond : squelette osseux des :**
   1. Trois dernières vertèbres dorsales.
   2. Parties initiales des deux dernières paires costales.
   3. De la première vertèbre lombaire.

2. **Couche musculaire profonde**..... Piliers du diaphragme.

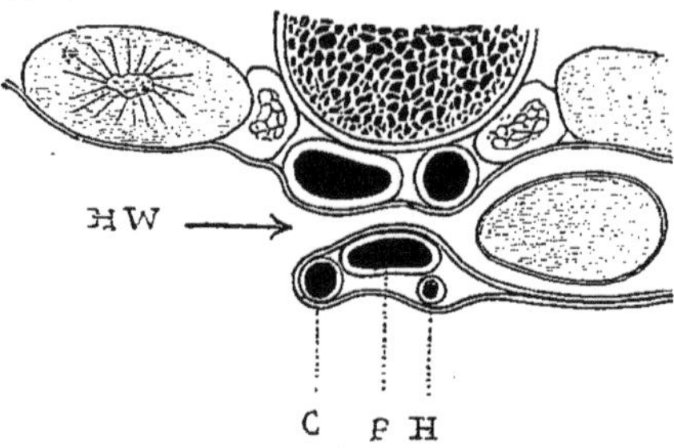

Fig. 69. — Coupe horizontale de l'épiploon duodéno-hépatique : entrée de l'arrière-cavité. HW, hiatus de Winslow ; C, cholédoque ; P, veine porte ; H, artère hépatique.

3. **A droite de la ligne médiane.**
   1. Pilier droit du diaphragme.
   2. Lobe de Spiegel.
   3. Veine cave inférieure.
   4. Veine porte.

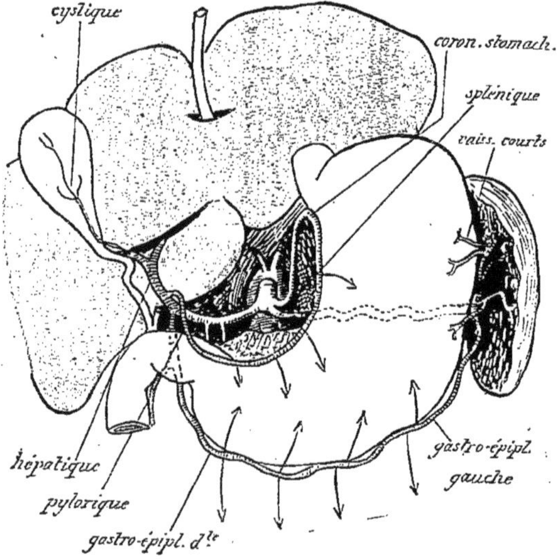

Fig. 70. — Région cœliaque.

4. **A gauche de la ligne médiane** ...
   1. Entre-croisement des piliers.
   2. Citerne de Pecquet.
   3. Aorte abdominale.
   4. Artères diaphragmatiques inférieures.
   5. Tronc cœliaque avec ses trois branches:
      1. Coronaire stomachique.
      2. Splénique.
      3. Hépatique.

5. **Autres organes**....
   1. Plexus solaire avec ses deux ganglions semi-lunaires droit et gauche.
   2. Un segment de la tête du pancréas.

6. **Péritoine** .... | Recouvrant tous ces organes.

III. — TOPOGRAPHIE AVEC LE PÉRITOINE.

CARDIA...........

1° En avant....	Péritoine préstomacal.
2° A gauche....	Ligament œsophago-gastro-phrénique gauche.
3° A droite	Ligament œsophago-gastro-phrénique droit, sommet du petit épiploon.
4° En arrière...	*Pas de péritoine.*

Recouvert de péritoine, qui manque seulement à la paroi postérieure du duodénum appliqué contre la paroi postérieure.

PYLORE........ ..

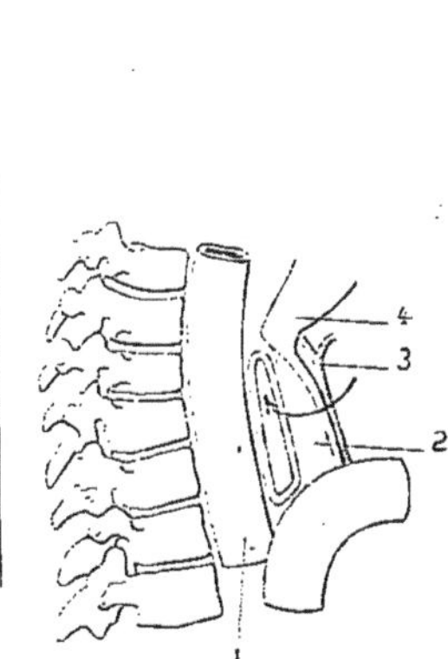

Fig. 71. — Schéma de l'hiatus de Winslow et de l'invagination du péritoine dans l'arrière-cavité.

1, veine cave inférieure; 2, tronc de la veine porte; 3, artère hépatique; 4, canal cholédoque : la flèche indique l'espace laissé libre entre le paquet vasculaire situé en avant et la veine cave.

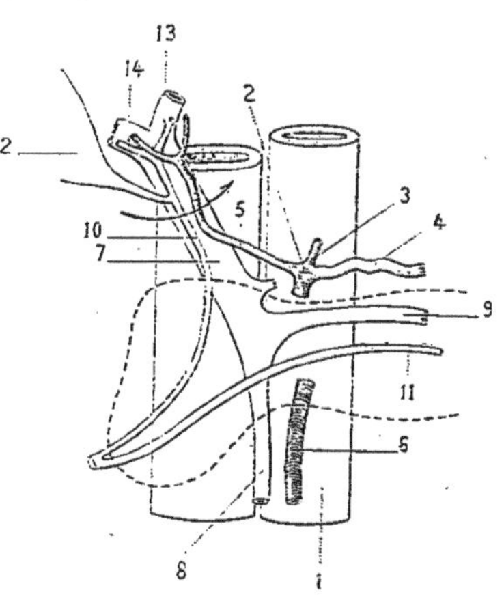

Fig. 72. — Rapports de la veine porte, des canaux cholédoque, pancréatique et de l'artère hépatique au niveau du sillon transverse du foie.

1, aorte; 2, tronc cœliaque; 3, coronaire stomachique; 4, splénique; 5, hépatique; 6, mésentérique supérieure; 7, tronc de la veine porte; 8, mésaraïque; 9, veine splénique; 10, canal cholédoque; 11, canal de Wirsung; 12, vésicule biliaire et canal cystique; 13 et 14, canaux hépatiques.

En haut est l'*hiatus de Winslow* ainsi délimité (fig. 71 et 72):

1° En haut.....	Face inférieure du lobe de Spiegel.
2° En bas.......	Bord supérieur du duodénum et première portion horizontale et antéro-postérieure de l'artère hépatique.
3° En arrière...	Veine cave inférieure.
4° En avant....	Bord droit du petit épiploon et en particulier canal cholédoque, en rapport avec la pulpe de l'index, quand ce doigt pénètre dans l'hiatus de Winslow.

DÉDUCTIONS PATHOLOGIQUES

- 1° Cardia.......
  1. C'est un des points de prédilection du cancer de l'œsophage, justiciable de la gastrostomie.
  2. Siège de varices, de diagnostic difficile.
  3. Rétrécissement à la suite d'ingestion de liquides caustiques.
- 2° Pylore ......
  - 1° Cancers .....
    - C'est le point de prédilection des cancers stomacaux, se traduisant cliniquement par un ensemble de symptômes fonctionnels, caractéristiques d'une sténose pylorique.
    - Ces principaux symptômes sont :......
      1. Les ondulations fibrillaires de la paroi, bien visibles surtout quand on regarde à jour frisant.
      2. La dilatation stomacale.
      3. Les vomissements continuels.
      4. La présence des aliments dans l'estomac, deux ou trois jours après leur ingestion.
  - 2° Coudure du pylore........ Déterminée par la présence d'une bride sous-hépatique, avec longue adhérence tiraillant le pylore.
  - 3° Ulcères ..... Fréquents : en guérissant, ils déterminent une rétraction cicatricielle pouvant amener de la stase alimentaire et nécessiter l'ablation de la portion rétrécie.
  - 4° Sténoses cancéreuse et cicatricielle.... Ce sont de beaucoup les variétés les plus fréquentes des sténoses pyloriques.

DÉDUCTIONS OPÉRATOIRES

- 1° Pylorectomie.
- 2° Pyloro-gastrectomie . Avec gastro-duodénorraphie ou gastro-duodénostomie.
- 3° Pyloroplastie ou opération de Heinecke-Mickulicz .. Consistant à sectionner longitudinalement le pylore dans le cas de sténose cicatricielle.
- 4° Il peut être utile, dans les opérations sur le duodénum ou l'estomac, d'introduire son doigt dans l'hiatus de Winslow (ce qu'il est facile de faire), de façon à explorer la face postérieure de l'estomac.
- 5° Importance, dans les opérations pour cancer, d'enlever les ganglions qui entourent la coronaire stomachique.

3. TOPOGRAPHIE DE LA RATE

EN DEHORS ......
- 1° Plèvre et poumon gauche.
- 2° Rapports avec la paroi thoracique (Picou) .....
  1. Chez l'adulte, entre le bord inférieur de la 11ᵉ côte ou même plus bas et le bord supérieur de la 8ᵉ. L'axe de la rate se trouve généralement dans le 9ᵉ espace.
  2. L'axe de la rate est beaucoup moins oblique que celui de la 9ᵉ côte (direction presque horizontale).
  3. Pendant la réplétion de l'estomac, l'axe se porte en bas et en avant.
  4. Pendant la réplétion du côlon, il remonte vers le centre phrénique presque parallèlement à lui-même.
  5. Pendant la distension du poumon, il tend à devenir horizontal par abaissement de son extrémité postérieure et élévation moindre de son extrémité antérieure.

EN DEDANS (divisé en 2 parties par le hile) ....
- 1° Partie antérieure... — Grosse tubérosité de l'estomac.
- 2° Partie postérieure .
  1. Arrière-cavité des épiploons.
  2. Face antérieure du rein gauche.
  3. Face antérieure de la capsule surrénale.
  4. Pilier gauche du diaphragme.
  5. Muscle de Treitz.
  6. Queue du pancréas et ligament pancréatico-splénique.
- 3° Région hilaire ......
  1. Artère splénique..... } en 8 branches environ.
  2. Veine splénique...... } en 8 branches environ.
  3. Lymphatiques.
  4. Nerfs émanant du plexus solaire.

C'est là la division donnée par les classiques. Mais aujourd'hui M. Rieffel et plusieurs autres anatomistes décrivent deux facettes au niveau de la face interne de la rate, une gastrique, une rénale, le hile n'étant pas la ligne de démarcation.

EN AVANT .... Grand cul-de-sac de l'estomac.

EN ARRIÈRE.....
1. Diaphragme.
2. Rein gauche et sa capsule surrénale.

EN HAUT ....
1. Diaphragme.
2. Extrémité du lobe gauche du foie.

EN BAS............. Fossette splénique, sorte de nid de pigeon, logeant l'extrémité inférieure de la rate à 3 centimètres du rebord costal.

DÉDUCTIONS PATHOLOGIQUES
- 1° Ouverture d'un abcès de la rate dans l'estomac.
- 2° Résultat de ses rapports avec le poumon gauche ...... — Ouverture possible d'un abcès dans la plèvre et le poumon de ce côté, avec vomique consécutive, ou pleurésie purulente.
- 3° Tuméfaction énorme de la rate dans certaines affections..... — On cite des rates paludiques descendant jusqu'à la crête iliaque et au pubis.

DÉDUCTIONS OPÉRATOIRES ...
- 1° Ponction..... — Faite dans le 9ᵉ ou 10ᵉ espace intercostal.
- 2° Splénopexie. — Ou fixation de la rate ptosique (opération de Rydygier).
- 3° Exosplénopexie.
- 4° Splénectomie ou extirpation de la rate.....
  1. *Indications* ..
     1. Kystes.
     2. Abcès.
     3. Paludisme.
     4. Lymphadénome.
     5. Tuberculose.
  2. *Temps opératoires*...
     1. Incision de la paroi abdominale oblique en bas et en dehors, parallèle aux fausses côtes gauches.
     2. Exploration de la rate; traitement des adhérences et traction de l'organe.
     3. Traitement du pédicule et extraction de la rate.
     4. Toilette du péritoine et fermeture de l'abdomen.

---

4. TOPOGRAPHIE DU PANCRÉAS

EN AVANT.........
- 1° **Péritoine ou feuillet postérieur de l'arrière-cavité des épiploons.**
- 2° **Insertion du méso-côlon transverse...** — A l'union de son tiers moyen et de son tiers inférieur, de sorte que la partie supérieure seulement répond à la face postérieure de l'estomac.
- 3° **Angle duodéno-jéjunal.**

EN ARRIÈRE.....
- 1° **Sens vertical.** — Va de la 1re à la 4e lombaire.
- 2° **Sens transversal** (en allant de droite à gauche).
  1. Veine rénale droite.
  2. Veine porte et canal cholédoque.
  3. Quadrilatère biliaire de M. Quénu.
  4. Grande mésaraïque. — A leur terminaison.
  5. Splénique. — A leur terminaison.
  6. Petite mésaraïque. — A leur terminaison.
  7. Veine cave inférieure.
  8. Aorte abdominale.
  9. Artère mésentérique supérieure.
  10. Rein gauche et capsule surrénale.
  11. Face interne de la rate.

EN HAUT..........
- 1° **En dedans du col..........**
  1. Première portion transversale du duodénum.
  2. Lobule de Spiegel.
  3. Ganglion semi-lunaire droit.
- 2° **Au niveau du col..........** — Région cœliaque (Voy. p. 101).
- 3° **En dehors du col..........**
  1. **Vaisseaux spléniques...**
     1. Artère décrivant de nombreux méandres.
     2. Veine se creusant une gouttière dans la glande.
  2. **Ganglions lymphatiques.**

EN BAS.............
- 1° **Troisième portion transversale du duodénum.**
- 2° **Pédicule vasculo-nerveux de l'intestin.....**
  1. Artère mésentérique supérieure.
  2. Grande mésaraïque.
  3. Plexus sympathique.
  4. Chylifères.

EN DEHORS.......
- 1° **Rate (ligament pancréatico-splénique).**
- 2° **Capsule surrénale.**

EN DEDANS....... — Cerclé par les 3 portions du **duodénum** dans les parois duquel la glande peut même s'infiltrer (Verneuil).

TOPOGRAPHIE DU RÉSEAU ARTÉRIEL PÉRI-PANCRÉATIQUE.
- 1° **En haut.....**
  1. A gauche..... — Artère splénique.
  2. A droite..... — Artère pancréatico-duodénale supérieure.
- 2° **En bas......** — Artère pancréatique inférieure.
- 3° **Au niveau de la tête......**
  1. En avant... — Artère pancréatico-duodénale antérieure.
  2. En arrière.. — Artère pancréatico-duodénale postérieure.
  - Toutes deux branches :..
    1. De la pancréatico-duodénale supérieure, branche de la gastro-épiploïque droite, elle-même branche de l'hépatique.
    2. De la pancréatico-duodénale inférieure, branche de la mésentérique supérieure.
  - *Remarque* ...... — Toutes ses branches s'anastomosent entre elles en formant un véritable cercle artériel péripancréatique d'où partent un grand nombre de collatérales.

DÉDUCTIONS PATHOLOGIQUES
- 1° **Cancers de la tête du pancréas....** — Fréquents, pris souvent en clinique pour des cancers des voies biliaires (à cause de l'ictère résultant de la compression des canaux biliaires) ou des cancers du pylore (par suite des signes fonctionnels d'une coarctation pylorique).
- 2° **Kystes.**
- 3° **Pancréatites aiguës et suppurées.**

DÉDUCTIONS OPÉRATOIRES....
- 1° **Incision et drainage....** — Dans les pancréatites suppurées.
- 2° **Ligature de la splénique ...** — Dans le cas de tumeur inopérable de la rate.

B. — CÔTÉ DROIT

1. TOPOGRAPHIE DU FOIE

- **PAR SA CONVEXITÉ....** Il répond au muscle diaphragme et par son intermédiaire...
  - 1. A la plèvre droite.
  - 2. Au poumon droit.
  - 3. A une partie de la plèvre et du poumon gauche.
  - 4. Au cœur et à son sac péricardique au milieu (ligament phréno-péricardique antérieur de Luschka).
  - 5. A toute la partie inférieure du thorax, c'est-à-dire aux côtes et aux espaces intercostaux correspondants.
    - 1. Côté droit... | Jusqu'à la 5e côte.
    - 2. Côté gauche. | Jusqu'au 5e espace intercostal.
  - 6. En arrière.... | Médiastin postérieur (Voy. p. 49).
- **DU COTÉ DE L'ABDOMEN (fig. 73)..**
  - 1° **A droite.....** On trouve trois dépressions, de forme variable, en rapport avec les organes sous-jacents et qui sont en allant d'avant en arrière....
    - 1. La facette côlique.
    - 2. La facette rénale.
    - 3. La facette surrénale.
    - 4. La facette duodénale.

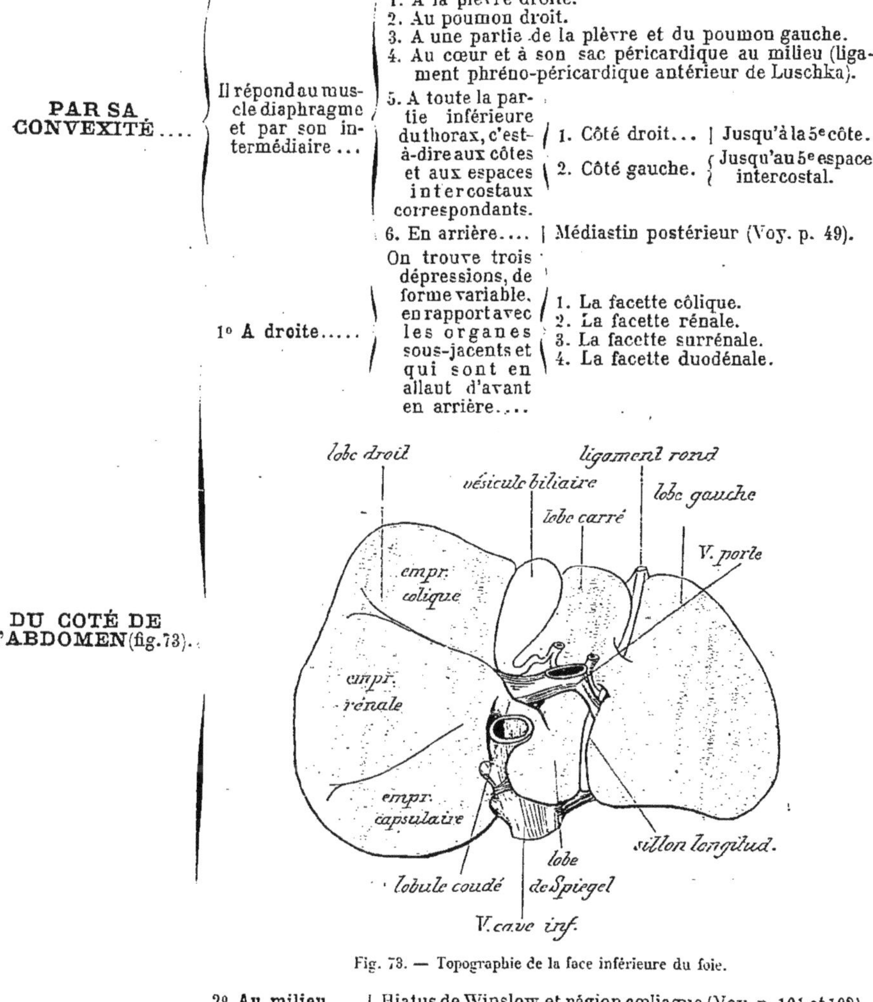

Fig. 73. — Topographie de la face inférieure du foie.

  - 2° **Au milieu ...** | Hiatus de Winslow et région cœliaque (Voy. p. 101 et 102).
  - 3° **A gauche....** | Face antérieure de l'estomac.
- **EN AVANT........** Le bord antérieur du foie ne dépasse que peu le rebord des fausses côtes, mais se met directement en rapport avec la paroi abdominale antérieure au niveau de la région épigastrique sous-xiphoïdienne.
- **EN ARRIÈRE.....** C'est la face non péritonéale du foie, portion triangulaire limitée par le ligament coronaire, s'excavant pour laisser passer la veine cave inférieure et directement en rapport avec le muscle diaphragme dans sa portion verticale.

TOPOGRAPHIE DU HILE DU FOIE........

- En allant d'avant en arrière, nous trouvons :
  1. Canal hépatique, avec les conduits biliaires terminaux.
  2. Artère hépatique, avec ses 2 branches de bifurcation formant un angle droit avec le tronc principal.
  3. Tronc porte, avec les veines portes accessoires de Sappey.
  4. Ganglions et troncs lymphatiques.
  5. Plexus nerveux.
  6. Tissu cellulaire.
- Tous ces organes sont contenus dans l'ouverture supérieure du petit épiploon, là où il s'étale pour se continuer avec les feuillets péritonéaux sous-hépatiques pré- et rétro-hilaires.

DÉDUCTIONS PATHOLOGIQUES

- **1° Abcès hépatiques...** — Fréquents, au cours des affections intestinales dysentériformes, dans les pays chauds (accès pernicieux).
- **2° Kystes à échinocoques (kystes hydatiques) ....** — Ils ont là leur siège habituel ; ils peuvent se développer dans l'intérieur même du parenchyme hépatique ou faire saillie sur une de ses faces.
- **3° Cancer du foie..........** — Fréquent, secondaire au cancer stomacal et surtout pylorique.
- **4° Hépatoptose..** — Ou chute du foie.
- **5° Plaies........** — Graves le plus souvent, surtout quand elles sont profondes, car les troncs portes atteignent là un fort calibre.
- **6° Ruptures du foie ....** — Justiciables de la laparotomie immédiate.

DÉDUCTIONS OPÉRATOIRES ...

- **1° Hépatopexie..** — Dans la ptose hépatique.
- **2° Résection du foie ....** — Ou *opération de Langenbuch* (de Berlin), 1888.
- **3° Hépatocolostomie. ......** — Qu'on fait à titre exceptionnel.
- **4° Opérations pratiquées pour la cure des kystes hydatiques ...**
  1. *Procédé ancien* : Ouverture du kyste, son évacuation et enlèvement immédiat de la poche.
  2. *Procédé de Lindemann-Landau* ou de la marsupialisation, dans lequel on suture les lèvres du kyste à la peau.
  3. *Procédé de Pierre Delbet*, ou du capitonnage ou extirpation de la vésicule mère et suture du kyste sans drainage : c'est le procédé de choix sauf dans le cas de calcification des parois.
  4. *Procédés rares.........*
     1. Extirpation.
     2. Enucléation.

2. TOPOGRAPHIE DE LA VÉSICULE BILIAIRE

FOND................
1. Bord antérieur du foie, échancré à ce niveau.
2. *Face postérieure de la paroi abdominale antérieure*, sur une étendue de 10-20 millimètres.

CORPS (fig. 74 et 75).

1° **En haut**..... Fossette cystique, avec tissu cellulaire entre les deux organes.

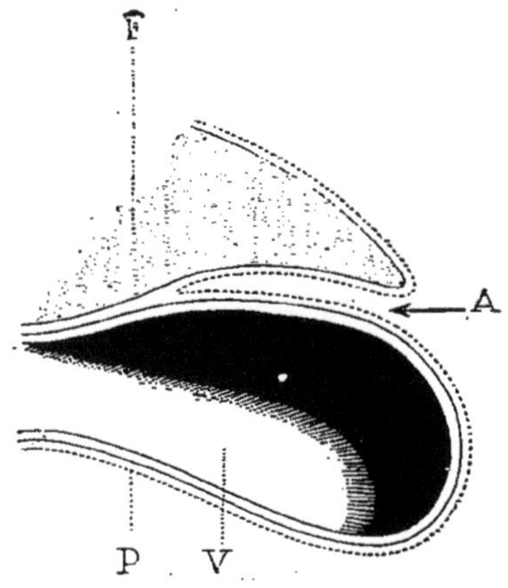

Fig. 74. — Coupe antéro-postérieure de la vésicule. Ses rapports avec le foie et le péritoine ; F, foie ; V, vésicule ; P, péritoine ; A, angle hépato-cystique.

2° **En bas**......
1. Pylore.................
2. Duodénum (1re portion).
3. Côlon tranverse(ligament cystico-côlique).......
4. Intestin grêle...........

Suivant les distensions de la vésicule.

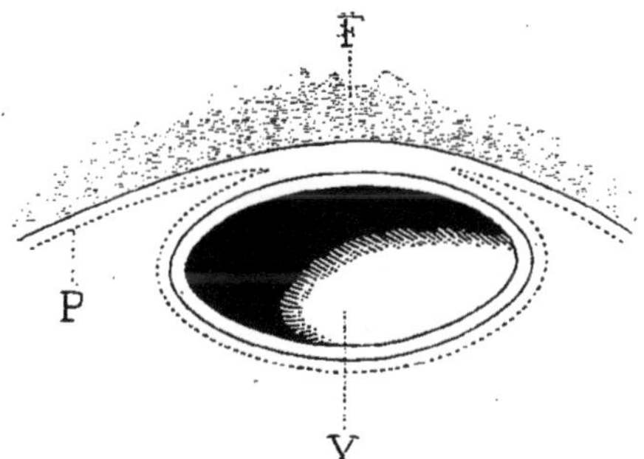

Fig. 75. — Coupe vertico-transversale de la vésicule au niveau du corps.
Rapports avec le foie, adhérence intime : le péritoine forme deux angles hépato-cystiques latéraux.

COL. Il présente :....

1° **Une portion dilatée**..... C'est le bassinet de Broca.

2° **Une portion échancrée**.. Où est le ganglion cystique.
1. **En haut**.. Branche droite de la veine porte.
2. **En bas**... Bord supérieur de la première portion du duodénum.
3. **A droite**. Prolongement du lobe de Spiegel.
4. **A gauche**. Lobe carré du foie.

DÉDUCTIONS PATHOLOGIQUES

1. Inflammation de la vésicule, avec réaction périphérique : cholécystite.
2. Vésicule lithiasique, où s'amassent des calculs, qui bientôt la remplissent en formant tumeur.
3. Adhérences avec les organes voisins et en particulier avec le pylore (brides pyloriques sous-hépatiques, bien étudiées par Marchais). Elles peuvent donner lieu au syndrome résultant d'une coarctation pylorique et entraîner de graves erreurs de diagnostic.
4. Néoplasmes de la vésicule et des voies biliaires.

DÉDUCTIONS OPÉRATOIRES

- **1° Principe général....** — On ne sent pas normalement à la palpation une vésicule biliaire.
- **2° Siège........** — Le siège de la vésicule répond au bord externe du grand droit de l'abdomen du côté droit, au-dessous des fausses côtes.
- **3° Ligne d'incision .** — Incision de la vésicule lithiasique avec extraction des calculs et, suivant la perméabilité ou non du cholédoque, fistule biliaire consécutive avec abouchement des lèvres de la plaie vésiculaire à la peau.
- **4° Cholécysto-entérostomie.......** — Ou abouchement de la vésicule dans une anse intestinale, pour assurer le libre écoulement de la bile.
- **5° Cholécystectomie......** — Ou ablation de la vésicule.
- **6° Variétés d'incisions abdominales pour la recherche de la vésicule.**
  1. Incision de Lawson-Tait. — Sur le bord externe du droit.
  2. Incision de Boeckel..... — Parallèle au rebord des fausses côtes.
  3. Incision de Hoffmohl... — Sur la vésicule, suivant une ligne allant du dixième cartilage costal droit du côté gauche et sous-ombilicale.
  4. Incision de Terrier et Delagénière. — Sur la ligne médiane.

---

3. TOPOGRAPHIE DES CANAUX CYSTIQUE ET CHOLÉDOQUE

HYPOTHÈSES.....

- **1° Hypothèse ancienne.....** — Les deux canaux cystique et hépatique se réuniraient dans le petit épiploon, et le cholédoque ainsi formé descendrait jusqu'en arrière du duodénum. Il y aurait donc une portion sus-duodénale du cholédoque en rapport avec le bord antérieur de l'hiatus de Winslow; c'est là qu'on ferait la cholédocotomie pour calculs.
- **2° Hypothèse actuelle (Wiard).........** — En réalité, étant donnés les rapports de connexité du foie et du duodénum, il n'y aurait pas à proprement parler de portion sus-duodénale du cholédoque, et ce que les auteurs auraient pris pour le cholédoque, c'est le canal cystique lui-même.

II. — ORGANES SOUS-MÉSO-COLIQUES

1. TOPOGRAPHIE DU DUODÉNUM (Fig. 76).

PREMIÈRE PORTION SOUS-HÉPATIQUE OU TRANSVERSALE

(Répondant au corps de la 1re vertèbre lombaire.)

- 1° En avant....
  1. Lobe carré du foie.
  2. Vésicule biliaire.
  3. Col de la vésicule.
  4. Canal cystique.
  5. Branche droite de la veine porte.
  6. Branche droite de l'artère hépatique.
  7. Artère cystique.
  8. Organes du hile du foie.
- 2° En arrière...
  1. Tête du pancréas.
  2. Hiatus de Winslow (Voy. p. 102).
- 3° A gauche.... | Vestibule pylorique.
- 4° A droite..... | Angle sous-hépatique.
- 5° En bas...... | Pancréas.
- 6° En haut. ....
  1. Région cœliaque (Voy. p. 101).
  2. Petit épiploon et les organes qu'il renferme.

DEUXIÈME PORTION OU PRÉRENALE OU DESCENDANTE

(Répondant au flanc droit des 2e, 3e et 4e vertèbres lombaires.)

- 1° En avant....
  1. Fond de la vésicule biliaire.
  2. Extrémité droite du côlon transverse.
  3. Vaisseaux côliques droits supérieurs.
  4. Anses flottantes de l'intestin grêle.
- 2° En arrière...
  1. Hile rénal droit et son pédicule.
  2. Bord interne du rein droit.
- 3° A droite.....
  1. Face interne du lobe vertical du foie.
  2. Côlon ascendant.
- 4° A gauche....
  1. Portion ascendante de la grande courbure de l'estomac.
  2. Canal pylorique.
  3. Tête du pancréas avec le canal cholédoque.

TROISIÈME PORTION HORIZONTALE OU PRÉCAVE, PRÉAORTIQUE

(Répondant à la 4e vertèbre lombaire.)

- 1° En avant....
  1. Racine du mésentère.
  2. Vaisseaux mésentériques supérieurs.
  3. Anses flottantes grêles.
- 2° En arrière ..
  1. A droite..... | Veine cave inférieure.
  2. A gauche .... | Aorte abdominale.
  3. Entre les deux. | Tissu cellulaire et ganglions. Origine de l'artère mésentérique inférieure.
- 3° En haut...... | Tête du pancréas.
- 4° En bas ...... | Intestin grêle.

QUATRIÈME PORTION ASCENDANTE...

(Répondant aux 4e, 3e et 2e lombaires.)

- 1° En avant.....
  1. Intestin grêle.
  2. Partie postérieure de l'estomac.
- 2° En arrière...
  1. Hile rénal gauche et son pédicule.
  2. Portion lombaire du diaphragme et du psoas.
  3. Vaisseaux mésentériques inférieurs.
- 3° A droite.....
  1. Aorte abdominale.
  2. Racine du mésentère.
  3. Tête du pancréas.
- 4° A gauche....
  1. Bord interne du rein gauche.
  2. Arc vasculaire de Treitz formé par :
     1. L'artère côlique gauche supérieure.
     2. La veine mésentérique inférieure.

CINQUIÈME PORTION OU ANGLE DUODÉNO-JÉJUNAL

(Répondant au flanc gauche de la 2e lombaire.)

- 1° En avant.....
  1. Paroi postérieure de l'estomac.
  2. Méso-côlon transverse.
  3. Muscle de Treitz, allant du sommet de l'angle au pilier gauche du diaphragme.
- 2° En arrière... | Paroi abdominale postérieure.
- 3° A gauche .... | Bord interne du rein gauche.
- 4° En haut......
  1. Bord inférieur du pancréas.
  2. Concavité de la crosse de la mésentérique inférieure.

RAPPORTS AVEC LE PÉRITOINE.

- 1° Première portion........ La séreuse tapisse les deux faces duodénales se continuant........
  - 1. En haut .... Avec le petit épiploon (ligament hépato-duodénal).
  - 2. En bas ...... Avec le grand épiploon (ligament duodéno-gastro-côlique).
  - 3. A gauche..... Avec les feuillets séreux stomacaux.
  - 4. A droite...... Tiers antérieur de l'angle sous-hépatique.
- 2° Deuxième portion........
  - Le duodénum est croisé par la racine du méso-côlon transverse et par celles du mésentère........
    - 1. Portion sus-méso-côlique. Le duodénum est recouvert dans ses 3/4 antérieurs, son feuillet séreux se continuant à droite avec le feuillet péritonéal droit terminant le ligament duodéno-rénal de Huschke, à gauche avec la face postérieure de l'arrière-cavité.
    - 2. Portion sous-méso-côlique. Divisée en deux portions droite et gauche par le mésentère, d'où la division de Quénu du duodénum en portion sus-, rétro- et sous-péritonéale.

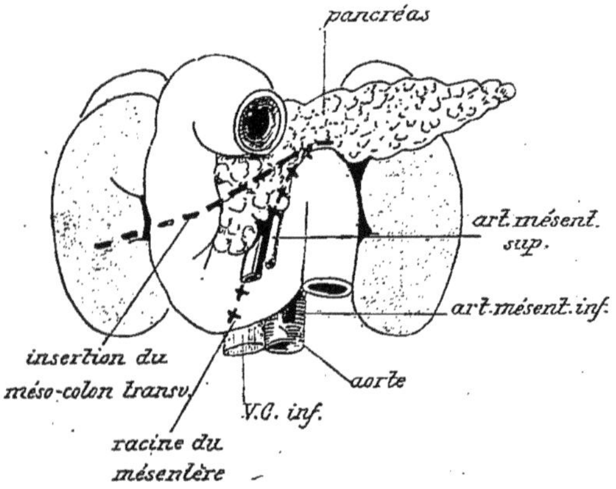

Fig. 76. — Topographie du duodénum.

  - La face postérieure de cette portion est donc exempte de séreuse, appliquée directement contre la paroi postérieure (fascia de Treitz résultant de l'adossement des deux feuillets séreux primitifs : c'est la théorie de l'adossement, aujourd'hui admise, contre la théorie ancienne du glissement de Toldt).
- 3° Troisième portion........ Face antérieure seulement.
- 4° Quatrième portion........ Venant refouler le méso-côlon transverse, pour se mettre en rapport avec la face antérieure du pancréas.

RAPPORTS AVEC LES FOSSETTES.

1. Fossette duodénale supérieure, renversée.
2. Fossette duodénale inférieure, la plus fréquente.
3. Fossette duodéno-jéjunale ou méso-côlique.
4. Fossette paraduodénale.
5. Fossette rétroduodénale.

DÉDUCTIONS PATHOLOGIQUES

- Ulcère du duodénum.... Évoluant comme celui de l'estomac et survenant surtout à la suite des grandes brûlures étendues de la surface du corps.

DÉDUCTIONS OPÉRATOIRES.

- 1. Section du duodénum et entéro-anastomose.. Dans le cas de néoplasme du pylore.
- 2. On peut, suivant les cas :
  - 1. Aboucher le duodénum à l'estomac.
  - 2. Fermer le bout duodénal et faire l'anastomose avec une autre portion de l'intestin.

2. TOPOGRAPHIE DE L'INTESTIN GRÊLE

- **EN AVANT**........
  - 1° Tablier épiploïque.
  - 2° Paroi abdominale antérieure....
    - Régions........ 1. Ombilicale..... 2. Hypogastrique. — surtout.
    - Mais il faut savoir que les viscères intestinaux sont extrêmement mobiles, qu'ils débordent plus ou moins les autres organes de l'abdomen et n'ont forcément entre eux que des rapports relatifs.
- **EN ARRIÈRE**.....
  - 1° **Au milieu**...
    1. Colonne vertébrale lombaire seule (les piliers du diaphragme s'insérant jusqu'aux 2e et 3e vertèbres lombaires).
    2. Aorte à gauche.
    3. Veine cave inférieure à droite.
    4. Artères et veines iliaques primitives.
    5. Branches efférentes de l'aorte et afférentes de la veine cave.
  - 2° **Sur les côtés** (en allant de haut en bas)..
    1. Capsules surrénales.
    2. Reins et ses vaisseaux.
    3. Bassinet et uretère.
    4. Psoas et petit psoas.
    5. Une partie des muscles lombaire et iliaque.
- **EN HAUT**.......... Côlon transverse et méso-côlon de même nom, avec tous les organes sus-méso-côliques de l'abdomen.
- **EN BAS**............
  - 1° **Chez l'homme.**
    1. Vessie en avant.
    2. Rectum en arrière.
  - 2° **Chez la femme.**
    1. Vessie en avant.
    2. Utérus, avec ses annexes et ligaments au milieu.
    3. Rectum en arrière.
  - Au-dessus du releveur anal, de sorte que les intestins sont renfermés entre deux diaphragmes :
    1. Un supérieur à concavité inférieure.... — C'est le diaphragme proprement dit ou thoraco-abdominal.
    2. Un inférieur à concavité supérieure.... — C'est le diaphragme releveur ou abdomino-pelvien, séparant les organes abdominaux de la région pelvienne.
- **LATÉRALEMENT** — Les deux côlons ascendant et descendant, de sorte que l'intestin grêle est entouré à la manière d'un cadre par les 3 côlons, qu'il peut déborder quelquefois.
- **DÉDUCTIONS PATHOLOGIQUES**
  - 1° **Cancer intestinal** .... — Fréquent, il peut siéger dans tous les points.
  - 2° **Étranglement interne**....... — Par brides ou invaginations.
  - 3° **Hernie de l'intestin**..... — Par un orifice naturel trop dilaté et étranglé en ce point.
- **EN ARRIÈRE**.....
  - **Paroi postérieure musculo-osseuse de la fosse iliaque.**
    - 1° **Péritoine pariétal.**
    - 2° **Tissu cellulaire sous-péritonéal** avec :........
      1. Artère iliaque externe en dehors.
      2. Veine iliaque externe en dedans.
      3. Ganglions lymphatiques....
         1. Extra-artériel.
         2. Intraveineux.
         3. Intervasculaire.
      4. Artère circonflexe iliaque.
      5. Filet nerveux génito-crural, branche du plexus lombaire.
    - 3° **Fascia iliaca.**
    - 4° **Psoas-iliaque.** — Étalé en éventail dans toute l'étendue de la fosse iliaque interne osseuse et, entre les deux muscles, le *nerf crural* situé plus haut, et, parallèlement à la crête iliaque, le nerf fémoro-cutané.
    - 5° **Os iliaque** (ilion)...... — Avec l'artère iléo-lombaire, contournant en haut la crête iliaque.

EN DEDANS.......
1. Uretère.
2. Vaisseaux spermatiques et utéro-ovariens.
3. Canal déférent.
4. Veine cave inférieure plus loin.

EN DEHORS....... Angle formé par la paroi abdominale et le bassin.

RAPPORTS AVEC LES VAISSEAUX...
- L'artère iléo-côlique, branche de la mésentérique supérieure, donne :.......
  1. Les artères cæcales.....
     1. Antérieures.
     2. Postérieures.
     - La 1re déterminant un repli péritonéal.
     - La 2e appliquée sur le cæcum.
  2. L'artère appendiculaire (iléo-appendiculaire) (fig. 85).
  3. L'artère iléale.

RAPPORTS AVEC LE PÉRITOINE ET SES FOSSETTES....
- 1° Enveloppement complet du péritoine.
- 2° Formation de replis......
  1. Repli mésentérico-cæcal.
  2. Repli iléo-appendiculaire.
  3. Méso-appendice.
- 3° Formation de fossettes...
  1. Fossette iléo-cæcale antérieure ou supérieure.
  2. Fossette iléo-cæcale inférieure ou iléo-appendiculaire....... Avec le ligament appendiculo-ovarien de Clado ; inconstant.

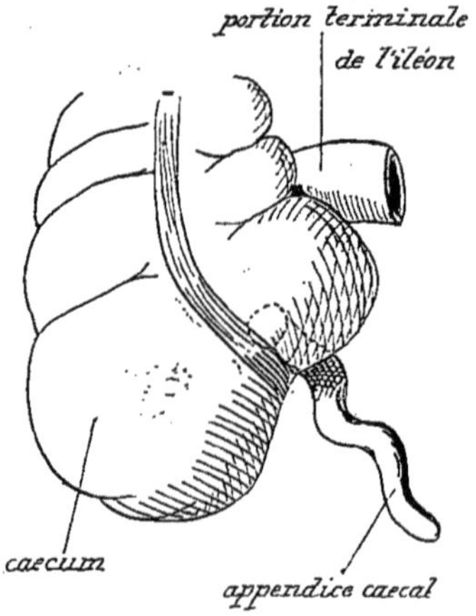

portion terminale de l'iléon
cæcum
appendice cæcal

Fig. 77. — Cæcum et appendice.

  3. Fossette rétro-cæcale. Limitée par :
     1. A droite, le ligament supérieur du cæcum ou pariéto-cæcal.
     2. A gauche, le ligament inférieur du cæcum ou mésentérico-cæcal.
  4. Fossette sous-cæcale de Biesiadecki.

DÉDUCTIONS PATHOLOGIQUES
- 1° Développement des collections purulentes péri cæcales. Non dans le tissu cellulaire sous-péritonéal, mais dans le péritoine, véritables abcès enkystés du péritoine.
- 2° Cancer de l'anse iléo-côlique. (Thèse de Baillet).

DÉDUCTIONS OPÉRATOIRES..
- 1° Extirpation.. Pour le cancer, on extirpe le cæcum et une portion de l'iléon;
- 2° Sutures ..... On suture ensuite :.... Soit directement l'intestin grêle au côlon ascendant : c'est l'abouchement termino-terminal; soit l'entéro-anastomose latérale, les deux bouts ayant été fermés en cæcum.
- 3° Principales incisions exploratrices.
  1. Médiane.
  2. Latérale et oblique, en bas et en dedans.
  3. Lombaire.

3. TOPOGRAPHIE DU CÆCUM

EN AVANT........ **Paroi antérieure de la fosse iliaque**.......

1. Peau.
2. Tissu cellulaire, avec l'artère sous-cutanée abdominale.
3. Feuillet aponévrotique antérieur du grand oblique (aponévrose d'enveloppe de Richet-Guyon).
4. Muscle grand oblique.

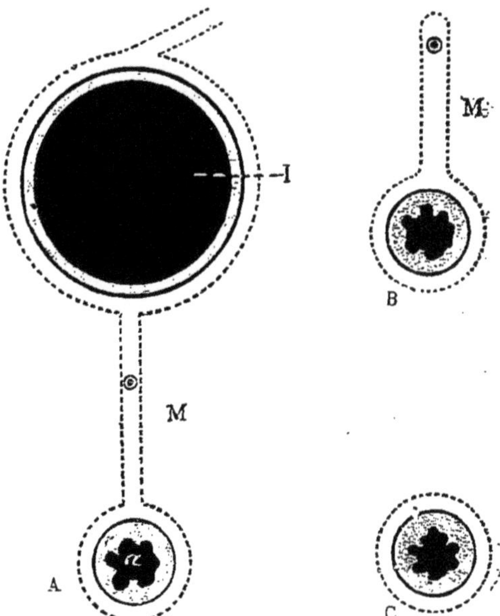

Fig. 78. — Schéma du péritoine et de l'appendice.

A. appendice sur une coupe du voisinage du cæcum ; I. iléon ; M. méso-appendice et artère appendiculaire ; B. appendice en son milieu ; M. méso-appendice et artère appendiculaire ; C. appendice à son extrémité libre ; le méso a disparu, péritoine en ligne pointillée.

5. Couche celluleuse, entre les aponévroses du grand et du petit oblique avec les nerfs :
   1. Grand abdomino-génital.
   2. Petit abdomino-génital.
6. Muscle petit oblique.
7. Couche celluleuse, entre les aponévroses du petit oblique et du transverse.
8. Muscle transverse.
9. Fascia transversalis..
   1. Fibreux.
   2. Celluleux.
   Avec entre les deux l'artère épigastrique.
10. Feuillet externe péritonéal.

DÉDUCTIONS OPÉRATOIRES.

- **1° Entérorraphie ou suture de l'intestin...........**
  - La suture classique, dite de Lembert, rapproche les deux feuillets séreux seuls au niveau de la solution de continuité.
  - L'entérorraphie peut être :....
    - 1. Circulaire ou par anastomose, bout à bout, ou par anastomose termino-terminale.
    - 2. Latérale, après fermeture des deux bouts.
  - Ces anastomoses peuvent se faire..........
    - 1. Soit directement à l'aide de sutures.
    - 2. Soit indirectement à l'aide de boutons spéciaux (Murphy, Chaput).
- **2° Entérectomie...**
  - Il est remarquable qu'on puisse enlever près de 3 mètres d'intestin sans observer d'accidents fonctionnels graves.
  - Différents temps de l'entérectomie avec continuité immédiate des deux bouts réséqués :
    - 1. Attraction et isolement de l'anse à réséquer.
    - 2. Résection de l'intestin et désinsertion du mésentère.
    - 3. Réunion des deux bouts sectionnés.
    - 4. Suture du mésentère.
    - 5. Réduction complète ou incomplète de l'anse et fermeture de l'abdomen.
- **3° Hernies ....**
  - Simples ou étranglées, quel que soit leur siège :
    - 1. Ombilicale.
    - 2. Crurale.
    - 3. Inguinale.
  - 1. La hernie ombilicale est la hernie des enfants et des femmes grasses.
  - 2. La hernie crurale est surtout la hernie de la femme.
  - 3. La hernie inguinale celle de l'homme.
- **4° Méthode opératoire...**
  - **1. Hernie ombilicale....** — Avivement des bords et accolement direct des droits par des fils en U.
  - **2. Hernie crurale.......** — Fermer l'orifice supérieur du canal lymphatique ou canal crural, en rapprochant par deux points de suture le ligament de Cooper (aponévrose supérieure du pectiné) du ligament de Fallope et de Gimbernat.
  - **3. Hernie inguinale.....** — Refaire la paroi postérieure par le procédé dit de Bassini qui consiste à rapprocher le tendon conjoint de Henle (tendon commun du petit oblique et transverse) du ligament de Hesselbach (dépendance du ligament de Fallope).
- **5° Cure radicale des hernies .....**
  - Se rappeler que dans la cure radicale ......
    - 1. De la hernie crurale étranglée, il faut débrider en dedans, sur la concavité du ligament de Gimbernat, et non en dehors où l'on risquerait d'ouvrir la veine fémorale.
    - 2. De la hernie inguinale étranglée, il faut débrider le collet du sac en dehors, parce qu'en dedans on pourrait couper l'épigastrique.
  - Toutes ces cures radicales de hernies étranglées se font toujours en suivant les mêmes règles générales suivantes :
    - 1. Incision des téguments et isolement du sac.
    - 2. Ouverture du sac, qui contient toujours un liquide citrin, roussâtre, dit *liquide herniaire*.
    - 3. Débridement du collet du sac.
    - 4. Examen de l'intestin hernié, qui est ou n'est pas gangrené.
      - 1. S'il ne l'est pas........... — Le réduire dans le ventre et terminer par la cure radicale.
      - 2. S'il l'est...... — Faire un anus contre nature.

4. TOPOGRAPHIE DES TROIS COLONS ABDOMINAUX

I. — COLON ASCENDANT.

EN AVANT.........	Anses intestinales grêles.
EN ARRIÈRE.....	1. Muscle iliaque. 2. Carré lombaire. 3. Rein (face antérieure).
A DROITE..........	1. Face interne du lobe droit du foie. 2. Vésicule biliaire, quelquefois.
A GAUCHE.........	Portion descendante du duodénum.

II. — ANGLE DROIT.

EN AVANT.........	1. Foie. 2. Diaphragme. 3. Paroi abdominale. 4. Cartilage de la 10e côte.
EN ARRIÈRE.....	Face antérieure du rein.
A DROITE..........	Foie.

III. — COLON TRANSVERSE.

EN AVANT........	1. Grand épiploon. 2. Paroi abdominale antérieure.
EN ARRIÈRE.....	1. A gauche : face antérieure du rein. 2. A droite : Portion descendante du duodénum.
EN HAUT...........	Estomac.
EN BAS.............	Anses grêles.

IV. — ANGLE GAUCHE.

EN AVANT.........	Estomac.
EN ARRIÈRE.....	1. Rein. 2. Capsule surrénale.
EN HAUT..........	Rate.

V. — COLON DESCENDANT.

EN AVANT.........	Anses grêles.
EN ARRIÈRE.....	1. Bord externe du carré lombaire. 2. Diaphragme. 3. Muscle transverse de l'abdomen.
A DROITE..........	Bord externe du rein.
A GAUCHE.........	Paroi abdominale.

DÉDUCTIONS PATHOLOGIQUES	1° Cancer du gros intestin.	Fréquent, à l'angle droit du côlon.
	2° Adhérences avec le rei ..	Dans les cancers de cet organe.
DÉDUCTIONS OPÉRATOIRES ...	Gastro-entéro-stomie	C'est le côlon transverse qu'on relève avec le grand épiploon pour faire une bouche au niveau de son méso, bouche au travers de laquelle on fera passer une anse grêle pour l'anastomose postérieure avec l'estomac.

---

5. TOPOGRAPHIE DE LA FOSSETTE INTERSIGMOÏDE

RAPPORTS........	1° En haut.....	Feuillet postérieur du méso-côlon ilio-pelvien.
	2° En bas......	Courbe à concavité supérieure, dépendant du péritoine pariétal.
DIRECTION........	Oblique en haut et à droite, dans la direction de l'artère iliaque primitive gauche.	
RAPPORTS D'ENTRÉE DE LA FOSSETTE.	1° En haut.....	1. Artère hémorroïdale supérieure. 2. Les trois artères sigmoïdes.
	2° En bas......	Artère iliaque primitive ou ses branches.

---

6. TOPOGRAPHIE DU COLON ILIO-PELVIEN

PORTION DANS LA FOSSE ILIAQUE (fig. 79 et 80)

1re portion (descendante). — Allant de la crête iliaque au quart inférieur de la fosse iliaque interne.

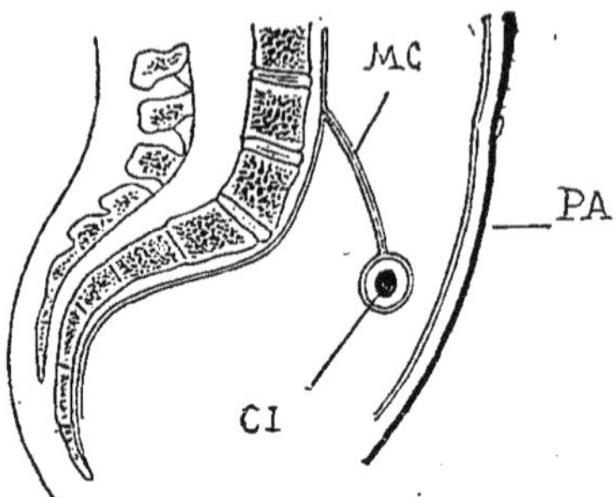

Fig. 79. — Schéma montrant la mobilité du côlon ilio-pelvien CI ; la coupe du méso-côlon MC et la possibilité de l'attirer au contact de la paroi abdominale antérieure ; PA, coupe médiane verticale et sagittale.

2e portion (oblique)...... — En avant du muscle psoas, jusqu'au détroit supérieur du bassin.

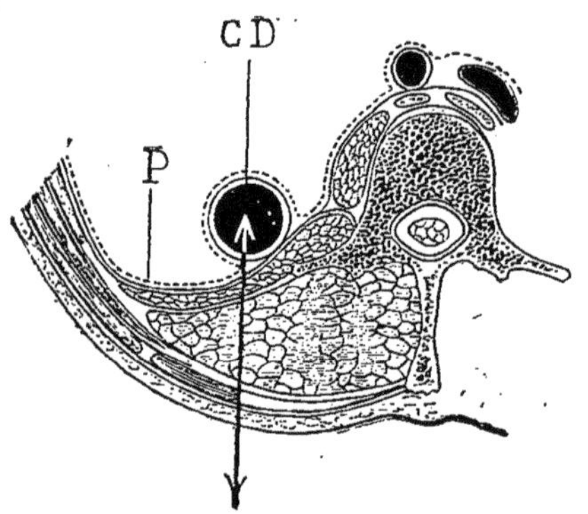

Fig. 80. — Schéma montrant le côlon descendant appliqué sur le péritoine (P) contre la paroi abdominale postérieure. La flèche indique la voie suivie pour la création de l'anus lombaire par le procédé d'Amussat.

PORTION INTRA-PELVIENNE.....

3e portion (curviligne)... — Allant d'une fosse iliaque à l'autre, en croisant en courbe à concavité supérieure tout le bassin.

4e portion (oblique)...... — Allant du bord droit du bassin de la symphyse sacro-iliaque droite à la partie médiane de la 3e vertèbre sacrée.

DÉDUCTIONS PATHOLOGIQUES

Cancers du côlon ilio-pelvien... — Fréquents.

DÉDUCTIONS OPÉRATOIRES.

Opération de Lardennois... — Consistant, dans le cas de cancer de ce côlon, à aboucher directement le côlon descendant au rectum et à éviter ainsi au malade les tristes inconvénients d'un anus contre nature.

III. — ORGANE COMMUN AUX DEUX RÉGIONS PRÉCÉDENTES

TOPOGRAPHIE DE LA VEINE CAVE INFÉRIEURE

I. — DANS L'ABDOMEN (fig. 81).

EN AVANT.

- **1° Portion inférieure.......**
  - **1. Racine du mésentère....**
    - 1re opinion (Sappey)...... — Les deux feuillets sont situés l'un à droite, l'autre à gauche du vaisseau, engainant plus ou moins la veine cave inférieure.
    - 2e opinion...... — Le feuillet droit seul s'insère au niveau du vaisseau, le gauche beaucoup plus loin, et entre les deux organes sont des ganglions lymphatiques.
  - **2. Artère mésentérique inférieure.**
  - **3. Artère côlique droite.**
  - **4. Artère et veine spermatique.**
- **2° Portion rétro-duodéno-pancréatique.......**
  1. 3e portion transversale du duodénum.
  2. Face postérieure de la tête du pancréas.
  3. Grande veine mésaraïque.
  4. Tronc commun de la veine splénique et de la veine mésaraïque.

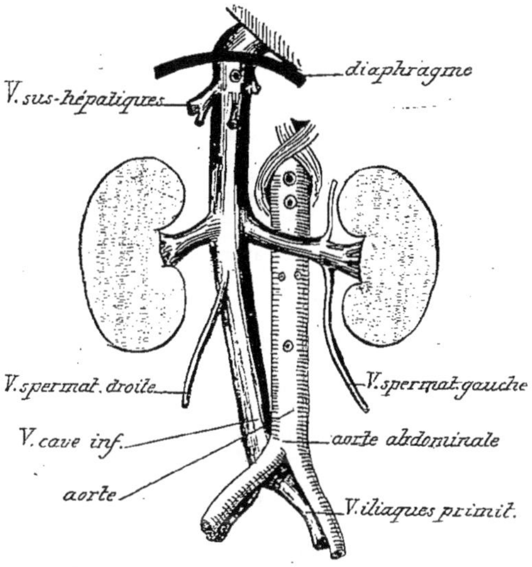

  Fig. 81. — Rapports de la veine cave inférieure.

  5. Veine porte, croisant en X la veine cave.
  6. En arrière du pancréas se trouve le *quadrilatère biliaire de M. Quénu*, traversé en diagonale par le cholédoque.

  Il est limité ainsi:
    1. A droite..... — Bord gauche de la portion verticale du duodénum.
    2. A gauche.... — Vaisseaux mésentériques.
    3. En haut...... — Bord supérieur du pancréas.
    4. En bas....... — Horizontale, passant par la terminaison du cholédoque.
- **3° Portion sous-péritonéale......** — Hiatus de Winslow.
- **4° Portion hépatique.......**
  1. Gouttière ou canal du bord postérieur du foie.
  2. Ligament coronaire.
  3. Ligament suspenseur du foie.
  4. Ligaments triangulaires.

EN ARRIÈRE.....
1. Partie latérale droite de la colonne vertébrale, formée par le corps des vertèbres lombaires et dorsales (9e dorsale à 5e lombaire) et disques intervertébraux correspondants.
2. Pilier droit du diaphragme.
3. Ganglions nerveux du sympathique abdominal.
4. Artères capsulaires moyennes, seules venant de l'aorte (les supérieure viennent des diaphragmatiques, les inférieures de la rénale).

A DROITE.........
1. Psoas au niveau de ses insertions.
2. Duodénum.
3. Uretères.
4. Plexus veineux uretériques.
5. Hile du rein.
6. Bord interne de la capsule surrénale droite.

A GAUCHE.........
1. Aorte abdominale.
2. Ganglions intervasculaires, décrits par Lannelongue.
3. Citerne de Pecquet et tous les organes de la région cœliaque.

II. — AU NIVEAU DU DIAPHRAGME.

ORGANES.........	1° Orifice aortique ...	A droite.
	2° Orifice œsophagien.	En avant.
	3° Union de la foliole moyenne et de la foliole droite......	A 2 centimètres et demi du plan médian, avec adhérence intime à l'anneau fibreux. C'est le *foramen dextrum*, le plus volumineux de tous les orifices du diaphragme, répondant pendant l'expiration au bord supérieur du corps de la 9e dorsale, s'abaissant de 1 centimètre pendant les grandes inspirations.

III. — DANS LE THORAX.

HYPOTHÈSE CLASSIQUE.....
1. Perfore avec le diaphragme le feuillet fibreux du péricarde.
2. Glisse entre les deux feuillets.
3. Soulève la séreuse pour gagner les oreillettes.

HYPOTHÈSE DE LAGOUTTE ET DURAND......... Il y aurait une portion extrapéricardique de la veine cave inférieure, sur une longueur de 1-2 centimètres.

IV. — AU NIVEAU DU CŒUR.

ORGANES	1° Valvule d'Eustachi .	Seule du système cave, mais d'ailleurs insuffisante.
	2° Tubercule de Lower.....	Chez l'adulte : important pour la direction des deux courants veineux supérieur et inférieur.
DÉDUCTIONS PATHOLOGIQUES	1° Infiltration tuberculeuse des ganglions intervasculaires	C'est le carreau.
	2° Thrombose de la veine cave inférieure.	
DÉDUCTIONS OPÉRATOIRES .	1° Néoplasmes du rein....	L'envahissement cancéreux de la veine cave est important à connaître, car, dans l'extirpation de ces tumeurs, il faudra toujours craindre l'ouverture du vaisseau.
	2° Fistule......	Établie expérimentalement chez le chien, en 1877, par Eck, entre la veine cave inférieure et la veine porte.

IV. — ORGANES SOUS-PÉRITONÉAUX

1. TOPOGRAPHIE DES REINS

AVEC LA COLONNE VERTÉBRALE (par le procédé de Pausch ou procédé des aiguilles)........

- 1° Dans le sens vertical....
  - 1. En haut...... | Bord supérieur de la 11e côte.
  - 2. En bas.......
    - 1. *A droite*. — Bord inférieur de l'apophyse transverse de la 3e lombaire.
    - 2. *A gauche*. — Bord supérieur de la même apophyse.
- 2° Dans le sens transversal.
  - 1. Le bord interne du rein oblique en bas et en dehors est distant de la colonne vertébrale....... — En haut, de 2 centimètres et demi. En bas, de 3 centimètres et demi.
  - 2. Le bord externe est distant en moyenne de 8-9 centimètres.

AVEC LA PAROI POSTÉRIEURE.

- 1° Portion lombaire (fig. 82 et 83).
  - 1. Peau.
  - 2. Tissu cellulaire sous-cutané.
  - 3. Masse sacro-lombaire : le bord externe du rein dépassant le bord externe de ce muscle sur une longueur de 1 centimètre en moyenne, rapport important à connaître dans les opérations sur le rein. Deux triangles sont importants à connaître à ce niveau. Ce sont:
    - 1. Le triangle supérieur sous-costal ou triangle de Grynfelt, ainsi formé:
      - 1. Bord interne. | Grand dorsal.
      - 2. Bord externe. | Bord postérieur du petit oblique.
      - 3. Base supérieure.. | Petit dentelé et bord inférieur de la 12e côte.
      - 4. Fond........ | Aponévrose du transverse.

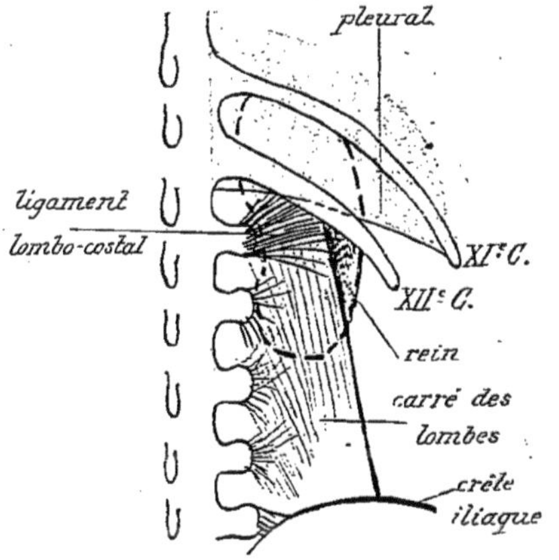

Fig. 82. — Rapports du rein avec la paroi postérieure.

    - 2. Le triangle inférieur sus-iliaque ou triangle de J.-L. Petit ainsi formé :
      - 1. Bord interne. | Grand dorsal.
      - 2. Bord externe. | Grand oblique.
      - 3. Base inférieure .. | Crête iliaque.
      - 4. Fond .... | Petit oblique.
  - 4. Feuillet moyen de l'aponévrose du transverse, avec le ligament lombo-costal de Henle.
  - 5. Muscle carré des lombes.
  - 6. Feuillet antérieur de l'aponévrose du transverse, avec le ligament cintré du diaphragme.
  - 7. Douzième nerf intercostal.
  - 8. Grand et petit abdomino-génital.
  - 9. Capsule adipeuse du rein.
- 2° Portion thoracique ....
  - 1. Douzième côte, qui, suivant les sujets, peut être longue ou courte.
  - 2. Diaphragme, présentant : — Au niveau du rein, un hiatus triangulaire à sommet supérieur : c'est l'hiatus costo-lombaire de Récamier-Farabeuf-Lejars.
- 3° Plèvres......... — Cul-de-sac inférieur diaphragmatique, dont le trajet varie avec la longueur de la côte. (En général, à 8 centimètres de la ligne médiane, la 12e côte est dépourvue de séreuse.)

EN AVANT........

- 1° Rein droit...
  - 1. Face inférieure du foie ligaments..
    - 1. Hépato-rénal.
    - 2. Hépato-surrénal.
  - 2. Angle droit du côlon.
  - 3. Deuxième portion duodénale, avec le ligament duodéno-rénal de Huschke.

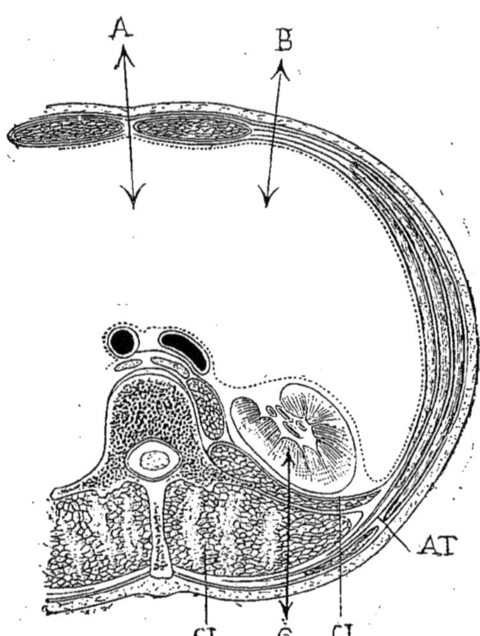

Fig. 83. — Schéma des voies d'accès vers le rein.

AB, voie transpéritonéale ; C, voie lombaire ; AT, aponévrose du transverse avec ses trois expansions ; SL, masse sacro-lombaire ; CL, carré des lombes.

- 2° Rein gauche.
  - 1. Pancréas et vaisseaux spléniques.
  - 2. Feuillet antérieur de l'épiploon pancréatico-splénique ou feuillet postérieur de l'arrière-cavité des épiploons.
  - 3. Arrière-cavité des épiploons.
  - 4. Face postérieure de l'estomac recouverte de sa séreuse.
  - 5. Portion terminale du côlon transverse.
  - 6. Angle gauche du côlon.

TOPOGRAPHIE DES BORDS.....

- 1° Bord externe....
  - 1. Arcade veineuse exorénale de Tuffier-Lejars.
  - 2.
    - 1. *A gauche*...
      - 1. Rate et ligament spléno-rénal.
      - 2. Côlon descendant.
    - 2. *A droite*.....
      - 1. Foie.
      - 2. Côlon descendant.
- 2° Bord interne.
  - 1. Rachis....... | 12ᵉ dorsale, 2ᵉ lombaire.
  - 2.
    - 1. *A droite*..
      - 1. Veine cave inférieure.
      - 2. Veine spermatique et utéro-ovarienne.
    - 2. *A gauche*.
      - 1. Aorte.
      - 2. Plexus solaire, avec ses ganglions semi-lunaires et l'anse de Wrisberg.
      - 3. Région cœliaque.
- 3° Psoas (fig. 84). | Allant des vertèbres dorso-lombaires au grand trochanter.
- 4° Organes du hile du rein (fig. 85).....
  - 1. En avant .... | La veine rénale.
  - 2. En arrière ... | L'artère rénale.
  - 3. Plus en arrière...... | Le bassinet et l'uretère, avec le plexus veineux rétropyélique.
  - 4. Nerfs et ganglions lymphatiques.

TOPOGRAPHIE DES EXTRÉMITÉS...

1° Extrémité supérieure. — En rapport avec les capsules surrénales.

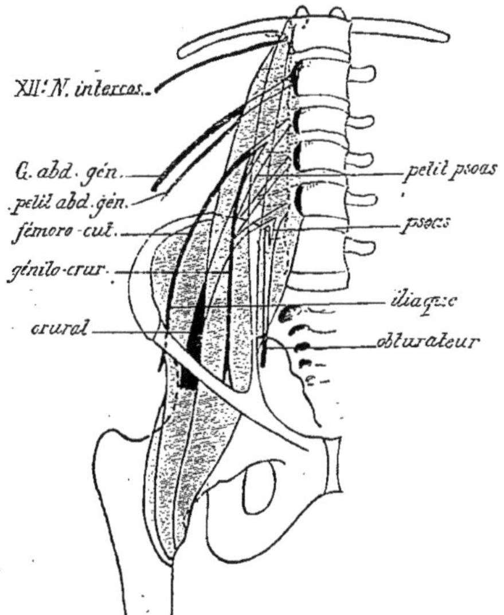

Fig. 84. — Topographie du plexus lombaire et du psoas.

2° Extrémité inférieure .. — 1. Plus basse à droite qu'à gauche.
2. A 4-5 centimètres de la crête iliaque.

A signaler l'absence de fermeture de la loge en bas.

DÉDUCTIONS PATHOLOGIQUES

Inflammation purulente de la capsule adipeuse du rein..........

C'est le phlegmon périnéphrétique.

Les rapports de contiguïté qui existent au niveau de l'hiatus costo-lombaire entre la plèvre et la capsule adipeuse du rein expliquent les fusées purulentes du côté de la plèvre dans le cas de phlegmon périnéphrétique, et d'autre part l'ouverture de pleurésies purulentes dans la gangue cellulo-adipeuse du rein.

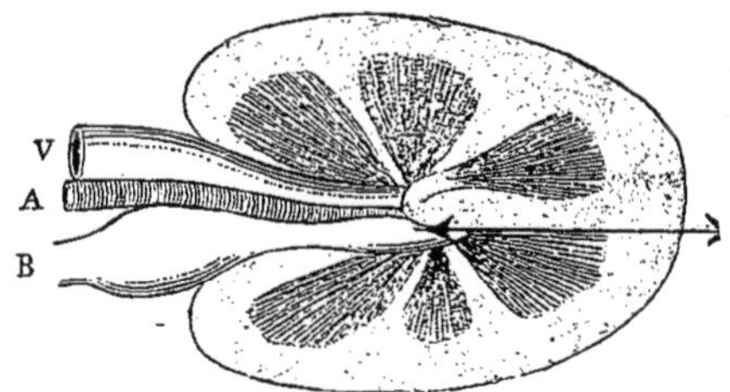

Fig. 85. — Schéma des rapports des éléments du hile du rein, sur une coupe faite d'avant en arrière.

V, veine ; A, artère ; B, bassinet, tissu d'incision du rein selon le bord convexe.

DÉDUCTIONS OPÉRATOIRES...

- **1° Lésions de la plèvre........** Elles peuvent se produire dans les opérations sur le rein, surtout dans le cas de 12e côte longue.
- **2° Principales opérations portant sur le rein..........**
  - **1. Néphropexie ou néphrorraphie.........** Fixation du rein dans sa position normale à la paroi lombaire, dans le cas de rein flottant (on peut faire ou non l'avivement rénal).
  - **2. Néphrotomie.** Dans le cas de néphrites suppurées avec drainage lombaire ou dans le cas d'hydronéphrose avec anurie (calculeuse ou non) ou dans le cas de lithiase rénale.
  - **3. Néphrectomie..........** Elle peut être, suivant les cas:
    - 1. Lombaire ou abdominale.
    - 2. Partielle ou totale.

---

2. TOPOGRAPHIE DES BRANCHES DU PLEXUS LOMBAIRE (fig. 84)

NERFS..............

En rayonnant du sommet de la 12e côte à la colonne vertébrale, on trouve successivement les différents troncs nerveux suivants :

1. Le 12e nerf intercostal, courant au-dessous de la 12e côte.
2. Le grand abdomino-génital, se dirigeant obliquement en bas et en dehors entre la côte et la crête iliaque.
3. Le petit abdomino-génital, se dirigeant dans le même sens, un peu au-dessous du grand.
4. Le fémoro-cutané, au niveau de la crête iliaque.
5. Le génito-crural, un peu plus en dedans.
6. Le nerf crural, qu'on voit émerger dans la fosse iliaque, entre les deux portions du muscle psoas-iliaque, et qui est le plus gros tronc nerveux du corps. Il est d'ailleurs sous l'aponévrose recouvrant ces muscles.
7. Le nerf obturateur, très en dedans et en rapport à son origine avec le flanc de la dernière vertèbre lombaire.

DÉDUCTIONS PATHOLOGIQUES

- **Douleur crurale dans le mal de Pott......** Elle s'explique par suite des rapports importants qu'affectent les différents nerfs du plexus lombaire avec le psoas, lequel peut être distendu par un abcès et comprimer ces troncs nerveux.

---

3. TOPOGRAPHIE DU BASSINET

- **PORTION INTRA RÉNALE.** — Sinus du rein avec les divisions de l'artère et de la veine rénales.
- **PORTION EXTRA RÉNALE.**
  - 1° En avant.......
    - 1. **Rapports avec les vaisseaux.**
      - 1. Artères et veines rénales, la veine plongeant entre l'artère et le bassinet.
      - 2. Lymphatiques.
      - 3. Nerfs.
      - 4. Tissu cellulaire.
    - 2. **Rapports avec les viscères..**
      - 1. **A droite.....** — 2e portion descendante du duodénum.
      - 2. **A gauche....** — 4e portion.
      - 3. **Des deux côtés.........**
        - 1. Péritoine, avec les replis duodénaux supérieurs et inférieurs.
        - 2. Angle côlique gauche.
        - 3. Côlon transverse.
  - 2° En arrière......
    - 1. Pas de rapports vasculaires importants.
    - 2. Veinules anastomosées, formant le plexus rétro pyélique de Bourgery-Jacob.
    - 3. Couche graisseuse abondante chez la femme.
    - 4. Bord externe du psoas.
    - 5. Aponévrose transverse supérieure.
    - 6. Première vertèbre lombaire.
    - 7. Ganglions de Sappey.
  - 3° En haut.........
    - 1. **A droite.....** — Veine cave inférieure.
    - 2. **A gauche....**
      - 1. Aorte.
      - 2. Veines spermatiques, qui se jettent dans la veine cave, à 1 centimètre en dedans de lui.
  - 4° En bas..... ... — Réuni au bord interne du rein par du tissu cellulo-graisseux.
- **DÉDUCTIONS PATHOLOGIQUES**
  - 1° **Hydronéphrose ou distension du bassinet par l'urine........**
    - Résultant d'un obstacle inférieur.........
      - 1. Coudures.
      - 2. Calculs.
      - 3. Néoplasmes, etc.
    - Une variété intéressante d'hydronéphrose est celle consécutive au rein flottant.
    - Le diagnostic des grosses poches hydronéphrotiques n'est pas toujours facile et est à faire avec toutes les tumeurs abdominales.
  - 2° **Pyélites.**
- **DÉDUCTIONS OPERATOIRES ...**
  - 1° **Pyélotomie..** — Ou taille du bassinet.
  - 2° **Néphrectomie.......** — Il faut la faire dans les cas de grosses poches suppurées où le bassinet et le rein sont très distendus, ce dernier organe réduit le plus souvent à une mince coque de parenchyme.

4. TOPOGRAPHIE DE L'URETÈRE

PORTION LOMBAIRE (va de l'origine de l'uretère qui répond à la 2e vertèbre lombaire à l'articulation sacro-iliaque).

- 1° En avant........
  - **1° Péritoine....** Sans jamais de méso.
  - **2° Duodénum...** Ayant des rapports beaucoup plus étendus à gauche.
  - **3° Vaisseaux veineux génitaux.....**
    - 1. Spermatiques.
      - 1. Droit.. Croisant l'uretère, au même point que l'artère.
      - 2. Gauche. Se jetant, non dans la veine cave inférieure, mais dans la veine rénale.
    - 2. Utéro-ovariens.
  - **4° Vaisseaux intestinaux...**
    - 1. *A gauche*....
      - 1. Artère mésentérique supérieure, appliquée au-devant du bord interne de l'uretère de la 4e lombaire au détroit supérieur.
      - 2. Veine mésentérique supérieure, beaucoup plus grosse, cheminant parallèlement à l'artère et en dehors d'elle.
    - 2. *A droite*.....
      - 1. Artère et veine côliques.
      - 2. Artère mésentérique inférieure, émettant au niveau de la 4e lombaire l'artère côlique gauche.
      - C'est au niveau de la 4e lombaire qu'on trouve superposés :
        - 1. La veine mésentérique inférieure.
        - 2. L'artère côlique gauche.
        - 3. Les vaisseaux spermatiques.
        - 4. Les uretères.
- 2° En arrière......
  - **1. Attaches du grand psoas à la colonne vertébrale.**
  - **2. Fascia iliaca.**
  - **3. Tendon du petit psoas qui reste en dedans.**
  - 4. Sur le psoas et au-dessous du fascia iliaca. Les branches antérieures du plexus lombaire et surtout les branches inguino-cutanées externe et interne, la 1re perforant le psoas en haut, la 2e sur la face antérieure du muscle longeant le bord interne et la face postérieure de l'uretère.
  - 5. Plan musculo-osseux.......
    - Formé par: .. .
      - 1. Les apophyses transverses.
      - 2. Les lames musculaires intermédiaires.
    - L'uretère est distant de la ligne médiane de 3 centimètres et demi, du sommet des apophyses transverses de 4 centimètres et demi.
    - D'où il résulte que:......... L'uretère est à 1 centimètre en dedans du sommet des apophyses transverses.
- 3° En dedans......
  - **1. A droite.....** Veine cave inférieure.
  - **2. A gauche....**
    - Aorte.
    - Mais l'uretère est plus rapproché de la veine cave que de l'artère, ce qui résulte de la situation latérale de la veine cave et de son volume plus considérable [ces deux organes se touchent presque sur le vivant (Farabeuf)].
  - **3. Dernière portion du duodénum à gauche.**
  - **4. Rapports nerveux......**
    - 1. Ganglions sympathiques lombaires.
    - 2. Plexus lombo-aortique (le grand sympathique à droite se superpose nécessairement à l'uretère).
- 4° En dehors......
  - **1. Extrémité inférieure du rein..........** Avec méso uretéro-rénal (l'uretère suivant toujours le rein dans ses déplacements).
  - **2. Portion verticale du côlon.** Ascendante à droite, descendante à gauche, mais se rapprochant plus de l'uretère à droite qu'à gauche.

PORTION PELVIENNE.

- **1° Portion pariétale (fixe).**
  - **1. En avant....** Entre le plan incliné formé par la paroi pelvienne en dehors et le péritoine en dedans, plus rapproché du péritoine, sans interposition de vaisseaux, le pédicule vasculaire pelvien se trouve entre l'uretère et la paroi, de sorte que l'uretère est ici plus accessible par la voie transpéritonéale qu'extrapéritonéale.
  - **2. En arrière et en dedans..**
    1. Paroi latérale du rectum, dans le cas de distension de cet organe.
    2. Côlon pelvien et anses intestinales grêles.
  - **3. En arrière et en dehors..**
    1. Artère iliaque interne.
    2. Veine hypogastrique située au-dessous et en dedans, plus profondément.
    3. Tronc lombo-sacré.
    4. Nerf obturateur.
  - **4. Au niveau de l'épanouissement de l'artère hypogastrique.**
    1. Artère obturatrice.
    2. Artère ombilicale.
    3. Feuillet aponévrotique.
    4. Bord supérieur du pyramidal.
    5. Bord postérieur de l'obturateur interne.
- **2° Portion viscérale (mobile).**
  - **1. Chez l'homme....**
    - **1. En avant....**
      1. S'adosse à l'aponévrose ombilico-vésicale.
      2. Bas-fond vésical.
      3. Loge prévésicale.
      4. Canal déférent.
      5. Artère déférentielle.
    - **2. En arrière...**
      1. Vésicules séminales (le péritoine s'insinuant entre elles et la vessie).
      2. Ganglions lymphatiques.
      3. Veine et artère vésicales postérieures.
      4. Base de la prostate, à 8-10 centimètres plus bas.
      5. Rectum, séparé par le fond de la cavité de Douglas.
  - **2. Chez la femme......**
    - **1. Portion située en arrière des ligaments larges......**
      1. Ligaments utéro-sacrés.
      2. Ligaments utéro-lombaires.
      3. Fossette sous-ovarienne de Claudius.
      4. Fossette ovarienne de Krause.
      5. Ovaire.
      6. Infundibulum de la trompe.
      7. Cul-de-sac de Douglas au-dessus de lui.
      8. Vaisseaux utéro-ovariens.
      9. Artère utérine et veines utérines.
    - **2. Point de pénétration de l'uretère dans le ligament large et dans l'intérieur du ligament...**
      - **1. Rapports avec la paroi.....** Distant de 2 centimètres de la paroi et du bord utérin, plus rapproché de l'utérus cependant à droite.
      - **2. Rapports avec l'utérine....**
        1. En arrière d'elle (quelquefois dans une boucle de l'artère).
        2. En avant du plexus veineux.
    - **3. Portion située en avant des ligaments larges ou portion vaginale .....**
      1. L'uretère passe au-dessous du ligament rond.
      2. Le cul-de-sac latéral est à 1 centimètre et demi et l'uretère est croisé par 5-6 petites artères flexueuses.
      3. A signaler encore les vestiges du conduit de Gartner, existant une fois sur trois.
    - **4. Portion intravésicale.**
      - **1. Rapports vésicaux....**
        - Chemine dans la paroi sur une étendue de 1 centimètre et demi, leurs embouchures restant distantes de 2 centimètres (orifice en bec de flûte).
        - Entre les deux orifices est le muscle inter-urétérique, qui forme la base du triangle vésical de Lieutaud, dont le sommet répond à l'orifice de l'urètre dans la vessie.
      - **2. Rapports extra vésicaux**
        - 1. *Chez l'homme.* Vésicules séminales, tout près de la base de la prostate.
        - 2. *Chez la femme..* Milieu de la paroi vaginale antérieure avec le triangle de Pawlick.

PORTION ILIAQUE (répondant à la symphyse sacro-iliaque).............

- 1° En avant ....
  - 1. A gauche..... — Méso-côlon pelvien, croisant l'uretère : c'est lui qui forme la fossette sigmoïde remontant le long de l'artère iliaque gauche, le plancher de la fossette étant formé par le péritoine pariétal au-dessous duquel cheminent l'artère iliaque primitive et l'uretère, de sorte qu'à ce niveau l'uretère est recouvert par trois feuillets péritonéaux. L'uretère semble sortir de la fossette.
  - 2. A droite.....
    1. Portion terminale du mésentère.
    2. Epanouissement des vaisseaux mésentériques inférieurs.
    3. Fin de l'iléon, qui, par suite de sa brièveté de méso, est presque appliqué sur l'uretère.
    4. Cæcum, distendu.
    5. Appendice, quand il se porte surtout en dedans (variété interne).
- 2° En arrière ..
  - 1. Vaisseaux iliaques......
    1. Artère iliaque primitive.
    2. Artère iliaque externe, plus bas.
    3. Veine iliaque externe entre l'iliaque externe et l'hypogastrique.
  - 2. Bord interne du psoas.
  - 3. Tronc lombo-sacré.
  - 4. Nerf obturateur.
  - 5. Branches ascendantes de l'artère iléo-lombaire.
  - 6. Gros ganglions lymphatiques.
  - 7. Symphyse sacro-iliaque.
    1. Point où l'uretère plonge dans la cavité pelvienne.
    2. Point également le plus accessible à sa palpation abdominale.
- 3° En dehors... — Vaisseaux spermatiques ou utéro-ovariens.
- 4° En dedans...
  - 1. A gauche.... — Descend très près du rachis dans l'angle du psoas.
  - 2. A droite..... — Plus distant par la présence de la veine cave.

DÉDUCTIONS PATHOLOGIQUES

- 1° Distension énorme des uretères.
- 2° Coudures des uretères (rein flottant basculé).
- 3° Méthode de Doyen pour l'expression manuelle abdominale des uretères.

DÉDUCTIONS OPERATOIRES ...

- 1° Cathétérisme cystoscopique.
  - Avec le cystoscope d'Albarran, pour le diagnostic des hématuries rénales.
  - *Temps opératoires....*
    1. Préparation de l'instrument et du malade.
    2. Introduction de l'instrument.
    3. Recherche de l'orifice uretéral.
    4. Propulsion modérée de la sonde uretérale.
    5. Inclinaison de l'extrémité vésicale de la sonde dans la direction de l'uretère.
    6. Propulsion de la sonde jusque dans le bassinet.
    7. Retrait du cystoscope, en laissant la sonde en place.
- 2° Uretérotomie ou taille de l'uretère ..... — Dans le cas de calculs.
- 3° Anastomoses uretéro-uretérales.. — Dans le cas de section, mais on ne peut les faire que dans les 5 derniers centimètres de l'uretère.
- 4° Greffes uretérales..
  - 1. Avec sutures.
  - 2. Avec boutons anastomotiques.
  - Signalons surtout :...
    1. Les greffes uretéro-intestinales.
    2. Les greffes uretéro-vaginales.

VII

BASSIN

I. — PAROIS

1. RÉGION FESSIÈRE

LIMITES

LIMITES	1° **Supérieure**	Crête iliaque.
	2° **Inférieure**	Pli fessier.
	3° **Postérieure**	Gouttière sacrée.
	4° **Antérieure**	Ligne ilio-trochantérienne.

SUPERPOSITION DES PLANS (fig. 80).

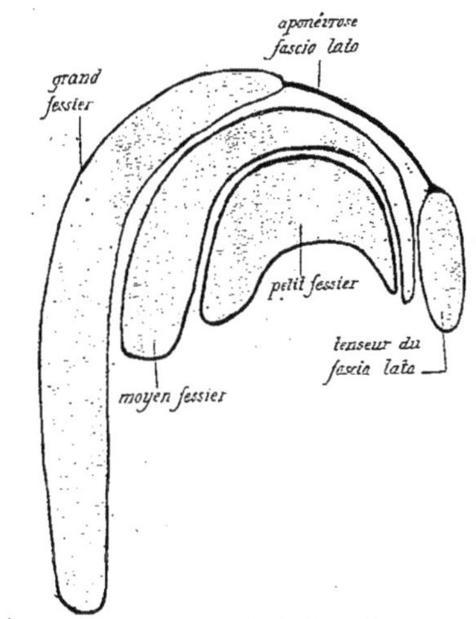

Fig. 86. — Rapports des fessiers entre eux.

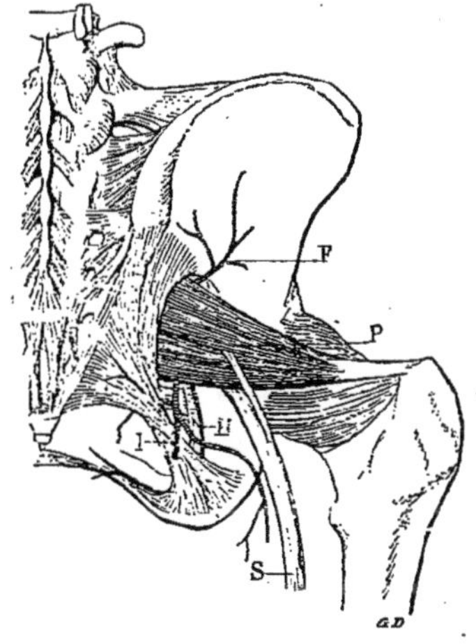

Fig. 87. — Schéma de la région fessière profonde.
P, pyramidal ; F, fessière ; S, nerf sciatique ; I, ischiatique ; H, honteuse.

1° **Peau**
1. Souple.
2. Epaisse.
3. Avec nombreux follicules sébacés.
Le pli fessier, transversal, qui sépare la fesse de la racine de la cuisse, résulte non de la saillie du bord inférieur du grand fessier, mais bien d'adhérences entre la peau et le squelette (Poirier).

2° **Tissu cellulaire sous-cutané**
1. Très épais.
2. Très dur.
3. Très élastique.
Avec un grand nombre de pelotons graisseux.

3° **Aponévrose du grand fessier.**

4° **Grand fessier** | Manquant en haut et en avant (fig. 86).

5° **Bourse séreuse.** A sa face profonde ; avec les vaisseaux (branche superficielle) et nerfs fessiers qui abordent le muscle par sa face profonde.

SUPERPOSITION DES PLANS (*Suite*).

- **6° Deuxième plan.**
  - **1° Couche musculaire** (fig. 86)......
    - 1. En haut et en avant | Moyen fessier (fig. 86).
    - 2. En dedans.
      - 1. Pyramidal.
      - 2. Jumeaux.
      - 3. Obturateur interne.
    - 3. En bas.
      - 1. *Carré crural.*
      - 2. Insertions supérieures des muscles de la loge postérieure de la cuisse.
  - **2° Couche vasculo-nerveuse** (fig. 87)....
    - 1. Portion supérieure. — Vaisseaux et nerfs fessiers supérieurs et leurs branches.
    - 2. Portion inférieure.
      - 1. En dedans. — Vaisseaux et nerfs honteux internes (riche plexus veineux).
      - 2. En dehors. — 1. Grand sciatique. 2. Petit sciatique. 3. Artère ischiatique. — en allant de dehors en dedans.
    - Tous ces organes (avec le pyramidal) sortent par le grand trou sciatique limité :
      - 1. En haut... / 2. En dehors. — Par le bord inféro-postérieur de l'os coxal.
      - 3. En bas... — Par le bord supérieur du petit ligament sacro-sciatique.
      - 4. En dedans. — Par le bord externe du grand ligament sacro-sciatique.
- **7° Petit fessier...** | Rayonné, avec sa bourse séreuse trochantérienne.
- **8° Squelette.......**
  - 1. Face externe de l'ilion.
  - 2. Tubérosité ischiatique.
  - 3. Sacrum.
  - Avec leurs articulations. — 1. Grand / 2. Petit — ligaments sciatiques.

DÉDUCTIONS PATHOLOGIQUES

- **1° Disparition ou modifications de la direction du pli fessier.** — Dans les luxations du fémur en arrière.
- **2° Section de l'artère fessière....** — Qui se recourbe en crosse en sortant du bassin, pour courir sur la face externe de l'ilion, à la suite de chute sur les fesses.
- **3° Propagation des abcès....** — Communication entre le tissu cellulaire situé au-dessous du grand fessier en dedans avec celui de l'espace pelvi-rectal supérieur par l'intermédiaire de l'échancrure sciatique, ce qui ne laisse pas d'avoir une grande importance dans le siège et la direction des collections purulentes.
- **4° Résistance de l'aponévrose du moyen fessier......** — De sorte que les tumeurs naissant au-dessous d'elle ont de la peine à progresser.
- **5° Abcès tuberculeux.** — Apparaissant à la fesse au cours des tuberculoses osseuses (mal de Pott dorso-lombaire, coxalgie).
- **6° Ischiocèle ou hernie de l'intestin par l'échancrure sciatique.....** — Elle est d'une extrême rareté.
- **7° Hygroma des bourses séreuses sous-fessières.**

DÉDUCTIONS OPÉRATOIRES.

- **1° Incision.....** — Parallèle au pli fessier, dans le cas de furoncles ou suppurations circonscrites de la région.
- **2° Lieu d'incision..** — Proposé par certains auteurs pour la résection de la hanche, au cours de certaines coxalgies, à fistules fessières.
- **3° Ligatures de la fessière, de l'ischiatique et de la honteuse interne.......** — La première, difficile; les autres, relativement faciles : on se repère sur le bord inférieur du grand fessier.

2. RÉGION ISCHIO-PUBIENNE OU OBTURATRICE

LIMITES
- 1° **Antérieure** : Bord inférieur de l'arcade du pubis.
- 2° **Externe** : Articulation de la hanche.
- 3° **Interne** : Branche ischio-pubienne.
- 4° **Postérieure** : Face antérieure de l'ischion.

SUPERPOSITION DES PLANS
- 1° **Peau.**
- 2° **Tissu cellulo-graisseux sous-cutané.**
- 3° **Aponévrose fémorale.**
- 4° **Premier plan musculaire.**
  - 1. Droit interne.
  - 2. Troisième adducteur.
- 5° **Deuxième plan musculaire.** Deuxième adducteur.
- 6° **Muscle obturateur externe.**
- 7° **Membrane obturatrice.** Formée de faisceaux fibreux entre-croisés.
- 8° **Pourtour osseux et canal sous-pubien**
  - 1. Squelette
    - 1. En dedans. Corps du pubis.
    - 2. En bas
      - 1. Branche ascendante de l'ischion.
      - 2. Branche descendante du pubis.
    - 3. En arrière. Tubérosité ischiatique.
    - 4. En dehors. Échancrure ischio-pubienne.
  - 2. Canal sous-pubien
    - 1. Osseux, en haut.
    - 2. Fibreux, en bas.
    - Oblique en bas, en avant et en dedans.
    - Organes qui y passent :
      - 1. Artère obturatrice.
      - 2. Veine obturatrice.
      - 3. Nerf obturateur.
      - 4. Tissu cellulo-graisseux.
- 9° **Muscle obturateur interne.**
- 10° **Aponévrose pelvienne.** Avec l'arcus tendineus ou ligne d'insertion des faisceaux musculaires du releveur anal.

DÉDUCTIONS PATHOLOGIQUES
- 1° **Collections purulentes intra-pelviennes.** Peuvent se faire jour à la cuisse par l'intermédiaire du tissu cellulaire du canal sous-pubien.
- 2° **Hernie sous-pubienne ou obturatrice.** Très rare.
- 3° **Gonalgie.** Richet a fait justice de cette opinion autrefois accréditée que la gonalgie au début de la coxalgie était due à une irritation, dès le début de la maladie, du nerf obturateur, voisin de l'articulation de la hanche.

3. TOPOGRAPHIE DU PÉRINÉE

I. — PÉRINÉE ANTÉRIEUR.

I. — CHEZ L'HOMME.

SUPERPOSITION DES PLANS...

- 1° Peau .... Couverte de poils.
- 2° Couche sous-cutanée.
  - 1. Superficielle, fascia superficialis.
  - 2. Profonde ou aponévrose ano-scrotale de Velpeau.
- 3° Aponévrose superficielle. Se continuant :
  - 1. En avant... Avec la gaine fibreuse de la verge.
  - 2. En arrière.. Avec l'aponévrose moyenne.
  - 3. Sur les côtés...... S'attachant à l'arcade du pubis.
- 4° Muscle transverse superficiel.. Avec les deux triangles ischio-bulbaires et l'artère transverse du périnée.
- 5° Aponévrose moyenne...
  - Ou ligament de Carcassonne ou aponévrose ano-pubienne de Velpeau.
  - A signaler le muscle de Guthrie.
- 6° Loge périnéale inférieure.
- 7° Loge périnéale supérieure.

ORGANES CONTENUS ......

- 1. Releveur anal.
- 2. Muscle de Wilson.
- 3. Portion musculaire de l'urètre et de la prostate.

APONÉVROSES...

- 1° Ligaments antérieurs de la vessie ou pubio-vésicaux.
- 2° Aponévrose latérale à la prostate de Denonvilliers ou pubio-rectale.
- 3° Gaine fibro-séreuse du rectum de Jonnesco.
- En résumé, il y a, d'avant en arrière, du pubis au sacrum, deux longues aponévroses, étudiées chez l'homme par M. Quénu.
- On peut alors diviser le bassin en une loge médiane divisée en deux autres par l'aponévrose prostato-péritonéale prérectale de Denonvilliers.
  - 1. Une antérieure . Urinaire.
  - 2. Une postérieure. Rectale.
- Et deux loges latérales divisées elles-mêmes par le releveur de l'anus en deux loges secondaires, les espaces pelvi-rectaux supérieurs et inférieurs.

VAISSEAUX ET NERFS........

- 1° Artères ..... (Avec communications entre l'une et l'autre.)
  - 1. Vésicale, pour l'étage supérieur.
  - 2. Honteuse interne, pour l'étage inférieur.
- 2° Veines ...... Suivent le trajet des artères.
- 3° Nerfs ....
  - 1. Honteux interne.
  - 2. Petit nerf sciatique.

II. — CHEZ LA FEMME.

SUPERPOSITION DES PLANS......

- 1° Peau
- 2° Couche sous-cutanée. Avec ses deux couches secondaires.

APONÉVROSES...

- 1° **Aponévrose superficielle.** Avec :
  1. Muscle ischio-clitoridien.
  2. Constricteur du vagin.
  3. Transverse du périnée.
  4. Glande de Bartholin.
- 2° **Aponévrose moyenne...** *Sans muscle de Guthrie.*
- 3° **Aponévrose profonde...**
  1. C'est l'aponévrose postérieure du ligament large de Jarjavay.
  2. L'aponévrose sacro-recto-génitale de Pierre Delbet, avec en arrière les ligaments utéro-sacrés et utéro-lombaires de Huguier. Cette aponévrose divise le petit bassin en deux loges ; la latérale est, comme chez l'homme, divisée par le releveur anal ; la médiane présente : un orifice antérieur pour le passage de la filière génito-urinaire, un orifice postérieur rectal.

VAISSEAUX ET NERFS.......

1. Artère honteuse interne.
2. Veines, nombreuses.
3. Nerf honteux interne.

II. — PÉRINÉE POSTÉRIEUR CHEZ L'HOMME ET CHEZ LA FEMME.

SUPERPOSITION DES PLANS.....

- 1° **Peau.**
- 2° **Couche sous-cutanée.** Avec le sphincter externe.
- 3° **Espace pelvi-rectal inférieur** (Voy. p. 142).
- 4° **Releveur anal et ischio-coccygien** (Voy. fig. 11).
- 5° **Espace pelvi-rectal supérieur...** (Voy. p. 142).

VAISSEAUX ET NERFS.......

- 1° **Artères......**
  1. Honteuse interne.
  2. Les trois hémorroïdales.
- 2° **Veines......** Plexiformes.
- 3° **Nerfs........** Plexus sympathique et hypogastrique.

DÉDUCTIONS PATHOLOGIQUES

1. Infiltration urineuse : abcès urineux.
2. Déchirures du périnée au cours de l'accouchement.

DÉDUCTIONS OPÉRATOIRES..

- 1° **Boutonnière périnéale...** Fente urétrale entre le bulbe et la prostate.
- 2° **Urétrotomie périnéale de Poncet..** On suture à la peau du périnée le bout postérieur de l'urètre périnéal sectionné.
- 3° **Tailles périnéales..**
  - Surtout pour l'extraction de calculs.
  - Principales variétés :.....
    1. Taille médiane raphéale.
    2. Taille pararaphéale de Bouisson.
    3. Tailles latérales....
       1. Bilatérale de Dupuytren.
       2. Prérectale de Nélaton.
- 4° **Rupture complète ou incomplète de l'urètre.** Elle se fait le plus souvent à la région membraneuse ; dans une chute sur la région périnéale, on va, dans l'impossibilité de faire le cathétérisme, à la recherche du bout inférieur de l'extrémité supérieure de l'urètre sectionné, et, si on ne parvient pas à la trouver, on fait le cathétérisme rétrograde après ponction sus-pubienne de la vessie.

4. TOPOGRAPHIE DES ENVELOPPES DES BOURSES

SUPERPOSITION DES PLANS (fig. 88)

- **1° Scrotum**..... Peau commune aux deux bourses, avec le muscle dermo-scrotal.
- **2° Dartos**.......
  - Véritable muscle peaucier : c'est la cloison des bourses.
  - Il se continue :..
    1. En avant avec le dartos pénien, formant l'appareil autoclave de Pierre Delbet.
    2. En arrière, avec le dartos périnéal, sur les côtés, avec les tendons de Treitz.
    3. En haut avec le ligament suspenseur de la verge.
- **3° Tunique celluleuse ou fascia de Cooper.** Continuant les aponévroses superficielles de la paroi abdominale et le tissu cellulaire sous-cutané ou seulement l'aponévrose du grand oblique.

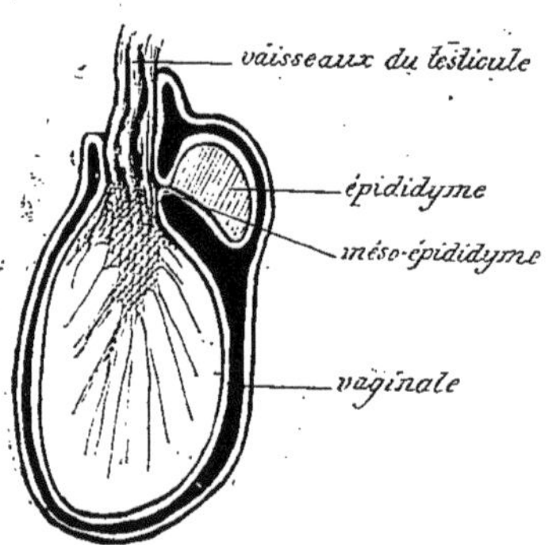

Fig. 88. — Coupe verticale du testicule.

- **4° Tunique musculeuse ou érythroïde**.... C'est le crémaster ou muscle testiculaire de Vésale et Hunter. C'est une émanation des muscles transverse et petit oblique.
- **5° Tunique fibreuse ou fibroïde de Barrois ou fascia transversalis**.. Formant le ligament scrotal du testicule.
- **6° Tunique vaginale** (fig. 88)....... Ancienne dépendance du péritoine, qui primitivement communiquait avec la vaginale par l'intermédiaire du canal péritonéo-vaginal.
- **7° Tunique albuginée** .... Recouvrant directement le testicule.

VAISSEAUX ET NERFS...........

- **1° Artères**......
  - 1. Superficielles.
    1. Honteuse externe.
    2. Périnéale superficielle.
  - 2. Profonde..... Funiculaire.
- **2° Veines**...... Deux groupes : interne et externe.
- **3° Lymphatiques**........ Allant :.........
  1. Aux ganglions supéro-internes de l'aine.
  2. Aux ganglions iliaques.
  3. Aux ganglions lombaires.
- **4° Nerfs**.......
  1. Branche périnéale inférieure du honteux interne.
  2. Branches génitales du génito-crural et des abdomino-génitaux.

<table>
<tr><td rowspan="9">DÉDUCTIONS PATHOLOGIQUES</td><td rowspan="5">1° Scrotum.....</td><td>1. Plaques muqueuses.</td></tr>
<tr><td>2. Érythèmes.</td></tr>
<tr><td>3. Kystes sébacés.</td></tr>
<tr><td>4. Varicocèle cutané.</td></tr>
<tr><td>5. Bourses flaccides, pendantes.</td></tr>
<tr><td>2° Dartos.......</td><td>Contractions dans les fièvres et maladies graves.</td></tr>
<tr><td>3° Tunique celluleuse....</td><td>Gangrène, fréquente par sa grande facilité d'infiltration.</td></tr>
<tr><td>4° Tunique musculeuse...</td><td>Contraction brusque, rapprochant le testicule du canal inguinal (variété d'orchite par effort de Duplay).</td></tr>
<tr><td colspan="2">5° Tunique fibreuse.</td></tr>
<tr><td rowspan="3">DÉDUCTIONS OPÉRATOIRES.</td><td rowspan="3">Vaginale ....</td><td rowspan="3">Siège des hydrocèles qu'on peut traiter par :.........</td><td>1. La ponction.</td></tr>
<tr><td>2. L'incision, avec dissection du feuillet pariétal de la vaginale.</td></tr>
<tr><td>3. L'incision et le retournement de la séreuse : c'est la méthode par éversion de Doyen.</td></tr>
</table>

---

5. TOPOGRAPHIE DE L'ÉPIDIDYME

<table>
<tr><td rowspan="4">SUR UNE COUPE VERTICALE, on trouve..............</td><td rowspan="2">1° Une portion supérieure...</td><td rowspan="2">Plus large : c'est la tête à laquelle sont suspendues les deux hydatides.............</td><td>1. L'une sessile.</td></tr>
<tr><td>2. L'autre pédiculée, dite de Morgagni.</td></tr>
<tr><td>2° Une portion moyenne.....</td><td colspan="2">C'est le corps.</td></tr>
<tr><td>3° Une portion inférieure....</td><td colspan="2">Étalée : c'est le ligament scrotal qui solidarise le testicule et ses enveloppes et au travers duquel se font d'importantes communications veineuses.</td></tr>
<tr><td>SUR UNE COUPE TRANSVERSALE.</td><td colspan="3">Le corps présente la forme d'une virgule à grosse extrémité interne, amincie du côté externe, entourée par la vaginale qui forme même à ce niveau le petit cul-de-sac séreux sous-épididymaire.</td></tr>
<tr><td rowspan="6">DÉDUCTIONS PATHOLOGIQUES</td><td rowspan="5">1° Inversion de l'épididyme...</td><td rowspan="5">Qui peut présenter les différentes variétés suivantes :....</td><td>1. Variété antérieure.</td></tr>
<tr><td>2. Variété supérieure.</td></tr>
<tr><td>3. Variété latérale interne.</td></tr>
<tr><td>4. Variété latérale externe.</td></tr>
<tr><td>5. Frondiforme.</td></tr>
<tr><td>2° Localisations bacillaires....</td><td colspan="2">Fréquentes à ce niveau (semis de granulations tuberculeuses).</td></tr>
<tr><td rowspan="3">DÉDUCTIONS OPÉRATOIRES....</td><td>1° Épididymectomie partielle ou totale........</td><td colspan="2">Suivant l'extension des lésions.</td></tr>
<tr><td rowspan="2">2° Kyste de l'épididyme séreux ou lactescent....</td><td colspan="2">1. Simple.</td></tr>
<tr><td colspan="2">2. Multiple.</td></tr>
</table>

II. — VISCÈRES

1. TOPOGRAPHIE DE LA VESSIE

LOGE PÉRI-VÉSICALE.....

- **1° Pour Retzius.** — La cavité prévésicale serait entre la face postérieure des droits et le fascia transversalis qui se réfléchirait derrière la vessie.
- **2° Pour Bouilly.** — Il y aurait en outre un feuillet prévésical, de sorte qu'on trouverait une véritable loge périvésicale.
- **3° Pour Charpy et Pierre Delbet..........** — Il y aurait......
  1. Un premier feuillet symphysien.
  2. Un second feuillet prévésical.

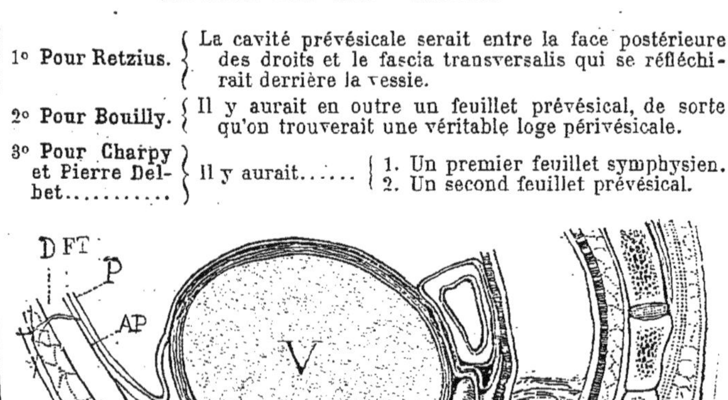

Fig. 89. — Schéma des rapports de la vessie, chez l'homme.

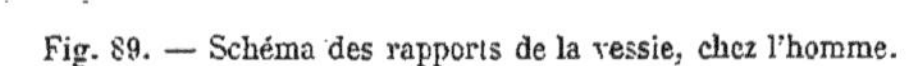

T, peau de la paroi abdominale ; D, muscle droit ; FT, fascia transversalis ; AP, aponévrose prévésicale ; E, espace de Retzius ; V, vessie ; R, rectum ; P, pubis (le péritoine en trait double).

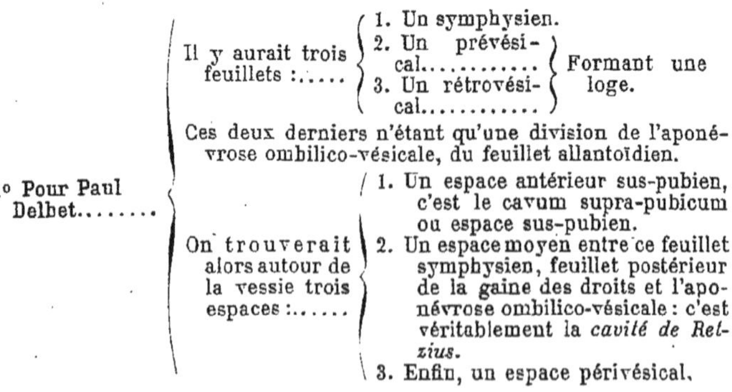

- **4° Pour Paul Delbet........**
  - Il y aurait trois feuillets :.....
    1. Un symphysien.
    2. Un prévésical........... } Formant une loge.
    3. Un rétrovésical........... }
  - Ces deux derniers n'étant qu'une division de l'aponévrose ombilico-vésicale, du feuillet allantoïdien.
  - On trouverait alors autour de la vessie trois espaces :......
    1. Un espace antérieur sus-pubien, c'est le cavum supra-pubicum ou espace sus-pubien.
    2. Un espace moyen entre ce feuillet symphysien, feuillet postérieur de la gaine des droits et l'aponévrose ombilico-vésicale : c'est véritablement la *cavité de Retzius*.
    3. Enfin, un espace périvésical.

RAPPORTS MÉDIATS (fig. 89 et 90)......

- 1° En avant....
  - 1. Ligne médiane......
    - 1. Symphyse pubienne.
    - 2. Ligament postérieur de l'articulation.
    - 3. Tissu cellulaire et ligaments pubo-vésicaux.
    - 4. Plexus de Santorini.
  - 2. Sur les côtés.
    - 1. Aponévrose obturatrice.
    - 2. Orifice interne des canaux obturateurs.
    - 3. Vaisseaux et nerfs obturateurs.
  - En outre, les rapports sont variables avec le péritoine suivant l'état de distension de la vessie.
  - Il y a là formation d'un cul-de-sac, qui devient d'autant plus profond que la vessie est plus distendue mais la vessie remonte en décollant le péritoine.
- 2° En arrière...
  - 1. Chez l'homme...... Cul-de-sac vésico-rectal.
  - 2. Chez la femme........ Cul-de-sac vésico-utérin, où peuvent se trouver des anses de l'intestin grêle.
- 3° En bas......
  - 1. Chez l'homme......
    - 1. Vésicules séminales.
    - 2. Canaux déférents, croisant les uretères.
    - 3. Aponévrose prostato-péritonéale et rectum.
  - 2. Chez la femme.......
    - 1. Utérus (Voy. p. 144).
    - 2. Vagin.

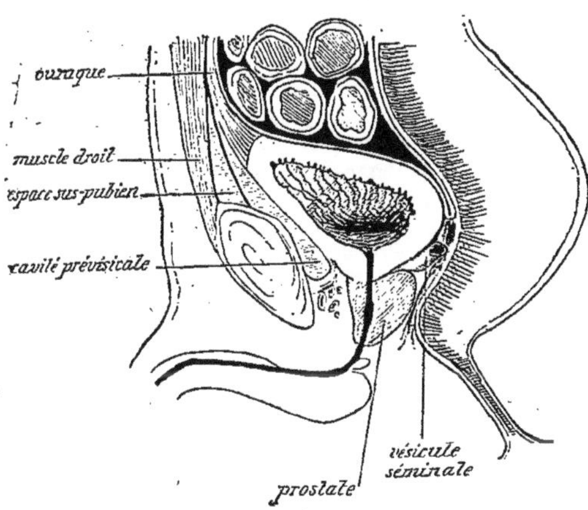

Fig. 90. — Coupe antéro-postérieure montrant les rapports de la vessie.

- 4° En haut.....
  - 1. Ouraque sur la ligne médiane.
  - 2. Artères ombilicales oblitérées latéralement.
  - Ces organes soulevant le péritoine et déterminant ainsi la formation de trois fossettes:
    - 1. Interne, vésico-pubienne.
    - 2. Moyenne, inguinale interne.
    - 3. Externe, inguinale externe.
- 5° Latéralement.......
  - 1. Portion péritonéale... Intestin grêle.
  - 2. Portion extra-péritonéale...
    - 1. Artères ombilicales.
    - 2. Aponévrose ombilico-vésicale.
    - 3. Paroi de l'excavation.

TOPOGRAPHIE DU COL...........

- 1° Chez l'homme......
  - 1. En avant....
    - 1. Symphyse pubienne et son ligament postérieur.
    - 2. Ligaments antérieurs pubo-vésicaux.
    - 3. Plexus de Santorini.
  - 2. En arrière...
    - 1. Base de la prostate.
    - 2. Portion rétro-urétrale de cet organe.
  - 3. Sur les côtés.
    - 1. Prostate.
    - 2. Plexus prostatique.
    - 3. Aponévrose de Denonvilliers.
- 2° Chez la femme.......
  - 1. En avant....
    - 1. Ligaments pubiens antérieurs.
    - 2. Plexus de Santorini.
  - 2. En arrière... Vagin.
  - 3. Latéralement....... Ligaments vésico-utérins.

RAPPORTS AVEC L'AGE.......

- 1° Chez les enfants....... La vessie est beaucoup plus haute.
- 2° Chez les vieillards..... Elle est beaucoup plus basse.

DÉDUCTIONS PATHOLOGIQUES

- 1° Fistules vésico-utérines. On les traite par la méthode du dédoublement.
- 2° Cancer de la vessie........ Par propagation rapide du cancer de l'utérus. Mais il peut y avoir des cancers primitifs de la vessie justiciable d'une intervention chirurgicale.
- 3° Cystocèle vaginale.
- 4° Tumeur vésicale.......... Formée par la vessie distendue dans le cas de rétention d'urine. Le diagnostic est en général facile.
- 5° Calculs de la vessie........ Qu'on traite par la taille sus-pubienne ou périnéale.

DÉDUCTIONS OPÉRATOIRES...

- 1° Ponction.... Se faisant perpendiculairement au bord supérieur du pubis avec le trocart courbe et obliquement en bas en longeant ce bord avec un trocart droit.
- 2° Taille hypogastrique..... Imaginée par Pierre Franco.
- 3° Cystostomie sus-pubienne de Poncet (méat hypogastrique).
- 4° Ablation de la vessie...... Pour néoplasme, avec abouchement des uretères dans le rectum (cas de Tuffier).
- 5° Procédé de Segond....... Dans le traitement de l'exstrophie de la vessie.
- 6° Lithotritie... On la fait avec le lithoclaste, qui brise la pierre dans la vessie.
  - Temps opératoires :.......
    - 1. Introduction du lithoclaste de Guyon.
    - 2. Préhension et broiement du calcul.
    - 3. Retrait du lithoclaste.
    - 4. Aspiration des fragments.

---

2. TOPOGRAPHIE DE L'URÈTRE CHEZ L'HOMME

PORTION PROSTATIQUE (30 millimètres)......

- Traversant obliquement la prostate en forme de courbe à concavité antérieure.
  1. Les axes des deux organes se croisant en X.
  2. L'urètre étant plus près de la face antérieure de la glande.
- Distance aux faces :......
  1. Rayon médian antérieur : 5 millimètres.
  2. Rayon médian postérieur : 18 millimètres.
  3. Rayon transverse : 15 millimètres.

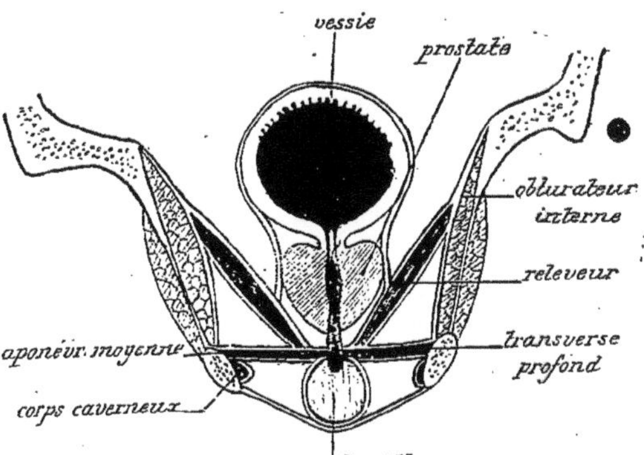

Fig. 91. — Coupe transversale de la loge prostatique.

- Par l'intermédiaire de la prostate, l'urètre présente les rapports suivants :.........
  - 1° En avant....
    1. Sphincter strié de l'urètre.
    2. Ligaments pubio-vésicaux.
    3. Plexus veineux de Santorini.
    4. Symphyse pubienne.
  - 2° En arrière...
    1. Aponévrose prostato-péritonéale de Denonvilliers.
    2. Rectum.
  - 3° Sur les côtés. (fig. 91).....
    1. Aponévroses latérales à la prostate.
    2. Plexus veineux latéraux.
    3. Releveur anal et creux ischio-rectal.

PORTION MEMBRANEUSE (15 millimètres)....

- 1° En haut.....
  - Par l'intermédiaire du sphincter strié de l'urètre.
    1. En avant..
       1. Plexus santorinien.
       2. Muscle de Wilson.
    2. Sur les côtés..
       1. Aponévroses latérales.
       2. Releveur anal.
    3. En arrière.
       - Triangle recto-urétral ainsi délimité :
         1. En avant... Portion membraneuse et bulbe.
         2. En arrière. Face antérieure du rectum.
         3. Base... Peau du périnée.
         4. Sommet. Base de la prostate.
- 2° Au milieu....
  1. Muscle de Guthrie ou transverse profond.
  2. Glandes de Méry.
  3. Aponévrose périnéale moyenne ou ligament de Carcassonne.
- 3° En bas....... C'est la portion bulbeuse.

PORTION SPONGIEUSE (12 centimètres)....
- Entourée directement du bulbe érectile formant le gland en avant........
  - 1. Muscles bulbo-caverneux sur les côtés.
  - 2. Muscle de Wilson en haut.
  - 3. Aponévrose périnéale superficielle.

RAPPORTS AVEC L'AGE.............
- 1° **Enfant**....... Orifice vésical très haut, répondant au bord supérieur de la symphyse.
- 2° **Vieillard**..... Angle pénien très aigu.

TOPOGRAPHIE MATHÉMATIQUE.
1. Orifice vésical de l'urètre : sur une horizontale passant par la partie moyenne du pubis.
2. De cet orifice à la symphyse, il y a 3 centimètres environ.
3. L'angle sous-pubien est sur une verticale passant par l'extrémité inférieure de la symphyse.
4. Cet angle est distant de l'extrémité inférieure de la symphyse de 20 millimètres en moyenne.
5. Angle propubien sur une horizontale sous-pubienne exactement.
6. Distance entre les deux extrémités de l'urètre fixe : 6 centimètres.
7. Deux portions à l'urètre fixe :
   1. L'une verticale.
   2. L'autre horizontale.

   Avec courbure de raccordement (Testut).

DÉDUCTIONS PATHOLOGIQUES
- 1° **Rétrécissements de l'urètre** .... A la suite de blennorragie.
- 2° **Compression.** Par hypertrophie de la prostate.
- 3° Corps étrangers (épingles).
- 4° Calculs développés autour d'un corps étranger.
- 5° Abcès sous-urétral, venant faire saillie dans le vagin quand on l'observe chez la femme.

DÉDUCTIONS OPÉRATOIRES....
- 1° **Urétrotomie interne**..... Pour section d'un ou de plusieurs rétrécissements de l'urètre. On la fait avec l'urétrotome de Maisonneuve.
- 2° **Urétrotomie externe** .... Ou section longitudinale de l'urètre, pratiquée de dehors en dedans au niveau de la partie rétrécie.
- 3° **Urétrectomie.**
  1. Partielle.
  2. Circonférentielle ou totale.

  Appliquée seulement à l'urètre périnéal.
- 4° Taille urétrale pour corps étrangers avec ensuite sutures plan par plan.
- 5° Amputation de la verge pour cancer de cet organe.
- 6° Opérations portant sur des anomalies d'abouchement du méat (hypospadias, épispadias) : elles se font en général en plusieurs temps par avivement successif.

3. TOPOGRAPHIE DU RECTUM

I. — RECTUM PELVIEN.

I. — PAROI ANTÉRIEURE.

1. — Chez l'homme.

PORTION PÉRITONÉALE (fig. 92)............

- 1° Face postéro-supérieure de la vessie.
- 2° Cul-de-sac péritonéal recto-vésical ou cavité de Douglas...... — Limité en haut par deux replis curvilignes à concavité interne (replis semi-lunaires de Douglas).

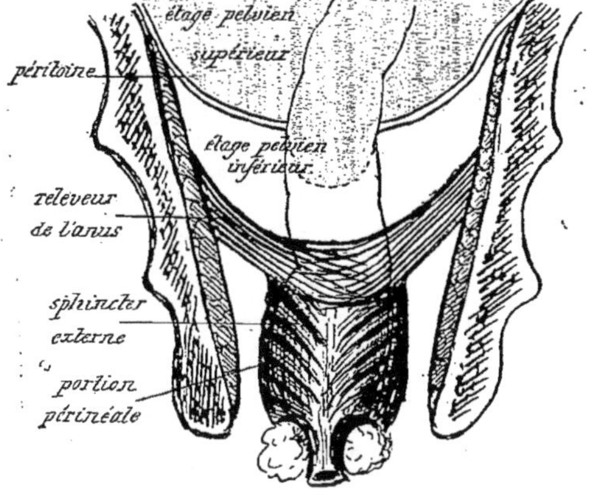

Fig. 92. — Schéma montrant les rapports du rectum avec le péritoine et le releveur de l'anus.

- 3° Anses intestinales grêles.
- 4° Cul-de-sac génito-vésical de Paul Delbet.

PORTION SOUS-PÉRITONÉALE (fig. 92)............

- 1° Sur la ligne médiane......
  - 1. Bas-fond de la vessie..... — Ce qui prouve que cet organe peut être exploré par le toucher rectal.
  - 2. Face postérieure de la prostate.
  - 3. Aponévrose prostato-péritonéale de Denonvilliers. — Allant de l'aponévrose périnéale supérieure à la face profonde du péritoine.
  - 4. En arrière... — Une couche de tissu cellulaire ou une bourse séreuse.
- 2° Sur les côtés.
  - 1. Vésicules séminales obliques...... — En bas et en dedans.
  - 2. Canaux déférents..... — Avec leur triangle interdéférentiel.
  - 3. Extrémité terminale des uretères...... — Qui passent entre les canaux déférents et la vessie.

II. — Chez la femme.

PORTION PÉRITONÉALE...
- 1° Sur la ligne médiane......
  1. Face postérieure du canal utéro-vaginal.
  2. Cul-de-sac péritonéal, avec les replis utéro-lombaires de Huguier.
  3. Anses intestinales grêles et fond de la cavité de Douglas.
- 2° Sur les côtés. — Ligaments larges, allant des bords latéraux de l'utérus à la paroi de l'excavation pelvienne.

PORTION SOUS-PÉRITONÉALE...
1. Vagin et tissu cellulaire, formant la cloison recto-vaginale.
2. Uretère.
3. Artère utérine.
4. Plexus veineux cervico-utérin.

Remarque ......
1. Distance du cul-de-sac péritonéal à l'anus : 5-6 centimètres dans le cas de vacuité de la vessie et du rectum.
2. Distance du cul-de-sac à la pointe du coccyx : 8-12 centimètres, dans les mêmes conditions.

II. — PAROI POSTÉRIEURE.

DESCRIPTION.....
- 1° Vertèbres sacrées ..... — A partir de la troisième.
- 2° Vertèbres coccygiennes.
- 3° Articulation sacro-coccygienne.
- 4° Terminaison du ligament vertébral commun antérieur.
- 5° Digitations internes du muscle pyramidal.
- 6° Ligaments sacro-sciatiques.
- 7° Muscle ischio-coccygien.. — Considéré par certains auteurs comme le prolongement en arrière du muscle releveur de l'anus et en arrière duquel est l'arcade artérielle anastomotique entre l'artère ischiatique et l'artère fessière.
- 8° Lame aponévrotique. — Faisant partie de la gaine fibro-séreuse du rectum de Jonnesco.
- 9° Artère sacrée moyenne..... — Branche de l'aorte et ses branches.
- 10° Artères sacrées latérales.
- 11° Veines sacrées antérieures.
- 12° Branches viscérales du plexus sacré.
- 13° Nerf sphinctérien accessoire de Morestin.... — Au niveau de l'articulation sacro-coccygienne.
- 14° Glande de Luschka..... — Amas vasculaire, dont la formation devrait peut-être être rattachée à la disparition de la queue (Gegenbauer).

REMARQUE....... — Le cul-de-sac méningien descend environ jusqu'à la 2e sacrée (Voy. plus loin les conclusions qu'on en tire dans les opérations).

III. — PAROIS LATÉRALES.

PORTION PÉRITONÉALE...
- 1° Dans les deux sexes.......
  1. Uretères.
  2. Nerf obturateur.
  3. Muscle obturateur interne et son aponévrose.
  4. Vaisseaux hypogastriques et leurs branches.
  5. Artère ombilicale surtout.
  6. Vaisseaux hémorroïdaux supérieurs.
- 2° Chez la femme.....
  1. Cul-de-sac de réflexion péritonéal.
  2. Fossette sous-ovarienne de Claudius.
  3. Fossette ovarienne de Krause.

PORTION SOUS-PÉRITONÉALE...
- 1° Rectum aplati.......
  1. Tissu cellulaire de l'étage pelvien supérieur.
  2. Artère hémorroïdale moyenne.
  3. Base des vésicules séminales et canal déférent.
  4. Plexus hypogastrique.
- 2° Rectum distendu ...
  1. Grande échancrure sciatique.
  2. Organes qui y passent.
  3. Nerf lombo-sacré.
  4. Nerfs sacrés antérieurs.
  5. Aponévrose pelvienne.

II. — RECTUM PÉRINÉAL.

- **EN ARRIÈRE ET SUR LES COTÉS.** Creux ischio-rectal de Velpeau (espace pelvi-rectal inférieur de Richet).
  - 1° Limites......
    - 1. En dedans.
      - 1. Paroi inférieure du releveur doublé de son aponévrose.
      - 2. Portion verticale du sphincter externe de l'anus.

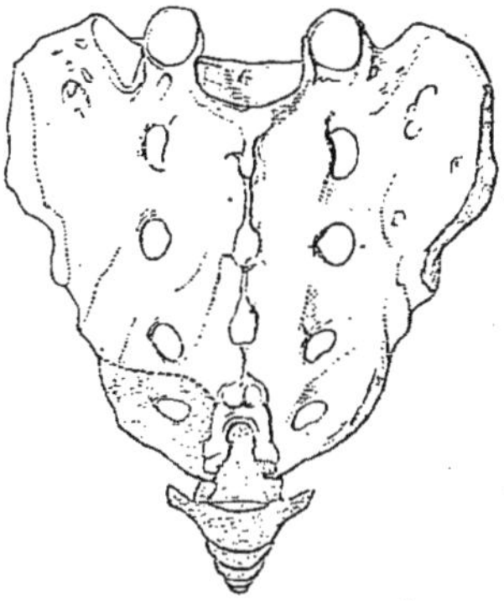

Fig. 93. — Résection de Kraske (en noir, toute la partie réséquée).

    - 2. En dehors. Excavation pelvienne formée par:
      - 1. En avant..
        - 1. Ischion.
        - 2. Obturateur interne.
        - 3. Son aponévrose.
      - 2. En arrière.
        - 1. Grand ligament sciatique.
        - 2. Grand fessier.
    - 3. En arrière. | Se prolonge sous le grand fessier.
  - 2° Contenu.....
    - 1. Vaisseaux hémorroïdaux inférieurs.
    - 2. Nerfs sphinctériens....
      - 1. Nerf sphinctérien moyen ou nerf anal des auteurs.
      - 2. Nerf sphinctérien antérieur, branche du honteux interne.
      - 3. Nerf sphinctérien postérieur ou sphinctérien accessoire de Morestin.
- **EN AVANT........**
  - 1° Chez l'homme. Triangle recto-urétral.
    - 1. Limites...
      - 1. Base périnéale.
      - 2. Bord antérieur....
        - 1. Urètre membraneux.
        - 2. Bulbe et ses glandes de Méry.
      - 3. Bord postérieur.. | Face antérieure du rectum.
      - 4. Sommet.. | Prostate.
    - 2. Contenu..
      - 1. Sphincter externe de l'anus.
      - 2. Transverse superficiel et profond.
      - 3. Releveur anal.
      - 4. Bulbo-caverneux.
      - 5. Vaisseaux hémorroïdaux.
      - 6. Nerf hémorroïdal.
      - 7. Noyau musculaire.
  - 2° Chez la femme..... *Cloison recto-vaginale* à base périnéale et où les fibres du sphincter externe s'entre-croisent avec celles du constricteur du vagin, du transverse superficiel et des fibres longitudinales du rectum.

DÉDUCTIONS PATHOLOGIQUES DÉCOULANT DIRECTEMENT DES RAPPORTS PRÉCÉDENTS..

- **1° Les rapports de la portion sous-péritonéale chez l'homme avec le bas-fond de la vessie :** Expliquent :
  1. La ponction de la vessie par le rectum.
  2. L'emploi du ballon de Petersen dans la taille hypogastrique.
  3. La taille recto-vésicale de Sanson.
- **2° Les rapports avec la face postérieure de la prostate à la même région :.....** Expliquent : L'importance qu'acquiert le toucher rectal dans la pathologie de cet organe (hypertrophie prostatique).
- **3° Les rapports du Douglas :** Expliquent : La sensation que donne au toucher rectal l'hématocèle rétro-utérine ou tout autre épanchement du petit bassin en arrière de l'utérus. Ou la possibilité de sentir les annexes tombées dans le Douglas.
- **4° L'arcade artérielle :.** Dont nous avons parlé, peut, dans le Kraske, donner de graves hémorragies.
- **5° Les rapports du cul-de-sac dure-mérien:** Expliquent : Que, dans le Kraske, où le sacrum est réséqué au-dessous du 3e trou sacré, il n'est pas ouvert, mais on sectionne la 4e paire sacrée qui donne :
  1. Le nerf du releveur.
  2. Le nerf hémorroïdal.
- **6° Les rapports du rectum en avant avec le triangle recto-urétral :..** Expliquent : Qu'on puisse faciliter la progression de la sonde par des manœuvres rectales sur la prostate, dans le cas d'hypertrophie du lobe moyen de cet organe.
- **7° Anciennes tailles......**
  1. Bilatérale de Dupuytren.
  2. Prérectale de Nélaton.
- **8° Fistules recto-vaginales.......** A la suite d'accouchements laborieux où le forceps dut être employé.
- **9° La cloison recto-vaginale est, avec le périnée, un des meilleurs soutiens des organes génitaux chez la femme.**
- **10° Imperforation congénitale.**

DÉDUCTIONS OPERATOIRES...

- **1° Rectopexie dans le cas de prolapsus.**
- **2° Extirpation du rectum cancéreux..**
  1. **Méthode de Kraske-Hocheneig** (fig. 93).... *Différents temps :...*
     1. Incision extérieure et mise à nu du sacro-coccyx.
     2. Résection du coccyx et de la partie inférieure du sacrum.
     3. Ouverture du péritoine, isolement et double section du rectum.
     4. Suture du péritoine et suture des deux bouts rectaux, quand l'inférieur est utilisable.
  2. **Méthode abdomino-périnéale** (Gaudier-Chalot).... *Différents temps :...*
     1. Cœliotomie abdominale.
     2. Ligature préliminaire des vaisseaux hémorragiques supérieurs.
     3. Libération de l'anse sigmoïde et de la plus grande partie du rectum et fermeture abdominale.
     4. Libération complète du rectum par le périnée.
     5. Fixation définitive et ouverture immédiate de l'anus abdominal.

4. TOPOGRAPHIE DE L'UTÉRUS

I. — EN DEHORS DE L'ÉTAT DE GROSSESSE (fig. 94).

I. — PORTION INTRAVAGINALE (COL UTÉRIN).

RAPPORTS IMMÉDIATS — Culs-de-sac...
- 1. Antérieur.
- 2. Postérieur.
- 3. Latéraux.

RAPPORTS MÉDIATS
- 1° En avant....
  - 1. Vessie, séparée par du tissu cellulaire.
  - 2. Artérioles, venant de l'utérus.
  - 3. Portion terminale des uretères.
- 2° En arrière...
  - 1. Cul-de-sac de Douglas.
  - 2. Rectum.
- 3° Sur les côtés.
  - 1. Veines.
  - 2. Lymphatiques.
  - 3. Uretères.

II. — PORTION D'INSERTION VAGINALE.

SITUATION........ Suivant un plan oblique en bas et en avant, de sorte que le cul-de-sac postérieur est toujours plus considérable à l'état normal.

III. — PORTION SUS-VAGINALE.

EN AVANT.......
- 1° Portion vésicale sous-péritonéale... — Adhérence à la vessie.

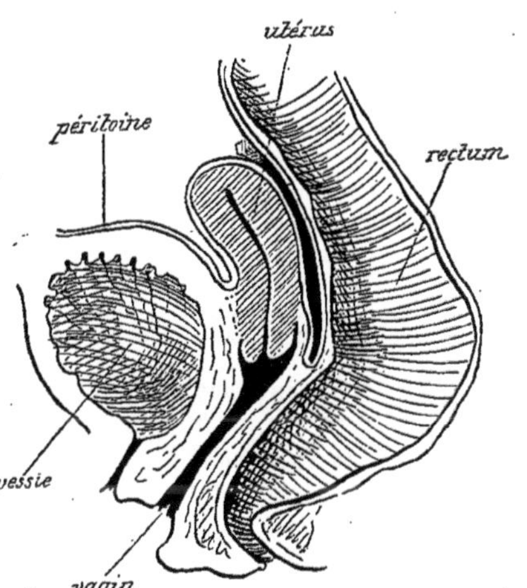

Fig. 94. — Rapports de l'utérus sur une coupe antéro-postérieure.

- 2° Portion péritonéale. — Cul-de-sac vésico-utérin, dans lequel tombent normalement des anses de l'intestin grêle.

EN ARRIÈRE.... — Cul-de-sac de Douglas....
- Où sont des anses intestinales grêles, tout au moins dans sa partie supérieure, car il existe toujours à sa partie la plus basse une zone non habitée.
- De cette face partent les ligaments utéro-lombaires et sacrés.

EN HAUT......... — Anses de l'intestin grêle ...
- Mais il faut savoir que ce fond ne dépasse pas normalement la symphyse pubienne; il reste plutôt au-dessous.
- De l'angle supérieur partent les ligaments ronds.

SUR LES COTÉS.

- D'où partent les ligaments larges..
  - 1° **Zone de tissu cellulaire.** — Divisée par l'aponévrose de Pierre Delbet en deux parties différentes :...
    - 1. **Zone supérieure du ligament large proprement dit, renfermant .....**
      - 1. Trompe.
      - 2. Vaisseaux utéro-ovariens.
      - 3. Lymphatiques et nerfs.
      - 4. Vestiges embryonnaires :
        - 1. Paro-varium de His.
        - 2. Corps de Rosenmüller.
    - 2. **Zone inférieure ou loge hypogastrique.** — C'est la loge des vaisseaux sanguins utérins.
  - 2° **Vaisseaux et nerfs......**
    - 1. **Artère utérine.....** — Très variable comme siège, entre l'utérus et les parois de l'excavation pelvienne, mais en général à égale distance de ces deux parties.
    - 2. **Veines utérines....** — Au nombre de deux de chaque côté.
    - 3. **Lymphatiques......** — Avec le petit ganglion lymphatique de Lucas-Championnière.
    - 4. **Nerfs........** — Avec le ganglion de Frankenhauser.
  - 3° **Uretères ...** — Se dirigeant obliquement d'arrière en avant et en dedans, en passant dans la base du ligament large où l'artère lui est antérieure et les veines postérieures.

II. — PENDANT LA GROSSESSE.

RAPPORTS DU FOND DE L'UTÉRUS AVEC LA PAROI ABDOMINALE ANTÉRIEURE..........

- 3e mois......... Bord supérieur du pubis.
- 4e mois......... 3-4 travers de doigt au-dessus.
- 5e mois......... 1 travers de doigt au-dessous de l'ombilic.
- 6e mois......... 1 travers de doigt au-dessus de l'ombilic.
- 7e mois......... 3 travers de doigt au-dessus de l'ombilic.
- 8e mois......... 4-5 travers de doigt au-dessus de l'ombilic.
- 9e mois......... Région xiphoïdo-épigastrique.

DÉDUCTIONS PATHOLOGIQUES

- 1° **Déviations utérines....** — Flexion et version : ....
  - 1. En avant.
  - 2. En arrière.
  - 3. Sur les côtés.
- 2° **Épanchements** — Le cul-de-sac postérieur est le siège des annexes prolabées et des épanchements du petit bassin (sérosité, sang, pus).
- 3° **Phlegmon...** — Ne pas confondre le phlegmon du ligament large avec le phlegmon de la loge hypogastrique, l'un étant supérieur, l'autre inférieur.

DÉDUCTIONS OPÉRATOIRES....

- 1° **Hystérectomie.........**
  - 1. Abdominale.
  - 2. Vaginale.
  - 3. Totale.
  - 4. Partielle : subtotale ou sus-cervicale. ....
    - 1. Facilité de décollement de la zone vésicale adhérente (sur une largeur de 3 centimètres).
    - 2. Pincer avec les clamps l'artère utérine le plus près possible des bords de l'utérus, pour éviter la blessure des uretères.
  - On fait l'hystérectomie dans:
    - 1. Les cancers.
    - 2. Les fibromes.
    - 3. Les métrites chroniques rebelles.
    - 4. Les suppurations pelviennes péri-utérines.
    - 5. Les infections puerpérales (?).
- 2° **Hystéropexie** — Ou fixation de l'utérus à la paroi abdominale.

5. TOPOGRAPHIE DE L'OVAIRE

- **EN ARRIÈRE.....**
  - Paroi latérale de l'excavation contribuant à former la fossette ovarienne de Krause (1841), dont les dimensions sont :...............
    - 1. Longueur . 3 centimètres.
    - 2. Hauteur : 1 centimètre.
  - Limites ....
    - 1° En haut..... Vaisseaux iliaques externes accolés, la séparant du bord interne du psoas.
    - 2° En avant.... Insertion du ligament large sur la paroi pelvienne.
    - 3° En arrière... Vaisseaux hypogastriques.
    - 4° En bas...... Artères ombilicales ou tronc commun avec l'*utérine*.
  - Aire de la fossette...
    - Épais coussinet adipeux, traversé par le nerf obturateur.
    - Mais on ne peut bien voir cette fossette qu'en plaçant le sujet dans la position de Trendelenburg.
    - La bifurcation de l'iliaque primitive forme la limite postérieure de la fossette et le tronc du sciatique est interposé entre le pyramidal et la fossette.
  - Au-dessous de la fossette de Krause est la fossette sous-ovarienne de Claudius.
- **EN HAUT..........** Aileron supérieur du ligament large.
- **EN AVANT........** Hile de l'ovaire, point où l'endothélium de la séreuse se continue avec l'épithélium ovarien.
- **EN ARRIÈRE.....** Anses intestinales grêles.
- **EN DEDANS.......** Ligament utéro-ovarien.
- **EN DEHORS.......** Pavillon de la trompe.
- **DÉDUCTIONS PATHOLOGIQUES**
  - 1° Inflammation des ovaires...
    - Simultanément avec celle des trompes le plus souvent et surtout sous l'influence de deux grandes causes :.........................
      - 1. La puerpéralité.
      - 2. La blennorragie.
    - Le diagnostic se fait par le toucher vaginal, où l'on sent de l'empâtement ou une tumeur dans les culs-de-sac latéraux.
  - 2° Annexes prolabées........
    - Et tombées dans le cul-de-sac postérieur, où par le toucher vaginal on sent une masse dans le cul-de-sac postérieur.
    - Le diagnostic est à faire avec une rétroflexion utérine
- **DÉDUCTIONS OPÉRATOIRES....**
  - 1° Castration...
    - Uni- ou bilatérale.
    - Abdominale ou vaginale.
    - Avec ou sans hystérectomie.
    - Autant qu'on le peut, on laisse toujours aujourd'hui un fragment d'ovaire sain, pour éviter à la femme les ennuis d'une ménopause anticipée.
  - 2° Ponction vaginale........ Faite au niveau du cul-de-sac dans le cas de poches salpingo-ovariennes (Chaput) ; n'a pas donné jusqu'ici de très bons résultats.

VIII

MEMBRE INFÉRIEUR

1. RÉGION INGUINALE (Région inguino-crurale de Velpeau-Richet, région de l'aine ou du canal crural)

SUPERPOSITION DES PLANS.

- 1° **Peau**.......... Avec adhérence profonde : c'est le *ligament de Pétrequin.*
- 2° **Fascia superficialis**... Contribuant à former en bas l'*appareil suspenseur des bourses.*
- 3° **Tissu cellulaire sous-cutané**... Où l'on trouve :.
  1. La tégumenteuse abdominale.
  2. Des branches de la honteuse externe supérieure.
  3. Des veines satellites.
  4. Des lymphatiques avec les petits ganglions d'Estevenet.
- 4° **Feuillet antérieur de l'aponévrose du grand oblique.**
- 5° **Muscle grand oblique, aux dépens duquel se forme** :.....
  - 1° **L'arcade crurale**.......
    - Qui va de l'épine iliaque antéro-supérieure à l'épine pubienne et de la face inférieure de laquelle partent:
      1. *En dedans.* Les fibres arciformes à concavité externe du ligament de Gimbernat (fig. 96).
      2. *Au milieu.* La bandelette ilio-pectinée, qui par son extrémité inférieure va s'insérer à l'éminence ilio-pectinée (fig. 95).
    - *En dehors* de cette bandelette passent :.......
      1. Le muscle psoas-iliaque.
      2. Le nerf crural en dedans, accolé à la face externe du ligament ilio-pectiné.
    - *En dedans* d'elle passent :......
      1. L'artère fémorale.
      2. La veine fémorale, plus interne. Sur la concavité du ligament de Gimbernat est le petit ganglion profond de Cloquet.
    - *En bas* :........ Entre l'éminence ilio-pectinée et l'épine pubienne est une surface triangulaire à base externe, sur laquelle s'insère le muscle pectiné.
  - 2° **Les piliers de l'anneau inguinal**.....
    1. Deux piliers superficiels :..
       1. Un interne, s'insérant à la symphyse.
       2. Un externe, s'insérant à l'épine pubienne.
    2. Un pilier postérieur ou profond (ligament de Colles), s'insérant à la face postérieure du pubis du côté opposé.
    3. Des fibres arciformes entre les deux piliers superficiels.
- 6° **Double couche aponévrotique des grand et petit obliques.** Où cheminent les grand et petit abdomino-génitaux.
- 7° **Muscle petit oblique**........ D'où se détache en bas :.......
  1. Le faisceau externe du crémaster externe.
  2. Le faisceau strié inguino-pubien (ce dernier chez la femme).
- 8° **Double couche aponévrotique du petit oblique et du transverse.**
- 9° **Muscle transverse et fascia transversalis**.. Qui forme l'orifice profond du canal inguinal et qui est renforcé par les deux ligaments de Henle et de Hesselbach, le premier appelé encore tendon conjoint, le second se confondant plus ou moins avec les fibres de l'arcade crurale. C'est entre ces deux ligaments qu'est le point faible (hernies).

SUPERPOSITION DES PLANS (*Suite*).

10° Tissu cellulaire prépéritonéal. Avec ses deux couches, entre lesquelles chemine l'artère épigastrique.

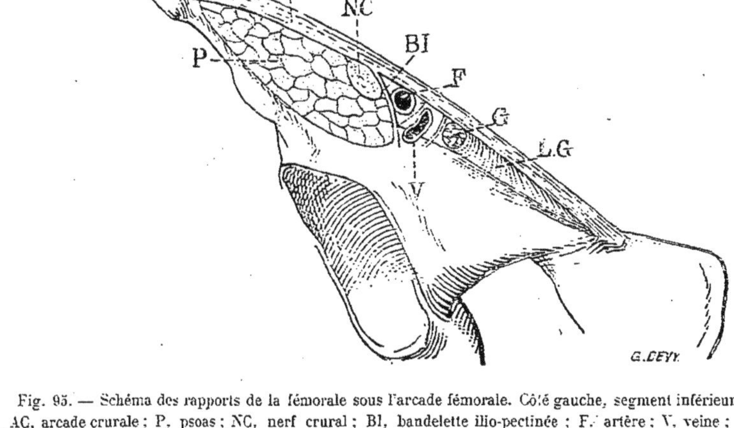

Fig. 95. — Schéma des rapports de la fémorale sous l'arcade fémorale. Côté gauche, segment inférieur de la coupe. AC, arcade crurale ; P, psoas ; NC, nerf crural ; BI, bandelette ilio-pectinée ; F, artère ; V, veine ; G, ganglion de Cloquet (gaine lymphatique) ; LG, ligament de Gimbernat.

11° Feuillet pariétal du péritoine...

Avec ses trois fossettes inguinales délimitées par:
1. L'ouraque en dedans.
2. Le cordon fibreux, résultant de l'oblitération des artères ombilicales, au milieu.
3. L'artère épigastrique en dehors.

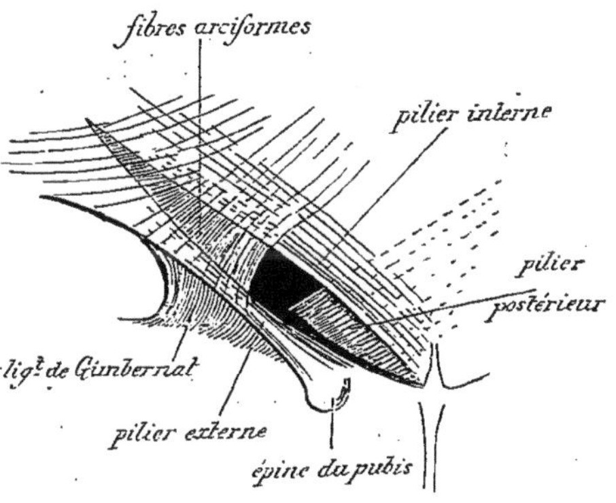

Fig. 96. — Topographie des piliers inguinaux.

Ce sont :........
1. **La fossette inguinale interne.....** Entre l'ouraque et l'artère ombilicale.
2. **La fossette inguinale moyenne...** Entre l'artère ombilicale et l'artère épigastrique.
3. **La fossette inguinale externe ....** En dehors de l'épigastrique, là où est le point d'appel pour les hernies.

CONTENU DU CANAL OU TRAJET INGUINAL.........

- 1° En dehors de la tunique fibreuse....
  - 1. Chez l'homme. — Faisceau externe du crémaster externe.
  - 2. Chez la femme. — Faisceau strié inguino-pubien.
  - 3. Dans les deux sexes.......
    - 1. Le grand abdomino-génital.
    - 2. Le petit abdomino-génital.
    - 3. Le génito-crural.
- 2° En dedans de la tunique fibreuse....
  - 1. Chez l'homme.
    - 1. *En avant.*
      - 1. Artère spermatique.
      - 2. Plexus veineux antérieur.
      - 3. Nerfs sympathiques.
      - 4. Reste du canal péritonéo-vaginal favorisant les hernies dites congénitales.
    - 2. *En arrière.*
      - 1. Canal déférent.
      - 2. Artère déférentielle.
      - 3. Artère funiculaire.
      - 4. Plexus veineux postérieur.
      - 5. Lymphatiques.
      - 6. Nerfs sympathiques.
      - 7. Crémaster interne de Henle.
  - 2. Chez la femme.
    - 1. Le ligament rond, qui vient s'épanouir en pinceau dans les grandes lèvres.
    - 2. Artère funiculaire.
    - 3. Plexus veineux abondants.
    - 4. Reste du canal péritonéal : c'est le canal de Nück, contesté par beaucoup d'auteurs.

DÉDUCTIONS PATHOLOGIQUES

- 1° Hernies inguinales. — Fréquentes, chez l'homme.
- 2° Flaccidité des tissus.
  - Chez certains malades.
  - Il en est qui n'ont plus de paroi antérieure du canal inguinal; d'où la difficulté de restaurer le plan superficiel dans la cure radicale.
- 3° Adénites.... — Fréquentes.
- 4° Abcès par congestion. — Fusant dans la gaine du psoas ou dans la gaine des vaisseaux.
- 5° Testicule en ectopie.... — Dans le canal inguinal.
- 6° Hernie labiale. — Rare.
- 7° Hernies propéritonéales. — Avec...........
  - 1. Un sac extérieur : intra-inguinal.
  - 2. Un sac profond : intra-abdominal.
- 8° Hernie inguinale funiculo-scrotale.
- 9° Ectopie testiculaire et hernie concomitante.
- 10° Hernies inguinales. — Contenant anormalement.
  - 1. La vessie.
  - 2. Le cæcum.
  - 3. L'appendice.
  - 4. L'ovaire.
  - 5. La trompe.
- 11° Tuberculose herniaire.. — Caractérisée par un semis de granulations sur la paroi du sac.
- 12° Néoplasmes.
  - 1. Herniaires.
  - 2. Périherniaires.
- 13° Adhérences dans le sac de la hernie.
- 14° Gravité opératoire. — Plus grande quand un taxis prolongé et maladroit a été tenté.

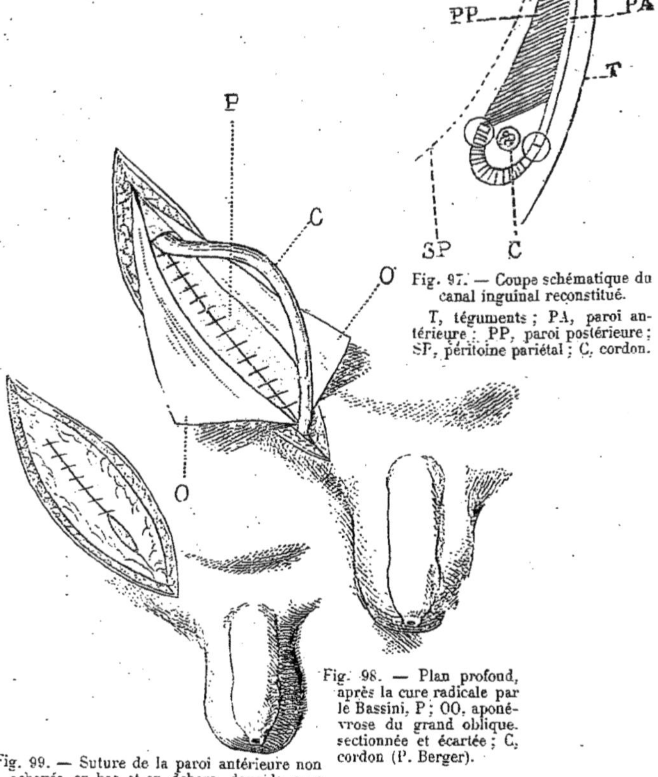

Fig. 97. — Coupe schématique du canal inguinal reconstitué.

T, téguments ; PA, paroi antérieure ; PP, paroi postérieure ; SP, péritoine pariétal ; C, cordon.

Fig. 98. — Plan profond, après la cure radicale par le Bassini, P ; OO, aponévrose du grand oblique, sectionnée et écartée ; C, cordon (P. Berger).

Fig. 99. — Suture de la paroi antérieure non achevée, en bas et en dehors, dans la cure radicale.

DÉDUCTIONS OPÉRATOIRES..

Cure radicale de la hernie inguinale (fig. 97, 98, 99).

1. Incision parallèle au canal inguinal.. — On sectionne la paroi antérieure du grand oblique et on recherche en dedans et un peu en avant dans les éléments du cordon le sac herniaire qu'on vide de son contenu, s'il en a, et qu'on excise. Mais il est nécessaire de terminer l'opération par la réfection de la paroi postérieure; c'est ce qui se fait dans le procédé dit de Bassini, où l'on rapproche par quatre ou cinq points de suture l'arcade crurale (ligament de Hesselbach) du tendon conjoint (ligament de Henle) ou tendon commun du petit oblique et du transverse (à peu près vertical).

2. Cette voie du canal inguinal a été suivie récemment par certains chirurgiens pour l'ablation de tout le canal déférent et des vésicules séminales atteints de tuberculose (Villeneuve, Poirier).

3. L'incision de l'appendicite se fait obliquement en bas et en dedans à 1 centimètre de l'arcade et parallèlement à elle, en partant de 1 centimètre au-dessus de l'épine iliaque antéro-supérieure.

2. TRIANGLE DE SCARPA (Creux crural)

LIMITES..........
- 1° **En dedans**... | Moyen ou premier adducteur.
- 2° **En dehors**... | Couturier.
- 3° **En haut**..... | Arcade crurale (base du triangle).
- Tels sont les bords de ce triangle.

SUPERPOSITION DES PLANS.

- 1° **Peau**........... Couverte de poils chez l'homme avec deux plis:
  - 1. Pli supérieur. — C'est le pli de l'aine proprement dit, très adhérent avec le ligament suspenseur de Pétrequin.
  - 2. Pli inférieur.. | Pli articulaire.
- 2° **Tissu cellulo-graisseux sous-cutané**.......... Couche cellulo-ganglionnaire de Guyon. On y trouve:.....
  - 1. **Les ganglions superficiels**...
    - 1. Groupe supéro-interne ou génital.. — Recevant les lymphatiques des enveloppes des organes génitaux.
    - 2. Groupe supéro-externe ou abdomino-fessier.
    - 3. Groupe inférieur, vertical ou crural......... — Recevant les lymphatiques du membre inférieur.
  - 2. **La saphène interne**....... — Qui se dirige à peu près verticalement le long du bord interne du membre inférieur. Elle décrit, avant de se jeter dans la veine fémorale, une véritable crosse, au-dessus d'un épaississement aponévrotique curviligne en haut, que le doigt accroche aisément : c'est le ligament de Hey ou le repli en faux de Allan-Burns.
  - 3. **L'artère sous-cutanée abdominale ou tégumenteuse abdominale**... — Qui est la première branche naissant de la face antérieure de la fémorale, décrivant une courbe à concavité supérieure pour remonter le long des parois abdominales.
  - 4. **Les vaisseaux honteux externes supérieur et inférieur**......... — Se dirigeant horizontalement de dehors en dedans.
- 3° **Feuillet superficiel de l'aponévrose**............ — En raison des nombreux organes qui le traversent en dedans, on lui a donné le nom de *fascia cribriformis*, mais seulement au niveau de la loge lymphatique où il y a adhérence entre le fascia superficialis et le feuillet superficiel de l'aponévrose fémorale. Au-dessous de lui, est une dépression demi-elliptique à grand axe longitudinal : c'est la *fosse ovale*.
- 4° **Vaisseaux** (fig. 100)...... Ils sont contenus dans l'entonnoir fémorali-vasculaire de Thompson, qui comprend trois régions bien distinctes, juxtaposées (fig. 95) (en allant de dehors en dedans).......
  - 1. Tiers externe. — Occupé par l'artère fémorale : C'est la loge artérielle.
  - 2. Tiers moyen. — Occupé par la veine fémorale : C'est la loge veineuse.
  - 3. Tiers interne. — Occupé par le ganglion de Cloquet, à cheval sur la concavité de Gimbernat, tout à fait en haut et en bas par les lymphatiques. C'est la loge lymphatique, *siège exclusif* des hernies crurales, d'où son nom de *canal crural* (Poirier), infundibulum ou entonnoir crural fermé par le septum crurale.
- 5° **Feuillet profond de l'aponévrose.** — Qui rejoint le feuillet superficiel au niveau des bords externe et interne, délimitant ainsi une véritable gaine aux vaisseaux.
- 6° **Couche musculaire**.... En forme de dièdre à sinus antérieur.....
  - 1. En dedans... | Pectiné.
  - 2. En dehors... | Psoas-iliaque, séparé des os par une bourse séreuse.

DÉDUCTIONS PATHOLOGIQUES

1° Adénites..... Si fréquentes au niveau de la racine du membre inférieur; elles auront un siège variable avec la région d'où part l'infection.
L'étude anatomique des ganglions montre que ceux du groupe interne seront pris dans les affections de la verge et du scrotum (syphilis); ceux du groupe externe, dans les maladies de l'abdomen et des fesses (anus).
Enfin les plaies du membre inférieur, et en particulier les petites écorchures du pied, auront leur répercussion sur les ganglions du groupe inférieur.

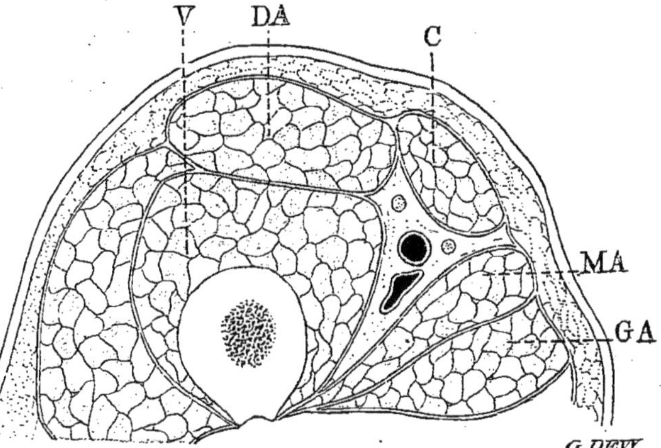

Fig. 100. — Schéma des rapports de la fémorale à la pointe du triangle de Scarpa. Cuisse gauche, segment inférieur de la coupe.
DA, droit antérieur ; V, vaste interne ; MA, moyen abducteur ; GA, grand abducteur.

2° Furoncles et inflammations légères circonscrites..., Se développant fréquemment à la base d'un poil.

3° Lipomes et hernies graisseuses........ Se faisant à travers l'un des orifices du fascia cribriformis.

DÉDUCTIONS OPÉRATOIRES..

1° Plaies veineuses..... Leur gravité est plus grande que celle des plaies artérielles.

2° Ligature de la fémorale... Au niveau du triangle de Scarpa, ligne d'incision oblique partant du milieu de l'arcade crurale et parallèle au bord interne du muscle couturier, muscle satellite de l'artère à ce niveau.

3° Cure radicale de la hernie crurale....... Elle se fait par l'orifice supérieur du canal crural et descend dans cette loge interne dite lymphatique : ce seront donc des tumeurs situées au-dessous du pli de l'aine, ce qui permettra de les distinguer des hernies inguinales. La cure radicale consiste à fermer, après réduction, cet orifice supérieur, autrement dit à rapprocher par deux ou trois points de suture l'aponévrose du pectiné et le muscle lui-même chargé sur l'aiguille, de l'arcade crurale; en se repérant sur la concavité du ligament de Gimbernat qu'il est facile d'accrocher, on ne peut craindre de léser les vaisseaux. Il va sans dire que c'est également en dedans qu'on pratiquera le débridement dans la cure de la hernie crurale étranglée, qu'on complétera toujours par la restauration de la paroi postérieure (Voy. p. 150).

3. RÉGION CRURALE

LIMITES...........
- 1° Supérieure..
  - 1. En avant..... | A 12 centimètres du pli de l'aine.
  - 2. En arrière.... | Pli fessier.
- 2° Inférieure... | 2 centimètres au-dessus du genou.

SUPERPOSITION DES PLANS.....
- 1° Peau.........
  - 1. Épaisse en dehors.
  - 2. Fine en dedans.
- 2° Tissu cellulaire sous-cutané avec.........
  - 1. En dehors ... | Les filets du fémoro-cutané.
  - 2. En dedans.... | La veine saphène interne.
- 3° Aponévrose d'enveloppe ou fascia lata. — Avec en haut le muscle tenseur du fascia lata. C'est de la face profonde de cette aponévrose que partent les 2 cloisons intermusculaires interne et externe, qui vont des grand et petit trochanters aux tubérosités externe et interne, divisant ainsi la cuisse en 2 loges distinctes antérieure et postérieure.

I. — LOGE CRURALE ANTÉRIEURE.

PREMIÈRE COUCHE MUSCULAIRE...
- 1° Muscle tenseur du fascia lata.... — A la région crurale externe supérieure.
- 2° Muscle couturier .... — Croisant obliquement la cuisse de dehors en dedans et allant de l'épine iliaque antéro-supérieure à la partie supérieure de la face interne du tibia.

DEUXIÈME COUCHE MUSCULAIRE...
- Elle est tout entière représentée par le muscle quadriceps fémoral formé des 4 portions suivantes (fig. 101):
  - 1° En avant..... | Droit antérieur.
  - 2° En dehors... | Vaste externe.
  - 3° En dedans... — Vaste interne, appliqué, mais non inséré, à la face interne du fémur *entièrement dépourvue d'insertions musculaires.*

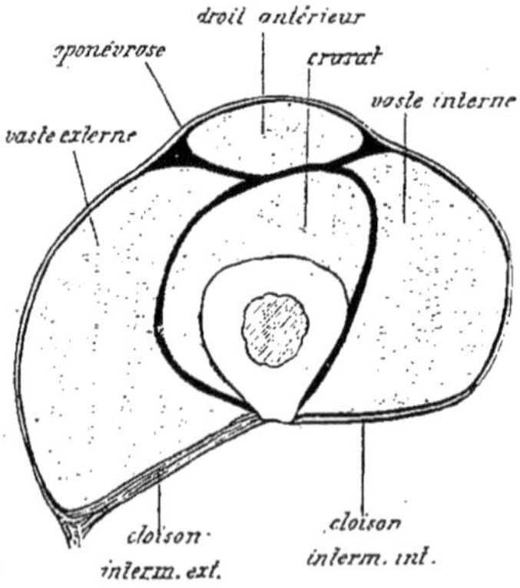

Fig. 101. — Coupe schématique du quadriceps à sa partie moyenne.

  - 4° Entre le droit antérieur et le vaste externe. — Le muscle crural.
- Partis d'insertions différentes, tous ces muscles ont une même insertion inférieure rotulienne et tibiale antérieure, la rotule n'étant en effet qu'un os sésamoïde développé dans l'intérieur du muscle et le tendon rotulien le tendon d'insertion inférieure.

TOPOGRAPHIE DU PAQUET VASCULO-NERVEUX.

- 1° **Deux tiers supérieurs**.... Paquet vasculo-nerveux entre les 2 couches précédentes et du côté interne, dans un espace triangulaire compris entre:
  1. Le couturier, en avant et en dedans.
  2. Le vaste interne, en dehors.
  3. Le moyen adducteur, au fond.

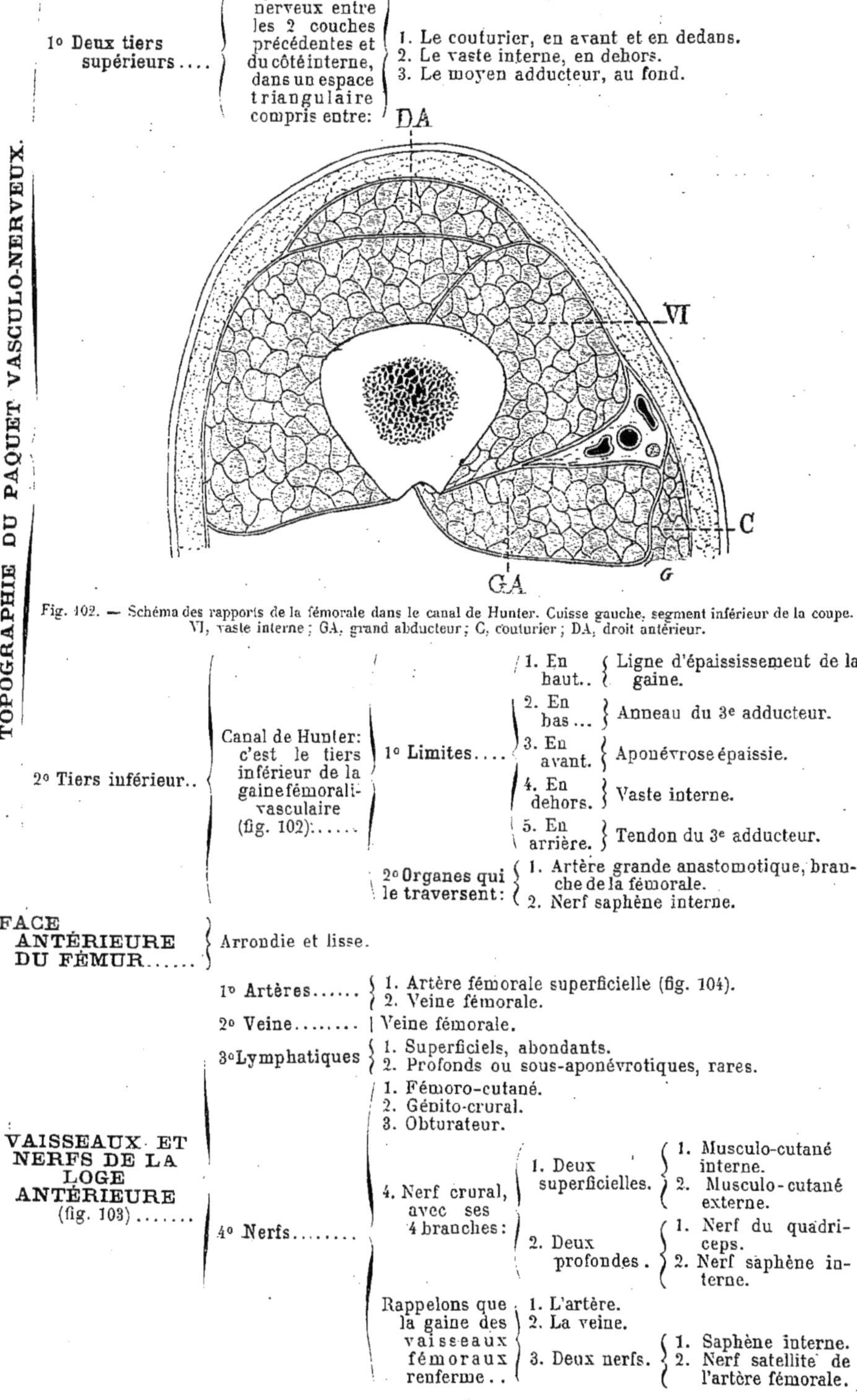

Fig. 102. — Schéma des rapports de la fémorale dans le canal de Hunter. Cuisse gauche, segment inférieur de la coupe. VI, vaste interne ; GA, grand abducteur ; C, couturier ; DA, droit antérieur.

- 2° **Tiers inférieur**.. Canal de Hunter: c'est le tiers inférieur de la gaine fémorali-vasculaire (fig. 102):.....
  - 1° **Limites**....
    1. En haut.. Ligne d'épaississement de la gaine.
    2. En bas... Anneau du 3e adducteur.
    3. En avant. Aponévrose épaissie.
    4. En dehors. Vaste interne.
    5. En arrière. Tendon du 3e adducteur.
  - 2° **Organes qui le traversent:**
    1. Artère grande anastomotique, branche de la fémorale.
    2. Nerf saphène interne.

FACE ANTÉRIEURE DU FÉMUR...... Arrondie et lisse.

VAISSEAUX ET NERFS DE LA LOGE ANTÉRIEURE (fig. 103).......

- 1° **Artères**......
  1. Artère fémorale superficielle (fig. 104).
  2. Veine fémorale.
- 2° **Veine**........ Veine fémorale.
- 3° **Lymphatiques**
  1. Superficiels, abondants.
  2. Profonds ou sous-aponévrotiques, rares.
- 4° **Nerfs**........
  1. Fémoro-cutané.
  2. Génito-crural.
  3. Obturateur.
  4. Nerf crural, avec ses 4 branches:
     1. Deux superficielles.
        1. Musculo-cutané interne.
        2. Musculo-cutané externe.
     2. Deux profondes.
        1. Nerf du quadriceps.
        2. Nerf saphène interne.
  - Rappelons que la gaine des vaisseaux fémoraux renferme..
    1. L'artère.
    2. La veine.
    3. Deux nerfs.
       1. Saphène interne.
       2. Nerf satellite de l'artère fémorale.

II. — LOGE CRURALE POSTÉRIEURE.

I. — COUPE AU NIVEAU DE LA JONCTION DU TIERS SUPÉRIEUR ET DU TIERS MOYEN.

SUPERPOSITION DES PLANS......

1° Au milieu même de la loge........ — En occupant environ le tiers, est le 3e ou grand adducteur avec, directement en dedans : le droit interne.

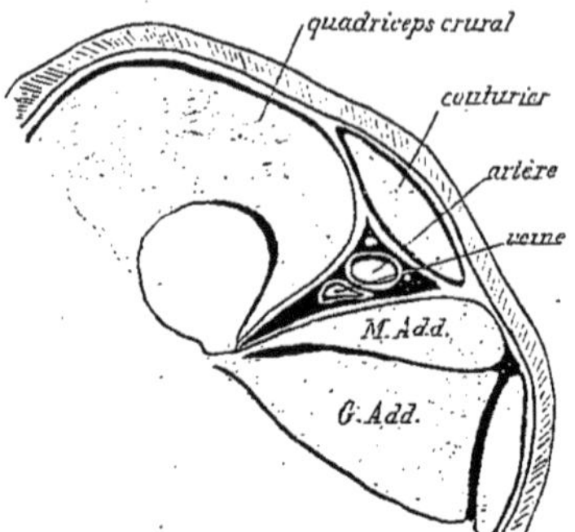

Fig. 103. — Rapports de la fémorale à la partie moyenne de la cuisse.

2° En avant du 3e adducteur et en allant d'avant en arrière......
1. Le 1er ou moyen adducteur.
2. Une couche celluleuse où passent :.....
   1. L'artère fémorale profonde, en dehors.
   2. Le nerf obturateur, en dedans.
3. Le 2e ou petit adducteur (fig. 104).

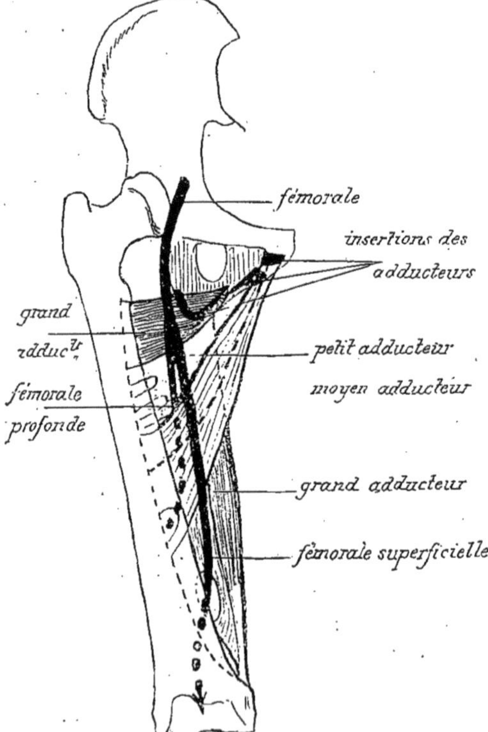

Fig. 104. — Schéma de la région des adducteurs.

3° En arrière du 3e adducteur et en allant de dedans en dehors......
1. Le demi-membraneux.
2. Le demi-tendineux.
3. Le biceps.
4. Le grand fessier, délimitant, avec le grand adducteur, un espace triangulaire où passe le grand nerf sciatique.

II. — COUPE AU NIVEAU DE LA JONCTION DU TIERS MOYEN ET DU TIERS INFÉRIEUR.

- **SUPERPOSITION DES PLANS.....**
  - 1° **Au milieu....** Grand adducteur (fig. 104).
  - 2° **En avant de lui..........** Le moyen adducteur, qui forme à ce niveau le fond du canal de Hunter.
  - 3° **En arrière de lui (en allant de dedans en dehors)......**
    1. Le demi-membraneux.
    2. Le demi-tendineux.
    3. Le long biceps.
    4. Le court biceps.
    - Ces 4 derniers muscles délimitant avec la face postérieure du grand adducteur un espace quadrangulaire où l'on trouve :
      1. L'artère fémorale profonde.
      2. Le nerf sciatique.
- **VAISSEAUX ET NERFS DE LA LOGE POSTÉRIEURE.**
  - 1° **Artères......**
    1. Terminaison de la fessière.
    2. Terminaison de l'ischiatique.
    3. Terminaison des circonflexes.
    4. Terminaison de l'obturatrice.
    5. Terminaison de la fémorale profonde.
  - 2° **Veines.......** Peu importantes.
  - 3° **Lymphatiques** Superficiels et profonds.
  - 4° **Nerfs........**
    1. Grand sciatique.
    2. Petit sciatique.
    3. Obturateur.
    4. Crural.
- **DÉDUCTIONS PATHOLOGIQUES**
  - 1° **Phlegmons diffus superficiels ou profonds....** Suivant qu'ils sont sus- ou sous-aponévrotiques.
  - 2° **Fractures du fémur.......** Elles sont :......
    1. Obliques.
    2. Dentelées.
    3. Avec esquilles.
  - 3° **Rupture de l'aponévrose fémorale et hernie musculaire.....** Par l'ouverture ainsi créée.
- **DÉDUCTIONS OPÉRATOIRES....**
  - 1° **Incisions....** Faire, quand on le peut, les incisions du côté externe, où l'on n'a pas à craindre la zone dangereuse, vasculaire, du côté interne.
  - 2° **Ligature de la fémorale..**
    - On se repérera sur le bord interne du couturier, qui fait une saillie si appréciable.
    - 1° **Au niveau du triangle de Scarpa** (Voy. p. 102).
    - 2° **Au niveau du canal de Hunter.......**
      1. Il faut fléchir la jambe et porter la cuisse en dehors.
      2. L'index gauche repère la corde tendineuse des adducteurs.
      3. On glisse la sonde par le trou du nerf saphène, sous l'aponévrose de recouvrement.
      - Mais, pour cela, il faut savoir que la paroi antérieure du canal de Hunter, qui cache l'artère fémorale, est une aponévrose de recouvrement, allant du vaste interne au troisième adducteur.
      - Le nerf saphène interne, point de repère précieux, sort par le bas du canal.
  - 3° **Amputations.**
    1. Par les méthodes circulaires.
    2. Par les méthodes à lambeaux.
  - 4° **Rupture sus-rotulienne du tendon du quadriceps...** Il y a dans ce cas rupture des quatre portions (Poirier) et la meilleure méthode de restauration semble être la suture plan par plan des différentes couches.

4. RÉGION ANTÉRO-LATÉRALE DU GENOU

LIMITES............
- 1° Supérieure... — 5 centimètres au-dessus de la base de la rotule.
- 2° Inférieure... — Ligne transversale passant par la partie la plus élevée de la crête tibiale et de la crête du péroné.

I. — RÉGION ANTÉRIEURE.

SUPERPOSITION DES PLANS.....
- 1° Peau.........
  - 1. Fine.
  - 2. Sans poils.
- 2° Tissu cellulaire sous-cutané, avec.........
  - 1. Anastomoses artérielles... — Nombreuses entre les articulaires et la grande anastomotique : riche réseau artériel du genou.
  - 2. Nerfs........
    - 1. Filet nerveux rotulien du nerf saphène interne.
    - 2. Filets du fémoro-cutané.
    - 3. Filets du musculo-cutané externe.
  - 3. Bourses séreuses ....
    - 1. Sous-cutanée.
    - 2. Sous-aponévrotique.
    - 3. Entre les vastes et le revêtement fibreux qui fait corps avec la rotule.
- 3° Tendon du ligament rotulien..... — Allant du sommet de la rotule à la tubérosité antérieure du tibia.
- 4° Ligament adipeux..... — Véritable masse adipeuse, sans autre rôle que celui de remplissage, venant pendant la flexion combler le sinus articulaire.
- 5° Capsule fibreuse..... — Avec latéralement les *ailerons rotuliens*, formés de fibres transversales, condylo-rotuliennes.
- 6° Ligaments croisés...... — En réalité extra-articulaires...
  - 1. L'antérieur se dirigeant en dehors.
  - 2. Le postérieur, en dedans.

II. — RÉGION EXTERNE (au-dessous de la peau et de l'aponévrose).

SUPERPOSITION DES PLANS....
- 1° Biceps....... — Avec son insertion à la tête du péroné (bourse séreuse).
- 2° Sciatique poplité externe... — Qui contourne le col du péroné.
- 3° Ligament latéral externe.... — En forme de cordon cylindrique, avec en dedans de lui :........
  - 1. L'artère articulaire externe.
  - 2. Le tendon du poplité, dont il est séparé par une bourse séreuse.
- 4° Ménisques tibiaux.

III. — RÉGION INTERNE (au-dessous de la peau et de l'aponévrose).

SUPERPOSITION DES PLANS.....
- 1° Tendons de la patte d'oie.
  - 1. Superficiel... — Couturier.
  - 2. Profonds.....
    - 1. Droit interne, en haut.
    - 2. Demi-tendineux, en bas.
  - Large bourse séreuse.
- 2° Ligament latéral interne..... — Large, en bandelette, et en dedans de lui, courant horizontalement entre sa face interne et la face externe du ménisque, l'artère articulaire interne. On trouve en outre deux bourses séreuses.
- 3° Tendon du demi-membraneux.
  - 1. Faisceau antérieur... — Portion horizontale de la tubérosité interne du tibia.
  - 2. Faisceau postérieur réfléchi..... — Va au ligament postérieur du genou.
  - 3. Faisceau moyen...... — Partie postérieure de la tubérosité.

SQUELETTE DU GENOU ET ARTICULATION.		
VAISSEAUX ET NERFS..........	1° Artères......	Branches des cinq articulaires.
	2° Veines.......	Saphène en dedans.
	3° Lymphatiques	Nombreux.
	4° Nerfs........	Crural (saphène interne et son accessoire).
DÉDUCTIONS PATHOLOGIQUES	1° Hygroma....	Aigu ou chronique des bourses séreuses prérotuliennes.
	2° Hydarthrose.	Elle est fréquente.
	3° Tuberculose primitive de la rotule......	Elle est rare (Ménard).
	4° Tumeurs blanches......	Pouvant se compliquer de luxation des os.
	5° Névralgies...	Dues à l'englobement par le cal du sciatique poplité externe, dans les cas de fractures du col du péroné.
	6° Fractures de la rotule.....	Presque toujours transversales, avec souvent un grand déplacement où l'on peut mettre le doigt. Suivant les cas, on interviendra chirurgicalement en suturant la rotule au fil d'argent, ou l'on maintiendra le membre immobile en rapprochant les deux fragments osseux à l'aide de griffes (celles de Malgaigne-Duplay sont les plus employées).
DÉDUCTIONS OPÉRATOIRES.	1° Incision.....	Curviligne, en fer à cheval, pour l'*arthrectomie*.
	2° Lieu d'élection de la ponction.	Partie supéro-externe de la rotule.
	3° Arthrotomie.	Incision faite d'un côté ou des deux côtés, pour donner issue au pus ou au sang renfermé dans l'intérieur de l'articulation (avec ou sans lavage).
	4° Désarticulation du genou.	On peut faire la simple incision elliptique. La désarticulation est facile après retroussis des téguments. On peut encore faire un grand lambeau antérieur et un petit postérieur. A rappeler l'amputation ostéo-plastique fémoro-rotulienne de Gritti.

5. RÉGION DU CREUX POPLITÉ (fig. 105 et 106)

LIMITES........... { Région losangique de la face postérieure du genou, comprise en haut entre les masses musculaires externe et interne de la loge postérieure de la cuisse et les deux jumeaux en bas.

SUPERPOSITION DES PLANS.

1° Peau.......... { 1. Fine.
2. Avec plis transversaux.

2° Tissu cellulaire sous-cutané... { Reliant celui de la cuisse et de la jambe.

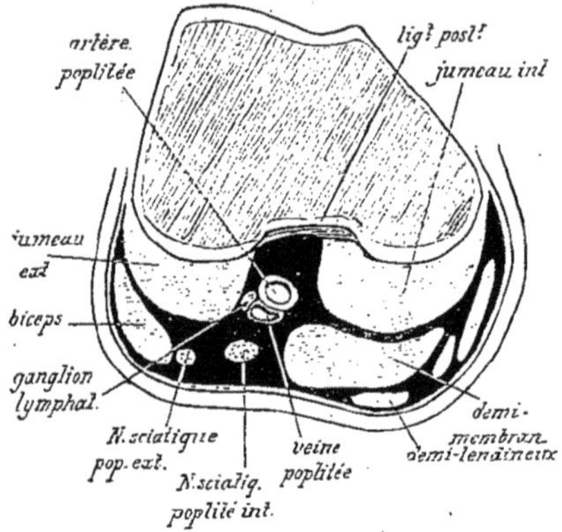

Fig. 105. — Coupe schématique du creux poplité.

3° Aponévrose....

1. Feuillet superficiel.. { Se continuant avec les aponévroses fémorale et jambière.

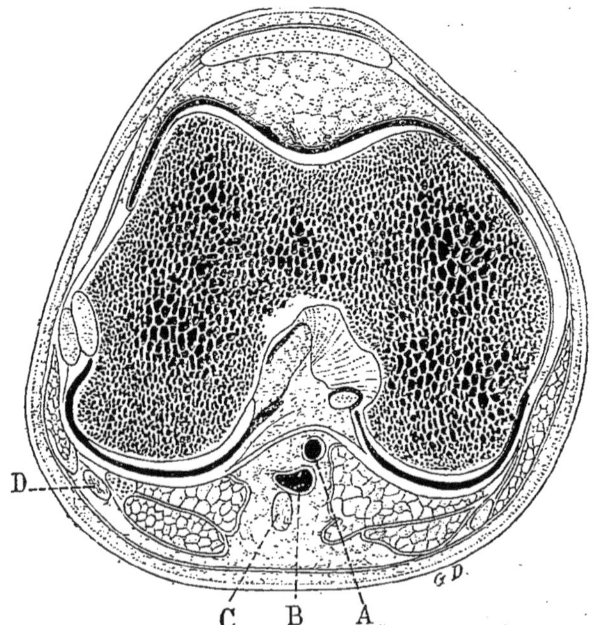

Fig. 106. — Schéma des rapports de la poplitée. Genou gauche, segment inférieur. A, artère ; B, veine ; C, poplité interne ; D, poplité externe.

2. Feuillet profond..... { Se fixant aux biceps et demi-membraneux.

SUPERPOSITION DES PLANS (*Suite*).

- **4° Couche musculaire superficielle....** — Formant les parois du creux de l'excavation poplitée......
  - 1. *En haut* (triangle fémoral)....
    - 1. *En dehors*.. — Biceps.
    - 2. *En dedans*. —
      1. Demi-tendineux.
      2. Demi-membraneux.
      3. Couturier.
      4. Droit interne.
  - 2. *En bas* (triangle tibial). — Muscles jumeaux ou gastrocnémiens avec lesquels se trouvent :
    1. La veine saphène externe (contenue dans un dédoublement de l'aponévrose).
    2. Le nerf saphène externe.
- **5° Couche musculaire profonde......** — Formant le fond du creux poplité.......
  - 1. *En haut*...... —
    1. Plantaire grêle.
    2. Poplité.
  - 2. *En bas*...... — Soléaire.
- **6° Organes contenus entre les différentes couches musculaires : paquet vasculo-nerveux du creux poplité (en allant de dedans en dehors)............**
  1. Artère poplitée, avec ses cinq articulaires et ses deux jumelles (fig. 107).
  2. Veine poplitée, plus en dehors.
  3. Nerf sciatique, se divisant en :.. —
     1. Sciatique poplité interne.
     2. Sciatique poplité externe.

     Le premier continuant le trajet du grand sciatique.

  Ces trois organes sont donc en escalier, le plus interne (l'artère) étant en même temps le plus antérieur.

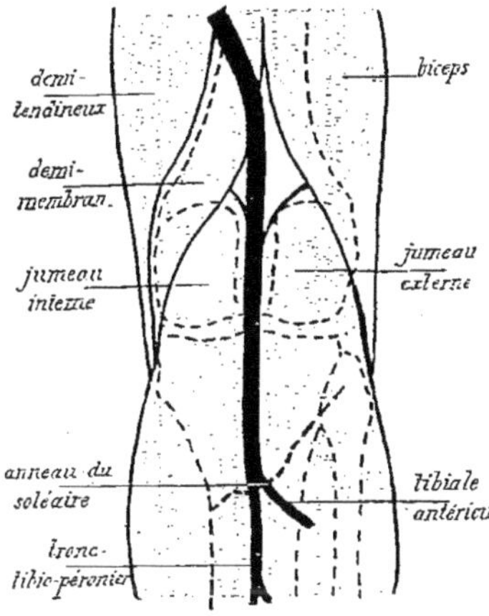

  Fig. 107. — Schéma de l'artère poplitée.

  Signalons encore comme annexes du creux poplité :
  1. La saphène externe, qui est contenue dans un dédoublement de l'aponévrose et dans le sillon intergastrocnémien. Elle vient faire une crosse avant de se jeter dans la poplitée et envoie une anastomose soit à la saphène interne, soit à la fémorale profonde.
  2. Le sciatique poplité externe, qui se dirige obliquement en dehors vers le col du péroné.
  3. Les lymphatiques sus- ou sous-aponévrotiques, avec les ganglions longeant la gaine des vaisseaux.
  4. Des bourses séreuses en grand nombre.
- **7° Ligament postérieur de l'articulation du genou.** — Avec le ligamentum popliteum obliquum et arcuatum.
- **8° Face intercondylienne et condylienne fémorale.**
- **9° Ligaments croisés (A. E. P. I.).**
- **10° Partie supérieure de la face postérieure du tibia.**

DÉDUCTIONS PATHOLOGIQUES

- 1° Inflammations purulentes.. — Fréquentes à cause de la richesse de cette région en tissu cellulo-graisseux.
- 2° Adénites poplitées.
- 3° Kystes séreux..... — Développés dans une des nombreuses bourses séreuses énumérées plus bas.
- 4° Anévrysmes poplités.... — Sont parmi les moins rares.

DÉDUCTIONS OPÉRATOIRES...

- 1° Ligature de la poplitée (Farabeuf)....
  1. Le sujet est couché sur le ventre.
  2. Deux doigts de la main gauche sont dans la plaie.
  3. Le médius tient et écarte le nerf.
  4. L'index cherche au fond, où il sent la veine et l'artère, en dedans, sur le fémur.

  (Se rappeler que la veine est du côté interne).
- 2° Plaies....... — Le nerf, organe le plus superficiel, est le plus exposé aux plaies de cette région.

---

6. TOPOGRAPHIE DES BOURSES SÉREUSES DU CREUX POPLITÉ

(Poirier)

PAROI INTERNE.

- 1° Bourse sus-condylienne interne.
- 2° Bourse rétrocondylienne interne .... } communiquant souvent entre elles.
- 3° Bourse du demi-membraneux............. }
- 4° Bourse sous-condylienne interne ou bourse propre du demi-membraneux.

PAROI EXTERNE. — inconstantes.

- 1° Bourse sus-condylienne.
- 2° Bourse rétro condylienne.
- 3° Bourse sous-condylienne.

FACE INTERNE DU GENOU......

- 1° Bourse profonde supérieure, entre la capsule et la face profonde du ligament latéral interne de la capsule.
- 2° Bourse superficielle inférieure, entre le même ligament et les muscles de la patte d'oie.

FACE EXTERNE DU GENOU.......

- 1° Bourse du jumeau externe.
- 2° Bourse du ligament latéral externe.
- 3° Bourse du biceps.

---

7. JAMBE

LIMITES............
- 1° Supérieure.. | Deux travers de doigt au-dessous du genou.
- 2° Inférieure... | Pli cutané, déterminé par la flexion du pied sur la jambe.

I. — COUCHES COMMUNES.

SUPERPOSITION DES PLANS.....
- 1° Peau......... | Laissant voir par transparence, mais moins qu'au bras, un lacis veineux bleuâtre sous-cutané.
- 2° Tissu cellulaire sous-cutané.
  - 1. Plan superficiel, aréolaire.
  - 2. Plan profond, avec le fascia superficialis.
  - On y voit les veines saphènes superficielles... | En dedans : la saphène interne. En dehors et en arrière : la saphène externe.
  - Avec, entre les deux, de nombreuses anastomoses.
- 3° Aponévrose d'enveloppe du membre.. | Continuant l'aponévrose d'enveloppe crurale et celle du pied. De sa face externe seule se détache une cloison verticale; c'est l'aponévrose intermusculaire externe, qui, par son autre extrémité, va s'insérer au bord externe du péroné.

II. — COUCHES PROPRES.

I. — LOGE ANTÉRIEURE (fig. 108).

SUPERPOSITION DES PLANS....
- 1° En avant....
  - 1. Des deux os de la jambe.
  - 2. De l'aponévrose intermédiaire ou ligament interosseux.
  - 3. De la cloison intermusculaire externe.

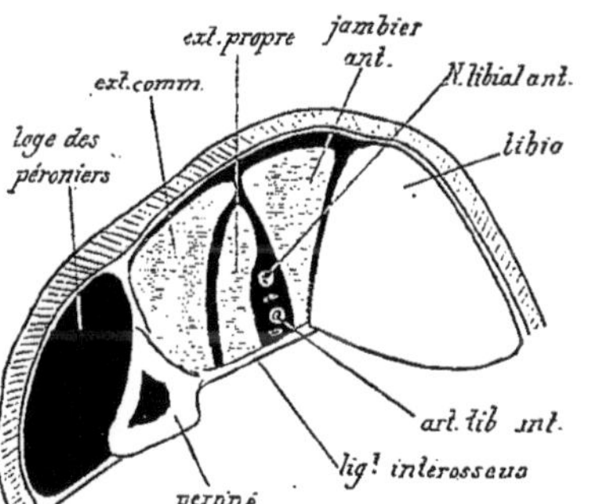

Fig. 108. — Coupe des muscles de la région antérieure de la jambe à l'union du tiers inférieur et des deux tiers supérieurs.

- 2° En allant de dedans en dehors, on observe :
  - 1. Le muscle jambier antérieur.
  - 2. Au milieu.... | 1. L'extenseur commun des orteils. 2. L'extenseur propre du gros orteil.
- 3° En dehors... | Les long et court péroniers latéraux, couchés dans la gouttière des péroniers de la face externe du péroné.
- Entre le jambier antérieur et la région moyenne des extenseurs, tout près de la membrane interosseuse, est un petit espace celluleux, où est contenu le paquet vasculo-nerveux de la région.

VAISSEAUX ET NERFS.........

- 1° Artères...... Tibiale antérieure, branche de bifurcation antérieure de la poplitée.
- 2° Veines ...... Deux collatérales à la tibiale, avec de nombreuses anastomoses transversales et anastomoses intramusculaires entre le système profond et superficiel.
- 3° Lymphatiques
  - 1. Superficiels.
  - 2. Profonds..... Allant au creux poplité.
- 4° Nerfs ....
  - 1. Superficiels .. Musculo-cutané, branche du sciatique poplité externe.
  - 2. Profonds..... Nerf tibial antérieur, branche du sciatique poplité interne.

II. — LOGE POSTÉRIEURE.

COUPE A LA PARTIE MOYENNE (en allant d'avant en arrière) (fig. 110).....

- 1° Muscles de la couche profonde (fig. 109)
  - 1. Jambier postérieur au milieu. ...... Prenant insertion sur toute la membrane interosseuse, puis sur une portion du péroné en dehors et du tibia en dedans.

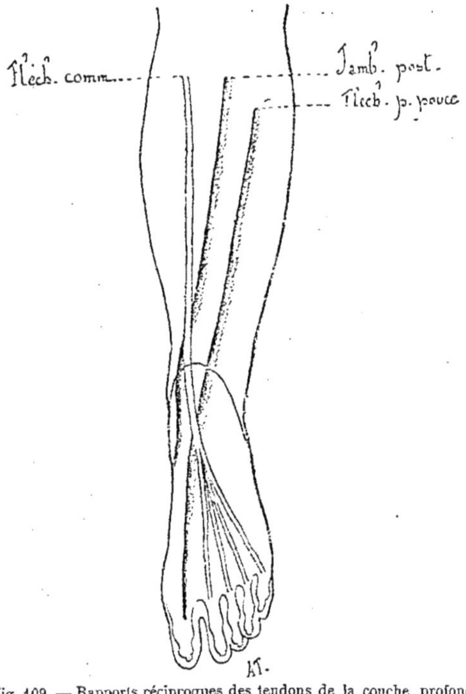

Fig. 109. — Rapports réciproques des tendons de la couche profonde de la jambe.

  - 2. Fléchisseur commun des orteils ...... A insertion exclusivement tibiale, d'où son nom de fléchisseur tibial.
  - 3. Fléchisseur propre du gros orteil... A insertion exclusivement péronière, d'où son nom de fléchisseur péronier.
- 2° Muscles de la couche superficielle.......
  - 1. Soléaire en avant.
  - 2. Jumeaux.....
    - 1. Externe. / 2. Interne. — en arrière.
    - Ce sont eux qui forment la saillie du mollet.
  - 3. Entre les deux et du côté interne, on voit à la coupe une petite section blanche elliptique à grand axe transversal : c'est la section du tendon du plantaire grêle.

COUPE A LA PARTIE MOYENNE (en allant d'avant en arrière, *Suite*).........

3° Entre les deux couches profonde et superficielle.. — Et environ au milieu de la jambe se trouve le paquet vasculo-nerveux de la région.

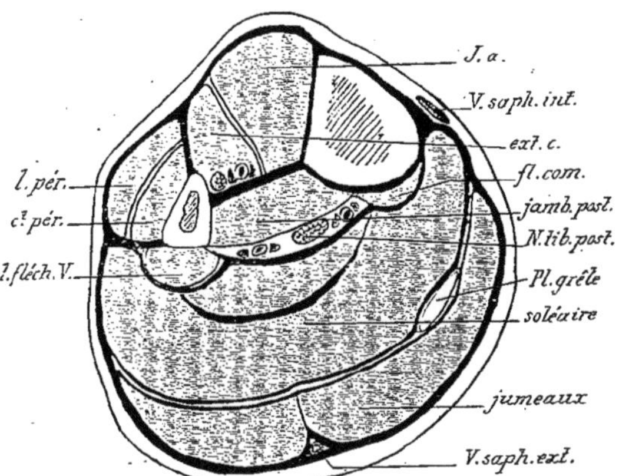

Fig. 110. — Coupe de la jambe au tiers moyen.

4° Entre les deux jumeaux et le soléaire..... — Recouverts plus ou moins par les gastro-cnémiens, se trouvent :....
1. La veine saphène externe.
2. Le nerf saphène externe.

COUPE AU NIVEAU DU TIERS SUPÉRIEUR.... — Une coupe faite à ce niveau nous montrerait en outre, directement appliqué sur le tibia, le muscle poplité, qui est au-dessus de la ligne oblique postérieure du tibia, mais en retour nous ne verrions plus les fléchisseurs qui s'insèrent au-dessous de cette ligne, le soléaire s'insérant à son niveau même.

COUPE AU NIVEAU DU TIERS INFÉRIEUR (fig. 111)

A ce niveau, toute la couche superficielle, si épaisse au niveau du tiers moyen, n'est plus représentée que par le tendon d'Achille ou tendon fusionné du soléaire et des deux jumeaux, et dont l'insertion se fait à la partie postéro-inférieure du calcanéum.

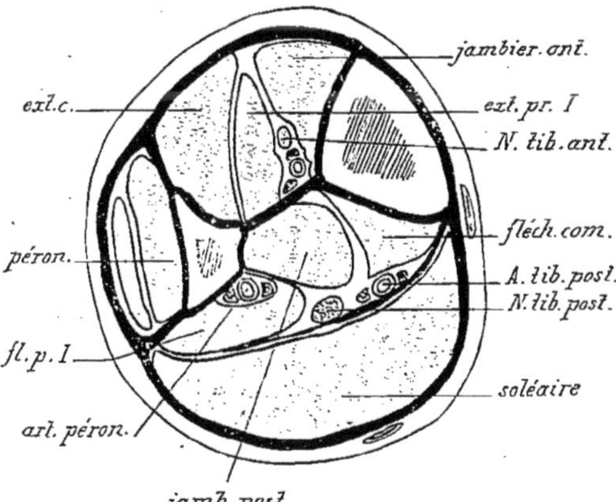

Fig. 111. — Coupe de la jambe au-dessus du tiers inférieur.

Au-dessus de cette insertion, sont deux bourses séreuses :.........
1. Supérieure, sus-calcanéenne.
2. Inférieure, rétro calcanéenne.

VAISSEAUX ET NERFS...........

- 1° Artères......
  - 1. Artère tibiale postérieure...
  - 2. Artère péronière....
  - Branches de bifurcation du tronc tibio-péronier, lui-même branche de bifurcation postérieure de la poplitée.
- 2° Veines....... Il y en a deux accolées aux artères et anastomosées entre elles.
- 3° Lymphatiques
  - 1. Superficiels...
  - 2. Profonds.....
  - Allant au pli de l'aine.
- 4° Nerfs (fig. 112).
  - 1. Superficiels..
    - 1. Saphène externe.
    - 2. Cutané péronier.

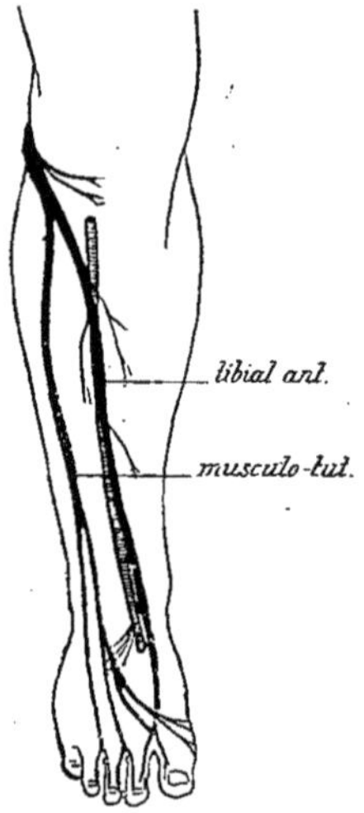

Fig. 112. — Le sciatique poplité externe à la face antéro-externe de la jambe.

  - 2. Profonds..... | Sciatique poplité interne.

DÉDUCTIONS PATHOLOGIQUES

- 1° Engorgement des ganglions de l'aine..... Dans les plaies infectées de la jambe.
- 2° Varices...... Fréquentes; elles peuvent se rompre et donner lieu à des ulcères dits variqueux, siégeant presque toujours au niveau du tiers inférieur de la face interne de la jambe, le long de la saphène interne.
- 3° Fracture inférieure double des deux os en V.................. Avec saillie de l'angle supérieur.
- 4° Fracture sus- ou bi-malléolaire. | Se faisant par ad- ou abduction.
- 5° Absence congénitale du tibia ou du péroné.
- 6° Rupture du tendon du plantaire grêle.
- 7° Bursite sus- ou rétro calcanéenne.

DÉDUCTIONS OPÉRATOIRES....

- 1° Ligatures....
  - 1. Ligature de la tibiale antérieure.......
    - 1. Au-dessus du ligament annulaire.
    - 2. A la partie supérieure de la jambe.
  - 2. Ligature de la tibiale postérieure........
    - 1. Derrière la malléole.
    - 2. Au niveau du mollet.
  - 3. Ligature de la péronière.. Au niveau du mollet.
- 2° Amputations.
  - 1. Amputation au lieu d'élection. Ou à cinq travers de doigt au-dessous de l'articulation.
  - 2. Amputation à la partie moyenne.
  - 3. Amputation sus-malléolaire A 3 centimètres au-dessus de l'articulation tibio-tarsienne.

8. TOPOGRAPHIE DU COU-DE-PIED

SURFACE DE SECTION.......... Section faite au niveau de la partie supérieure du calcanéum, intéressant à la fois.................... 1. Le calcanéum. 2. L'astragale. 3. Le tibia.

COTÉ EXTERNE.. On voit, entre le calcanéum et l'astragale, dans l'angle rentrant que ces deux os déterminent, les tendons du court péronier latéral en avant et du long péronier latéral en arrière.

COTÉ INTERNE (plus accidenté).....

1° **En dehors**... Faisceau profond du ligament latéral interne du cou-de-pied (fig. 113).

2° **En dedans**... Sous les parties superficielles, le faisceau superficiel du même ligament.

3° **Entre les deux et en allant d'avant en arrière** (fig. 114)

1. Tendon du jambier postérieur avec sa gaine.
2. Tendon du fléchisseur commun des orteils, avec sa gaine immédiatement en arrière.
3. Tendon du fléchisseur propre du gros orteil, plus en dehors, immédiatement en arrière de l'astragale.

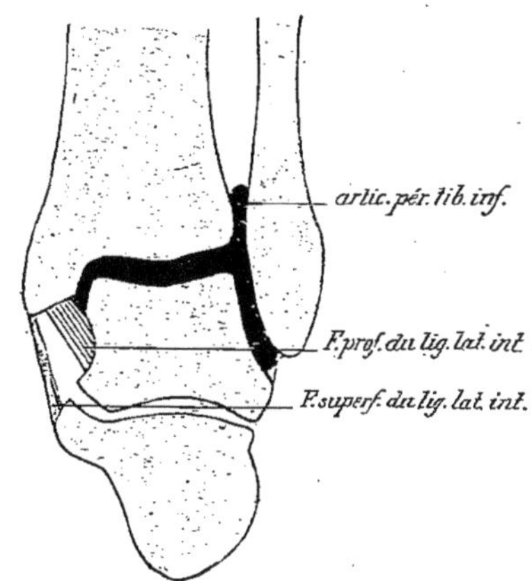

Fig. 113. — Coupe verticale schématique de l'articulation tibio-tarsienne.

4. Chair carrée de Sylvius, plaquée sur la face interne du calcanéum.
5. Entre les tendons en avant et la chair carrée en arrière, existe un espace triangulaire à sommet externe où sont :.........
   1. L'artère plantaire interne.........
   2. Le nerf plantaire interne......... } en avant.
   3. L'artère plantaire externe.........
   4. Le nerf plantaire externe......... } en arrière.
6. Enfin, dans le faisceau ligamenteux superficiel lui-même et en arrière (fig. 124)......
   1. Une artériole.
   2. Un rameau plantaire du ner. cutané plantaire.

Le ligament en V antérieur du cou-de-pied présente une disposition curieuse.

Il est formé de deux branches :

1. Une supérieure, se dédoublant pour le passage du muscle jambier antérieur.
2. Une inférieure, qui présente de même deux véritables frondes pour laisser passer le tendon de l'extenseur propre et celui de l'extenseur commun avec le péronier latéral.

C'est le *ligamentum frundiforme* de Retzius.

DÉDUCTIONS PATHOLOGIQUES.

1° **Arthrites bacillaires du cou-de-pied.....** — Fréquentes.

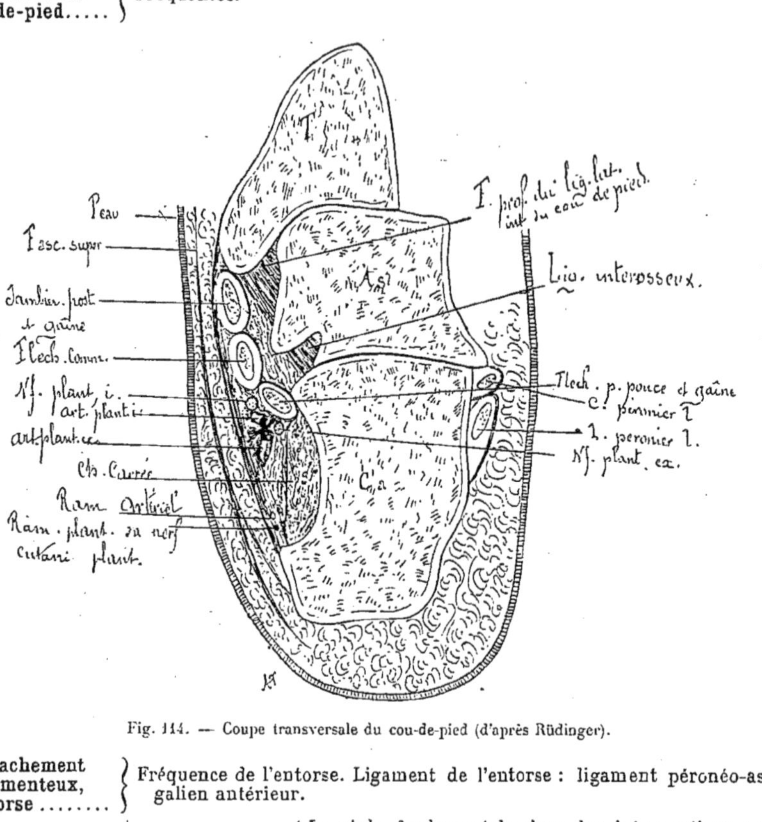

Fig. 114. — Coupe transversale du cou-de-pied (d'après Rüdinger).

2° **Arrachement ligamenteux, entorse........** — Fréquence de l'entorse. Ligament de l'entorse : ligament péronéo-astragalien antérieur.

DÉDUCTIONS OPÉRATOIRES....

1° **Principe général.....** — La règle fondamentale dans les interventions sur le cou-de-pied est de respecter autant que faire se peut les malléoles et surtout la malléole externe, pour éviter le ballottement ultérieur du pied, incompatible avec une marche normale.

2° **Points de repère dans la désarticulation tibio-tarsienne.**

1. **En dedans...** — Malléole tibiale : l'articulation centrale est à 2 centimètres seulement au-dessus de l'extrémité de cette malléole.

2. **En dehors...** — Malléole péronière : l'articulation centrale est à 2 centimètres environ au-dessus de la pointe de cette malléole.

3. **Point de repère moyen.** — Arête de la tête astragalienne ; l'articulation centrale est à 2 centimètres au-dessus et en arrière de cette arête.

3° **Amputation tibio-calcanéenne ostéoplastique de Pirogoff...** — Elle se distingue de la désarticulation tibio-tarsienne en ce que le lambeau talonnier plus ou moins ample conserve une portion plus ou moins grande du calcanéum.

9. TOPOGRAPHIE DU PIED

I. — FACE DORSALE (fig. 115).

Commence au-dessous du ligament annulaire tarsien antérieur.

SUPERPOSITION DES PLANS.

- **1re couche**......... On trouve dans la couche superficielle et en allant de dedans en dehors :....
  1. Veine saphène interne.
  2. Branche interne du musculo-cutané.. — Fournissant les 1er, 4e et 5e collatéraux dorsaux.

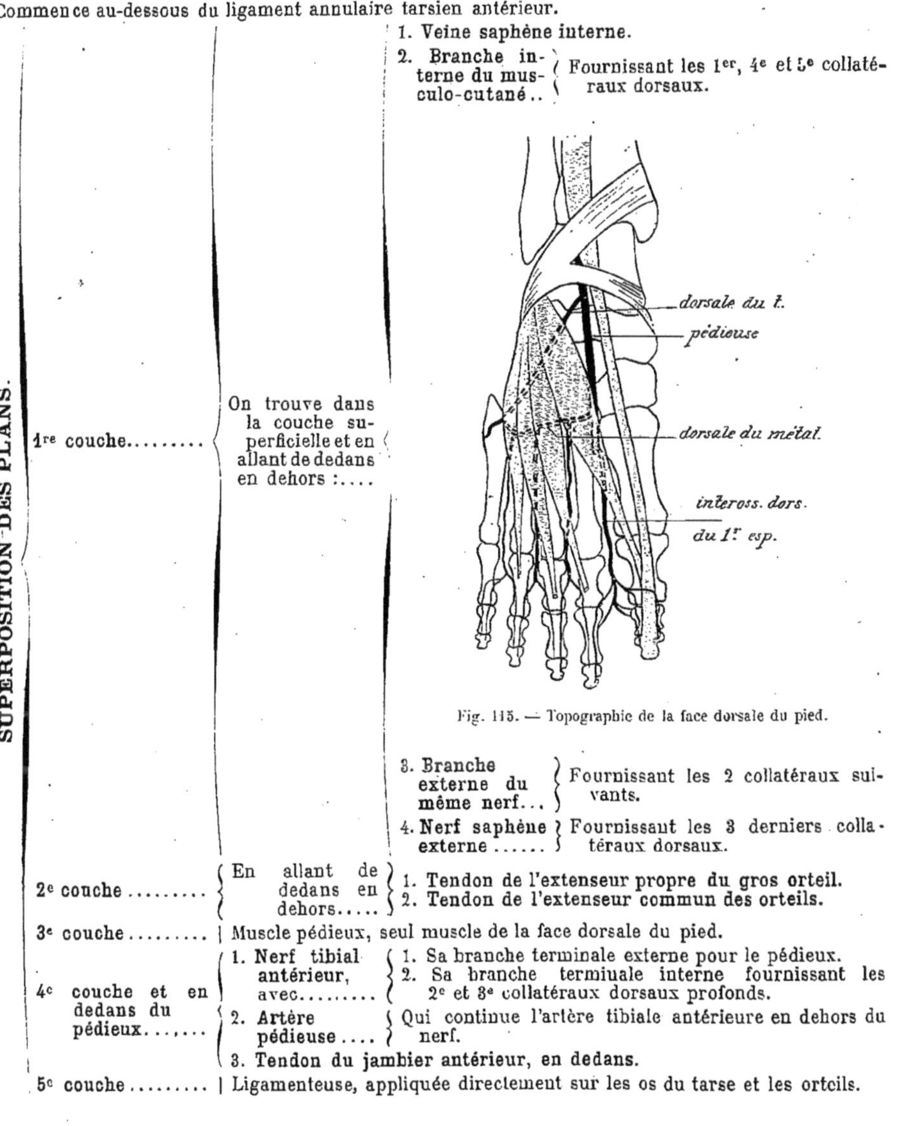

Fig. 115. — Topographie de la face dorsale du pied.

  3. Branche externe du même nerf... — Fournissant les 2 collatéraux suivants.
  4. Nerf saphène externe...... — Fournissant les 3 derniers collatéraux dorsaux.
- **2e couche**......... En allant de dedans en dehors.....
  1. Tendon de l'extenseur propre du gros orteil.
  2. Tendon de l'extenseur commun des orteils.
- **3e couche**......... Muscle pédieux, seul muscle de la face dorsale du pied.
- **4e couche et en dedans du pédieux**........
  1. Nerf tibial antérieur, avec.........
     1. Sa branche terminale externe pour le pédieux.
     2. Sa branche terminale interne fournissant les 2e et 3e collatéraux dorsaux profonds.
  2. Artère pédieuse.... — Qui continue l'artère tibiale antérieure en dehors du nerf.
  3. Tendon du jambier antérieur, en dedans.
- **5e couche**......... Ligamenteuse, appliquée directement sur les os du tarse et les orteils.

II. — FACE PLANTAIRE.

SUPERPOSITION DES PLANS.

- **1° Peau.** — Dure et calleuse.
- **2° Tissu cellulaire sous-cutané.** — Avec un riche lacis veineux, formant la semelle plantaire de Lejars, et des branches cutanées plantaires du tibial postérieur, s'anastomosant avec une branche cutanée du plantaire externe.
- **3° Aponévrose plantaire.** — Qui s'insère en arrière à la partie postérieure de la face inférieure du calcanéum.
- **4° Court fléchisseur plantaire.** — Avec ses 4 tendons terminaux.
- **5° Plans musculaires sous jacents.**
  - 1. **Région plantaire interne** (Homologie : éminence thénar).
    - 1. Adducteur du gros orteil.
    - 2. Court fléchisseur du gros orteil.
    - 3. Abducteur du gros orteil.
      - 1. Portion oblique.
      - 2. Portion transverse.

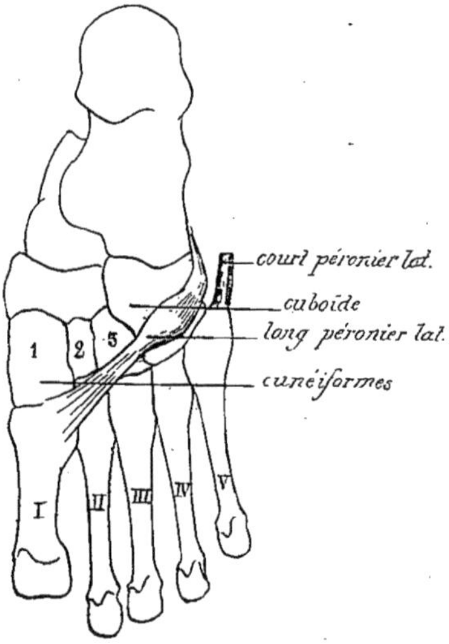

Fig. 116. — Trajet du tendon du long péronier latéral à la plante du pied.

  - 2. **Région plantaire externe** (Homologie : éminence hypothénar).
    - 1. Abducteur du petit orteil.
    - 2. Court fléchisseur du petit orteil.
    - 3. Opposant du petit orteil.
  - 3. **Région plantaire moyenne.**
    - Outre le court fléchisseur :
    - 1. Accessoire du long fléchisseur ou chair carrée de Sylvius.
    - 2. Muscles lombricaux.
    - 3. Muscles interosseux.
- **6° Plans ligamenteux et osseux profond.** — Avec, sur les os et les articulations, le passage du tendon du long péronier latéral (fig. 116).

VAISSEAUX ET NERFS.

1re couche. Au-dessous du court fléchisseur plantaire et au-dessus du long fléchisseur commun, avec ses 4 tendons et son annexe : la chair carrée de Sylvius...

1. **En dedans** (presque horizontalement d'arrière en avant)........
   1. Le nerf tibial postérieur.
   2. Le nerf plantaire interne, le continuant.
   3. Le collatéral plantaire du gros orteil, fournissant un rameau du court fléchisseur.

   Ces 3 nerfs accompagnés par la terminaison de l'artère tibiale postérieure et par la branche plantaire interne.

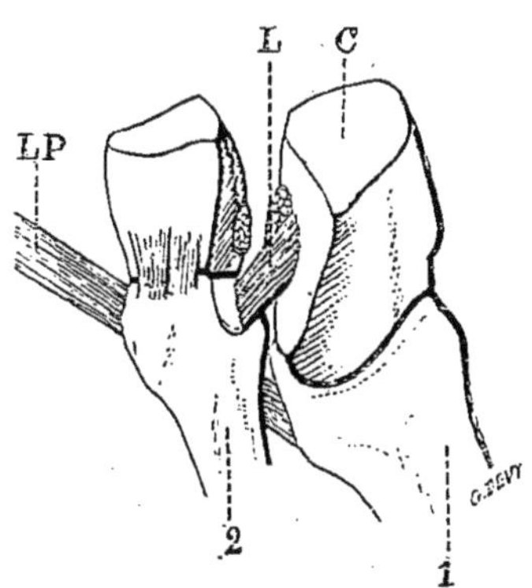

Fig. 117. — L, ligament de Lisfranc ; C, premier cunéiforme ; LP, long péronier latéral ; 1, premier métatarsien ; 2, deuxième métatarsien.

2. Au milieu.... Une autre branche du plantaire interne, fournissant les 6 collatéraux suivants.
3. En dehors... Le nerf plantaire externe, d'abord oblique de dedans en dehors jusque vers la partie moyenne du bord externe du pied et donnant ensuite :..
   1. Sa branche profonde.
   2. Sa branche superficielle d'où partent les trois derniers collatéraux.
   3. Des rameaux pour les muscles abducteur et court fléchisseur du petit orteil.

   A signaler en outre une anastomose, dirigée d'arrière en avant du plantaire externe à une branche externe du plantaire interne (de même que nous avons vu à la paume de la main une anastomose entre le médian et le cubital.)

Le plantaire externe est longé par l'artère plantaire externe, 2e branche de bifurcation de la tibiale postérieure.

2e couche. Profonde, reposant sur :....
1. Les deux faisceaux externe et interne du court fléchisseur du gros orteil.
2. Le ligament calcanéo-cuboïdien.
3. Les faisceaux oblique et transverse de l'adducteur du gros orteil.
4. La branche profonde du nerf plantaire externe et innervant les deux derniers faisceaux nommés.

DÉDUCTIONS PATHOLOGIQUES

1° Malformations congénitales : Pieds bots...
1. Varus......... Dont le bord externe repose sur le sol.
2. Valgus....... Dont le bord interne repose sur le sol.
3. Équin......... Quand la pointe du pied seule appuie sur le sol.

2° Tuberculose. Indépendante de l'astragale ou du calcanéum nécessitant l'astragalectomie ou la pternectomie.

DÉDUCTIONS OPÉRATOIRES....

1° Opération de Lisfranc (fig. 117) Ou désarticulation tarso-métatarsienne.

2° Opération de Jobert........ Ou désarticulation anté-scaphoïdo-cuboïdienne.

3° Opération de Chopart...... Ou désarticulation médio-tarsienne (Ligament en Y).

TABLE DES MATIÈRES

Avant-Propos 5

I. TÊTE

I. Crâne et cerveau.

1. Région occipito-pariéto-frontale 7
2. Topographie cranio-cérébrale 9
3. Région temporale 10
4. Région mastoïdienne 12
5. Topographie de la voûte du crâne (face interne) 14
6. Topographie de la base du crâne (allant d'avant en arrière) 15
7. Topographie des centres psycho-moteurs du cerveau. 19
8. Topographie des points d'émergence apparente des nerfs craniens avec leur trou de sortie de la base du crâne 20
9. Topographie de l'intérieur du cerveau étudiée sur deux coupes types 21

II. Face.

1. Région parotidienne 22
2. Topographie de la région ptérygo-maxillaire 24

II. COU

1. Topographie des aponévroses du cou 26
2. Région sus-claviculaire (région du dôme pleural, puits sous-clavier de Sebileau) 28
3. Topographie de la glande sous-maxillaire 31
4. Région sus-hyoïdienne 33
5. Région sous-hyoïdienne 35
6. Topographie réciproque des artères, veines et nerfs du cou 36
7. Topographie du paquet vasculo-nerveux du cou 37
8. Topographie de la trachée 38

III. COLONNE VERTÉBRALE

Région spinale 41

IV. THORAX

1. Région costale 44
2. Topographie de la région mammaire 47
3. Topographie du paquet vasculo-nerveux sous-clavier. 48
4. Topographie des muscles de la région scapulaire ... 48
5. Topographie du médiastin antérieur 49
6. Topographie du médiastin postérieur 49
7. Topographie des plèvres 50
8. Topographie des poumons 55
9. Topographie du cœur et du péricarde 57
10. Topographie de la crosse de l'aorte 61
11. Topographie de la veine cave supérieure 64
12. Topographie du nerf phrénique 66

V. MEMBRE SUPÉRIEUR

I. Épaule.

1. Région clavi-pectorale de Richet-Tillaux (sous-claviculaire des Allemands) 67
2. Région scapulaire 69
3. Région scapulo-humérale ou deltoïdienne 70
4. Creux de l'aisselle 71

II. Bras 74

III. Région du coude ou huméro-radio-cubitale.

1. Région antérieure ou pli du coude 77
2. Région postérieure, olécranienne 80

IV. Avant-bras 82

V. Poignet 84

VI. Main.

1. Région dorsale de la main 87
2. Paume de la main 88
3. Région digitale 91

VI. ABDOMEN

I. Régions de l'abdomen 94

II. Viscères abdominaux.

I. Organes sus-méso-côliques.

A. *Côté gauche.*

1. Topographie de l'estomac 97
2. Topographie des orifices de l'estomac 100
3. Topographie de la rate 104
4. Topographie du pancréas 105

B. *Côté droit.*

1. Topographie du foie 106
2. Topographie de la vésicule biliaire 108
3. Topographie des canaux cystique et cholédoque 109

II. Organes sous-méso-côliques.

1. Topographie du duodénum 110
2. Topographie de l'intestin grêle 112
3. Topographie du cæcum 114
4. Topographie des trois côlons abdominaux 116
5. Topographie de la fossette intersigmoïde 116
6. Topographie du côlon ilio-pelvien 117

III. Organe commun aux deux régions précédentes.

Topographie de la veine cave inférieure 118

IV. Organes sous-péritonéaux.

1. Topographie des reins 120
2. Topographie des branches du plexus lombaire 123
3. Topographie du bassinet 124
4. Topographie de l'uretère 125

VII. BASSIN

I. Parois.

1. Région fessière 128
2. Région ischio-pubienne ou obturatrice 130
3. Topographie du périnée 131
4. Topographie des enveloppes des bourses 133
5. Topographie de l'épididyme 134

II. Viscères.

1. Topographie de la vessie 135
2. Topographie de l'urètre chez l'homme 138
3. Topographie du rectum 140
4. Topographie de l'utérus 144
5. Topographie de l'ovaire 146

VIII. MEMBRE INFÉRIEUR

1. Région inguinale (région inguino-crurale de Velpeau-Richet, région de l'aine ou du canal crural) 147
2. Triangle de Scarpa (creux crural) 151
3. Région crurale 153
4. Région antéro-latérale du genou 157
5. Région du creux poplité 159
6. Topographie des bourses séreuses du creux poplité .. 161
7. Jambe 162
8. Topographie du cou-de-pied 166
9. Topographie du pied 168

TABLE ALPHABÉTIQUE

Abcès de la bourse séreuse sous-deltoïdienne...... 70
— par congestion... 149
— — d'origine pottique dorsale. 45
— froids du thorax. 46
— hépatiques...... 107
— de la rate....... 104
— de la région fessière........ 129
— tuberculeux..... 30
— — de la région fessière....... 129
— du thorax....... 46
— tubéreux........ 68
Abdomen........... 94
Abdominaux (Côlons).. 116
— (Viscères)..... 95, 97
Ablation du sein...... 47
— de la vessie...... 137
Acromion.......... 70
Adducteurs (Région des)............. 155
Adénites......... 149, 152
— poplitées........ 161
Adhérences du côlon avec le rein.............. 116
Agraphie (Centre de l'). 19
Ailes du sphénoïde.... 17
Aine (Région de l').... 147
Aire de la fossette ovarienne........ 146
— spongieuse...... 18
Aisselle............ 72, 73
— (Creux de l').. 68, 71
Amputation de l'avant-bras......... 86
— du bras......... 76
— de la cuisse..... 156
— de la jambe..... 165
— tibio-calcanéenne. 167
Anal (Releveur)........ 132
Anastomoses urétéro-urétérales........... 127
Anconé........... 80
Anévrysme de l'aorte... 63
— de l'aorte thoracique......... 54
— artério-veineux.. 63
— axillaire......... 73
— poplité........ 161
Angiome de la région parotidienne......... 23
Angle duodéno-jéjunal............ 105, 110
Anneau crural......... 147
Annexes prolabées..... 146
Anse iléo-côlique...... 113
— intestinale....... 140
— de l'intestin grêle. 144
Aorte thoracique....... 53
Aphasie (Centre de l').. 19
Aponévrose cervicale. 33, 35, 38, 41
— du cou......... 26
— d'enveloppe, antibrachiale..... 82
— épicranienne..... 10
— fémorale.... 130, 156
— du grand fessier. 128
— de la main...... 87
— palmaire..... 88, 90
— parotidienne..... 22
— pelvienne........ 130
— plantaire........ 169
— prostato-péritonéale......... 140
— de la région costale........... 44
— temporale....... 10
Aponévrotique (Appareil)............... 53
Apophyse clinoïde moyenne...... 16
— crista galli...... 15
— d'Ingrassias..... 17
— mastoïde........ 12
— styloïde......... 23
Appendice............ 114
Arcade artérielle palmaire......... 89
— crurale......... 147
— fémorale........ 148
Arrachement ligamenteux............... 167
Artériotomie de la temporale............. 11
Arthrectomie........... 158
Arthrite du cou-de-pied. 167
— scapulo-humérale. 70
— sèche du coude.. 80
Arthrotomie........... 158
Articulation scapulo-humérale........... 70
— tibio-tarsienne... 166
Auditif.............. 20
Auscultation.......... 46
— de la crosse de l'aorte........... 63
Avant-bras......... 82, 86
Axillaire (Artère).... 48, 68
— (Veine)......... 48
Azygos............... 54
— (Grande)........ 53
— (Petite)......... 53

Bacille tuberculeux (Localisation du) au niveau des vertèbres... 42
Base du crâne........ 15
— du cœur........ 59
Bassin............... 128
— (Paroi du)....... 128
— (Viscères du).... 135
Bassinet............. 124
Biceps............... 157
Biliaire (Vésicule)...... 108
Bi-pariétale (Suture)... 14
Bombement sous-claviculaire.............. 68
Bouquet de Riolan..... 23
Bourse séreuse........ 128
— — du creux poplité. 161
— — du genou...... 157
Bourses (Enveloppes des) 133
— (Tunique des)... 133
Boutonnière périnéale.. 132
Brachial (Triceps)..... 80
Brachio-céphalique (Tronc)............ 39
Bras.............. 74, 76
— (Veines superficielles du)..... 74
Bregma.............. 9
Bronches............. 53
Bulbe olfactif......... 17
Bursite sus- ou rétrocalcanéenne........... 165

Cæcum............... 114
Calculs salivaires...... 32
— de l'urètre....... 139
— de la vessie...... 137
Calleux (Corps)........ 21
Cals douloureux de la clavicule........... 30
Canal cholédoque. 102, 109
— crural...... 147, 150
— cystique........ 109
— de Hunter.. 154, 156
— inguinal....... 149
— pancréatique.... 102
— radio-carpien.... 84
— sous-pubien..... 130
— thoracique.... 29, 53
Canaux déférents...... 140
Cancer de l'anse iléo-côlique........ 113
— du côlon ilio-pelvien.......... 117
— de l'estomac. 99, 103
— du foie........ 107
— du gros intestin.. 116
— intestinal....... 112
— de l'œsophage... 54
— du pancréas..... 105
— de la vessie..... 137
Capsule articulaire.... 73
— fibreuse......... 157
— surrénale....... 105
Cardia....... 100, 102, 103
Carotide........... 37, 39
— externe......... 23
— primitive........ 37
Carpe (Os du)......... 86
Carré des lombes...... 41
Castration........... 146
Cathétérisme cystoscopique.............. 127
Cave (Veine)... 39, 64, 118
— — inférieure... 119
Cavité de Douglas..... 140
Cécité verbale (Centre de la)............. 19
Centres psycho-moteurs du cerveau.......... 19
Céphalique (Veine)..... 67
Céphalo-rachidien (Liquide)............. 17
Cercle artériel du coude. 79
— — de l'estomac. 99
Cerveau.............. 7
— (Intérieur du).... 21
Cervical (Ligament).... 41
Cervicale (Région). 41, 42, 43
Cholécystectomie...... 109
Cholécysto-entérostomie. 109
Cholédoque (Canal). 102, 109
Clavicule.......... 30, 68
Clavi-pectorale (Région). 67
Cloison recto-vaginale.. 142
Cœliaque (Région)..... 101
Cœur............... 57, 59
— projection sur la paroi thoracique. 57
Col du condyle........ 25
— utérin........... 144
— de la vessie..... 137
Côlique (Artère)....... 118
Collatérales dorsales (Artères)......... 91
— palmaires....... 91
Collatéraux dorsaux (Nerfs)............. 92
— palmaires....... 92
Collections purulentes péri-cæcales. 113
— — intrapelviennes........ 130
Côlon............... 125
— ascendant....... 116
— descendant...... 116
— ilio-pelvien...... 117
— transverse...... 116
Colonne vertébrale. 22, 41, 43
Côlons abdominaux.... 116
Compression de l'artère axillaire............ 68
— du récurrent.... 30
— de la trachée.... 40
— de l'urètre...... 139
Condyliens (Trous)..... 17
Coracoïde (Col de la).. 70
Corps calleux......... 21
— étrangers de la trachée......... 40
— — de l'urètre.... 139
— thyroïde.. 35, 38, 39
Costale (Région)....... 44
Costo-transversectomie. 43
Côtes............... 44
Cou......... 23, 26, 37, 39
— (Artères du)..... 36
— (Nerfs du)....... 36
— (Veines du)...... 36
Couches optiques...... 21
Cou-de-pied........... 166
Coude (Région du)..... 77
Coudure du pylore..... 103
— des uretères.... 127
Coupes types de l'intérieur du cerveau..... 21
Courbures de l'estomac. 99
Couronne de trépan.... 9
Coussinet adipeux du cou................ 27
Couturier (Muscle)..... 153
Crâne......... 7, 8, 14, 17
Craniennes (Artères)... 9
— (Sutures)....... 8
Craniens (Nerfs), points d'émergence apparente et trou de sortie. 20
Cranio-cérébrale (Topographie)........... 9
Craniotomie temporaire. 9
Crête du frontal....... 14
— occipitale....... 16
Creux de l'aisselle... 68, 71
— crural........ 151
— poplité......... 159
Crico-thyroïdien (Muscle)........... 35
— trachéotomie.. 36, 40
Crista galli (Apophyse). 15
Crosse de l'aorte...... 61
Crotaphyte (Muscle)... 10
Crural (Canal).... 147, 150
— (Creux)........ 151
Crurale (Arcade)...... 147
— (Loge)..... 153, 155
— (Région)....... 153
Cubital (Nerf)....... 80, 89
Cubitale (Artère)...... 83
— (Gouttière)...... 85
— (Veine)......... 77
Cuirasse osseuse costale. 46
Cuisse............... 155
Cul-de-sac de Douglas.. 144
— génito-vésical.... 140
— péritonéal....... 140
— pleuro-médiastinaux.......... 54
— rétrovésical..... 140
Cure radicale de la hernie............ 150
— — de la hernie crurale....... 152
Cystique (Canal)...... 109
Cystocèle vaginale..... 137
Cystotomie sus-pubienne. 137

Dartos............... 133
Déchirure de la capsule articulaire..... 73
— de la veine axillaire......... 73
Décortication du poumon............... 56
Déférents (Canaux)..... 140
Dégénérescence périostique............. 60
Deltoïde (Muscle)...... 70
Deltoïdienne (Région). 70
Demi-membraneux.... 157
Déplacements du cœur. 58
Désarticulation anté-scaphoïdo-cuboïdienne........ 170
— du coude....... 81
— de l'épaule...... 73

Désarticulation du genou 158
— médio-tarsienne.. 170
— du poignet...... 86
— tarso - métatarsienne........ 170
— tibio-tarsienne... 167
Déviations utérines.... 145
Diaphragme........ 119
Digastrique occipito-frontal (Muscle)...... 7
Digitale (Région).. 91, 92
Diverticules péricardiques................ 59
Doigt................ 93
— à ressort........ 93
Dôme pleural.......... 26
Dorsale (Région)...... 41
Dorsales (Artères)..... 91
Dorso-lombaire (Région). 42
Douleur crurale dans le mal de Pott......... 123
Drainage du poumon... 105
Duodénum. 105, 110, 111, 125
Dure-mériennes (Enveloppes).............. 10

Écaille temporale...... 11
Ectopie testiculaire.... 149
Éminence hypothénar.. 90
— thénar.......... 90
— — (Muscles de l'). 90
Encéphale............ 7
Endocraniennes (Artères)............ 7
Engorgements ganglionnaires... 13
— des ganglions de l'aine......... 165
— des ganglions sous-occipitaux. 42
Entérectomie.......... 115
Entéro-anastomose..... 111
Entérorraphie......... 115
Entorse............... 167
Enveloppes des bourses. 133
— dure-mériennes.. 10
— méningiennes... 7
Épanchements péricardiques........ 59
— pleuraux....... 52
— de la région scapulaire........ 69
— utérins......... 145
Épaule............... 67
Épididyme............ 134
Épididymectomie....... 134
.pigastrique (Zone).... 94
Épine de Bezold....... 13
— de Henle........ 13
Épiploïque (Tablier)... 112
Épiploon duodéno-hépatique.............. 101
Épitrochléo-oléocranienne (Gouttière)....... 80
Équin................ 170
Espace intercostal...... 45
— maxillo - pharyngien........ 23
— occipito-vertébral. 43
— pelvi-rectal...... 132
— prévisceral...... 27
Estomac............. 97
Ethmoïdales (Gouttières) 15
Etranglement interne.. 112
Excavation pelvienne... 142
— de la région temporale........ 11
Exocranien (Périoste).. 7
Exocraniennes (Artères). 7, 11
Exosplénopexie........ 104
Extenseur du gros orteil. 168
Extirpation de l'intestin grêle.......... 113
— du métacarpien du pouce........ 87
— d'un métacarpien des autres doigts. 87
Extirpation de la rate.. 104
— du rectum....... 143

Face................. 22
— (Centre des mouvements de la). 19
Facial (Nerf).... 11, 12, 20
Faciale (Veine)........ 31
Faisceau ascendant de Vicq d'Azyr......... 21
Fascia de Cooper...... 133
— cribriformis..... 151
— iliaca........... 125
— lata............. 153
— superficialis. 10, 33, 147
— transversalis. 133, 147
Fémoral (Triangle).... 160
Fémorale (Artère). 148, 152, 154, 156
Fémur (Face antérieure). 154
Fente sphénoïdale..... 17
Fessière (Artère)...... 129
— (Région)........ 128
Feuillet aponévrotique cervical....... 26
— pariétal du péritoine........ 148
— de la plèvre..... 51
Fistule recto-vaginale.. 143
— salivaire........ 32
— trachéo - œsophagienne......... 40
— de la veine cave. 119
— vésico-utérine... 137
— de la voûte du crâne........ 14
Flanc................ 94
Fléchisseur commun... 89
Fléchisseurs (Muscles) des doigts.... 93
— des orteils...... 163
— à la partie moyenne de l'avant-bras. 82
— plantaire........ 169
Foie........... 106, 107
Fontanelles........... 14
Fossa subarcuata....... 17
Fosse cérébelleuse..... 17
— cérébrale........ 17
— frontale........ 14
— iliaque. 94, 112, 114, 117
— ovale........... 151
— pariétale........ 14
— sous-épineuse.... 69
— sous-scapulaire.. 69
— sus-épineuse.... 69
Fossette du duodénum. 111
— iléo-cæcale...... 113
— intersigmoïde... 116
— présternale..... 45
— rétrocæcale..... 11
— sous-cæcale..... 113
Foyers d'auscultation... 46
Fractures de l'acromion. 70
— de l'avant-bras.. 83
— bi-malléolaire.... 165
— de la clavicule. 30, 68
— du col du condyle. 25
— de la coracoïde.. 70
— des côtes........ 46
— du crâne..... 14, 17
— du fémur........ 156
— de l'humérus..... 80
— de l'olécrâne..... 80
— de l'omoplate.... 69
— des os de la jambe. 165
— du radius........ 86
— de la rotule...... 158
— sus-malléolaire.. 165
— de la voûte du crâne........ 8
Frontal (Sinus)....... 14
Frontales (Fosses)..... 14
Fronto-ethmoïdal (Trou) 15
— pariétale (Suture 14
— sphénoïdale (Suture)......... 17
Furoncles............ 152

Gaine du bras......... 74
— fibro-tendineuse. 92
— du rectum....... 131
— vasculaire du cou. 27
— viscérale trachéo-œsophagienne. 27
Ganglions de l'aine.... 165
— de Gasser....... 18
— lymphatiques.... 53
— sous-occipitaux.. 42
— de Troisier...... 30
Gangrène du tissu pulmonaire........... 56
Gastrectomie......... 99
Gastro-entérostomie. 99, 116
Gastropexie.......... 99
Gastrostomie......... 99
Gastrotomie.......... 99
Genou (Région antéro-latérale du)......... 157
Glande de Luschka.... 141
— mammaire....... 47
— parotide....... 22
— sous-maxillaire... 31
Glosso-pharyngien .. 20, 37
Goitre exophtalmique.. 35
— plongeant rétro-sternal........ 63
Gonalgie............ 130
Gouttière antéro-postérieure......... 14
— basilaire de l'occipital......... 86
— cubitale......... 15
— épitrochléo - olécranienne..... 80
— optique......... 16
— radiale......... 85
— radio-carpienne.. 84
Gouttières ethmoïdales. 15
Grand dorsal (Muscle).. 41
— fessier......... 128
— hypoglosse (Nerf). 20, 31, 34, 37
— oblique......... 147
— pectoral........ 68
— sympathique.. 37, 53
Grande azygos........ 53
Grattage............. 81
Greffes uretérales...... 127
Grenouillette......... 32
Gros intestin......... 116

Hémianopsie (Centres de l')............... 19
Hémi-azygos.......... 53
Hémisphères cérébraux. 21
Hémorragies des artères temporales.......... 11
— craniennes....... 8
— dans les plaies de la main....... 90
— de la région mastoïdienne..... 13
— — sous - hyoïdienne......... 36
— — sus - hyoïdienne........ 34
Hépatique (Artère)..... 102
Hépato-colostomie..... 107
Hépatopexie.......... 107
Hépatoptose.......... 107
Hernie du cæcum....... 115
— crurale......... 115
— graisseuse....... 152
— inguinale .. 115, 149
— de l'intestin..... 112
— — par l'échancrure sciatique. 129
— labiale......... 14
— musculaire...... 156
— obturatrice...... 130
— ombilicale...... 115
— pro-péritonéale.. 149
— sous-pubienne.. 130
Hiatus de Fallope..... 17
— de Winslow..... 102
Hile du foie.......... 107
Hile du poumon....... 56
— du rein..... 121, 122
Honteuse interne (Artère)................ 129
Honteux (Vaisseaux)... 151
Humérale (Artère).. 76, 81
Huméro-radio-cubitale (Région)........... 77
Humérus............ 80
Hydarthrose.......... 158
Hydrocèle vaginale.... 134
Hydronéphrose........ 124
Hydropisies.......... 63
Hygroma............. 158
— des bourses séreuses....... 80
— — sous-fessières. 129
Hypertrophie du corps thyroïde........... 35
Hypocondre........... 94
Hypogastrique (Artère). 126
— (Zone)......... 94
Hypoglosse (Grand). 20, 31, 34, 37
Hypothénar (Éminence). 90
Hystérectomie......... 145
Hystéropexie......... 145

Iléo-cæcale (Fossette).. 113
Iléo-côlique (Artère)... 113
— lombaire (Artère) 127
Iliaque (Fosse). 94, 112, 114, 117
Ilio-pelvien (Côlon)..... 117
Imperforation du rectum............... 143
Incision de l'artère axillaire.......... 68
— à la cuisse...... 156
— de l'intestin grêle. 113
— du pancréas..... 105
— du poumon..... 56
— dans la région de l'avant-bras... 83
— — sus - hyoïdienne....... 34
Infiltration tuberculeuse des ganglions intervasculaires......... 119
Inflammation du bras.. 76
— de la capsule du rein......... 122
— de la colonne vertébrale........ 42
— du creux poplité. 161
— des doigts...... 93
— des ganglions axillaires......... 73
— — médiastinaux. 54
— des glandes parotides........ 23
— de la main.. 90, 93
— des ovaires...... 146
— du poumon..... 56
— de la région claviculaire......... 68
— — sous - hyoïdienne........ 35
— du sein......... 47
Inguinal (Trajet)....... 149
Inguinale (Région)..... 147
Inguino-dorsale (Région)............. 147
Inter - artério - veineux (Nerfs) du cou....... 36
Intercostal (Espace)..... 45
Intercostales (Névralgies)............... 46
Intercostaux (Muscles). 44, 45
Interligne articulaire du coude............. 80
Interosseux (Muscles) dorsaux....... 87
— — palmaires... 89
Intersigmoïde (Fossette). 116
Intestin grêle..... 112, 144
Intestinaux (Vaisseaux). 125
Intestinales (Anses).... 140

Intra craniennes (Artères) ... 11
Inversion de l'épididyme ... 134
Ischiatique (Artère) ... 129
Ischiocèle ... 129
Ischio-coccygien (Muscle) ... 132, 141
— pubienne (Région) ... 130
Ischion ... 142
Isthme du corps thyroïde. 38

Jambe ... 162, 163, 165
Jambier ... 163, 168
Jugulaire (Veine) interne. 37
Jumeaux ... 164

Kystes à échinocoques. 107
— de l'épididyme... 134
— hydatiques ... 107
— hydrocèle ... 35
— du pancréas ... 105
— séreux ... 161
Kystique (Maladie) du sein ... 47

Lame aponévrotique... 141
— péritonéale ... 98
— quadrilatère du sphénoïde ... 16
— vitrée ... 14
Langue (Opérations sur la) ... 34
Laryngé (Nerf) ... 31
Laryngotomie ... 36
Ligament adipeux ... 157
— cervical ... 41
— latéral externe du genou ... 157
— — interne du genou ... 157
— de Lisfranc ... 170
— pancréatico-splénique ... 105
— de Pétrequin ... 147
— rotulien ... 157
— de la vessie ... 131
Ligaments croisés. 157, 160
— larges ... 126
— pubio-vésicaux ... 131
Ligature des arcades palmaires ... 90
— de l'artère axillaire ... 73
— des artères crâniennes ... 9
— au-dessus de la clavicule ... 30
— de la cubitale ... 88
— de la fémorale. 152, 156
— de la fessière ... 129
— de la honteuse interne ... 129
— de l'humérale. 76, 81
— de l'ischiatique .. 129
— de la mammaire interne ... 46
— de la péronière .. 165
— de la poplitée ... 161
— de la radiale ... 83
— dans la région parotidienne ... 24
— du sinus latéral .. 18
— de la sous-clavière ... 30
— de la splénique .. 105
— de la tibiale ... 165
Ligne blanche sous-hyoïdienne ... 38
— de réflexion péricardique ... 63
— rolandique ... 8, 9
Lingual (Nerf) ... 31
Linguale (Artère) ... 31, 34
— (Veines) ... 31
Lipomes ... 152

Liquide céphalo-rachidien s'écoulant par l'oreille... 17
— herniaire ... 115
Lithotritie ... 137
Lobes du corps thyroïde. 39
Loge crurale, antérieure. 153
— — postérieure .. 155
— de la jambe, antérieure ... 162
— — postérieure .. 163
— parotidienne ... 22
— périnéale ... 130
— périvésicale ... 135
— prostatique ... 138
Loges du bras ... 74
Lombaire (Plexus). 122, 123
— (Région) ... 41
Lombo-sacré (Tronc) ... 127
Long péronier ... 169
Loupes ... 8
Luxations de l'avant-bras ... 86
— de la clavicule .. 68
— du coude ... 80
— de la mâchoire inférieure ... 25
— du pouce ... 93
— de la région scapulo-humérale. 70
Lymphatiques (Ganglions) ... 53

M veineux du coude ... 77
Mâchoire inférieure ... 25
Main ... 87
— (Artères de la) ... 88
— (Région dorsale de la) ... 87
Mal de Pott ... 43
Maladie de Dupuytren .. 90
Mammaire (Artère) ... 46
— (Région) ... 47
Masséter ... 22
Mastoïde ... 13, 22
Mastoïdienne (Région). 12, 13
Maxillaire (Artère) ... 24
— (Nerf) ... 24, 25
Maxillo-pharyngien (Espace) ... 23
Médiastin antérieur ... 49
— postérieur ... 49
Membre inférieur ... 147
— — (Centres du). 19
— supérieur ... 67
— — (Centres du). 19
Méningées (Artères) ... 7, 8
Méningiennes (Enveloppes) ... 7
Ménisques tibiaux ... 157
Mésentère (Racine du). 118
Mésentérique (Artère) .. 118
Méso-côlon transverse. 105
Métacarpiens ... 7, 89
Moelle (Lésions de la) .. 43
Moteur oculaire commun. 20
— — externe ... 20
Mouvements de la face .. 19
Musculo-élastique (Appareil) ... 54
Myotomie rachidienne .. 43

Néoplasies de la région sus-hyoïdienne. 34
— du sein ... 47
Néoplasmes herniaires .. 149
— du rein ... 119
Néphrectomie ... 123, 124
Néphropexie ... 123
Néphrorraphie ... 123
Néphrotomie ... 123
Nerveux (Plexus) ... 40
Névralgies du genou ... 158
— intercostales ... 46
Nuque ... 27

Obturateur (Muscle) ... 130
— (Nerf) ... 127
Obturatrice (Membrane). 130
— (Région) ... 130
Occipital ... 10
— (Trou) ... 16
Occipitale (Crête) ... 16
— (Protubérance) .. 16
Occipito-pariéto-frontale (Région) ... 71
Occipito-vertébral (Espace) ... 43
Œdème de la région mastoïdienne ... 13
Œsophage ... 38, 39, 52
Olécrâne ... 80
Olécranienne (Région) .. 80
Olfactif (Bulbe) ... 17
— (Nerf) ... 20
Ombilicale (Zone) ... 94
Omo-hyoïdiens (Muscles) ... 35, 38
Omoplate ... 69
Opération de Chopart ... 170
— de Delorme ... 56
— de Doyen ... 9
— d'Estlander ... 56
— de Heinecke-Mickulicz ... 103
— de Jobert ... 170
— de Langenbuch .. 107
— de Lardennois ... 117
— de Lisfranc ... 170
— de Wölfler ... 99
Optique (Gouttière) ... 16
— (Nerf) ... 20
— (Trou) ... 16
Optiques (Couches) ... 21
Orbite (Fond de l') ... 16
Oreillons ... 23
Orifices du cœur ... 58
— de l'estomac ... 100
Orteils (Fléchisseurs des) ... 162
Ouverture de la temporale ... 11
Ovaire ... 146

Palmaire (Aponévrose). 88
Palmaires (Artères) ... 91
Panaris ... 93
Pancréas ... 105
Pancréatico-splénique (Ligament) ... 105
Pancréatique (Canal) ... 102
Pancréatites ... 105
Paquet vasculo-nerveux de l'aisselle. 72
— — du cou. 23, 37, 39
— — sous-clavier. 48
Paralysie du deltoïde .. 70
Pariétales (Fosses) ... 14
Pariéto-occipitale (Suture) ... 14
Parois de l'abdomen ... 94
— du bassin ... 128
— du crâne ... 14
Parotidienne (Loge) ... 22
— (Région) ... 22
Parotidite ... 23
Pathétique ... 20
Patte d'oie ... 157
Paume de la main ... 88
Pectoral ... 68
Pédieuse (Artère) ... 168
Pelvienne (Aponévrose). 136
— (Excavation) ... 142
Pelvi-rectal (Espace) ... 132
Perforation du deltoïde. 70
Péricarde ... 57, 59
Péricardiques (Épanchements) ... 59
Péricardotomie ... 60
Périnéale (Loge) ... 130
Périnée ... 131
Périoste exocrânien ... 7
Péripancréatique (Réseau artériel) ... 105
Péritoine ... 98, 102, 105, 114, 125

Périvésicale (Loge) ... 135
Péroné ... 165
Péronière (Artère) ... 165
Petit fessier ... 129
— oblique ... 147
— pectoral ... 68
Petite azygos ... 53
Phalanges ... 92
Phalangettes ... 92
Phalangines ... 92
Phlegmon de l'aisselle .. 73
— de l'avant-bras .. 83
— de la cuisse ... 156
— de la main ... 90
— utérin ... 145
Phrénique (Nerf) ... 66
Pied ... 168
Pieds bots ... 170
Pilier de l'anneau crural. 147
Plaies du creux poplité. 161
— du foie ... 107
— de la main ... 90
— du poumon ... 55
— de la région cervicale ... 43
— rachidienne ... 43
— veineuses ... 152
Plantaire (Aponévrose) .. 169
Plastron sterno-chondro-costal ... 57
Pleurésies ... 56
Pleurotomie ... 46, 56
Plèvre ... 50, 104, 120
— (Appareil suspenseur de la) .. 49, 51
— cervicale ... 51
— costale ... 50
— diaphragmatique. 52
— externe ... 50
— inférieure ... 52
— interne ... 51
— (Lésions de la) ... 123
— médiastine ... 51
— pariétale ... 50
— supérieure ... 51
Plexus lombaire ... 122, 123
— sacré ... 141
Pli du coude ... 77
— de Theile ... 59
Plis semi-lunaires de Rindfleisch ... 59
Pneumectomie ... 56
Pneumo gastrique (Plexus) ... 38
Pneumogastriques (Nerfs) ... 20, 37, 53
Pneumotomie ... 56
Poignet ... 84
Point douloureux de Guéneau de Mussy et Erb ... 30
— — de la région mastoïdienne .. 13
Points d'auscultation ... 58
— d'émergence apparente des nerfs craniens ... 20
Ponction lombaire ... 43
— du péricarde .. 46, 60
— de la plèvre ... 46
— du poumon ... 56
— de la rate ... 104
— vaginale ... 146
— de la vessie ... 137
Poplité (Creux) ... 159
Poplitée (Artère) 159, 160, 161
Pouce ... 93
Poumons ... 55, 104
— et plèvres (Rapports des) ... 50
Pourtour osseux ... 130
Préparale (Veine) ... 141
Présternale (Fossette). 45
Prévertébrale (Zone) ... 26
Préviscérale (Espace) .. 27
Prostate ... 140
Prostatique (Loge) ... 138
Protubérance occipitale. 16

Psoas ... 121, 122, 125
Ptérygo-maxillaire (Région) ... 24
Pubio-vésicaux (Ligaments) ... 131
Puits sous-clavier ... 28
Pyélites ... 124
Pyélotomie ... 124
Pylore ... 100, 102, 103
Pylorectomie ... 103
Pyloro-gastrectomie ... 103
Pyloroplastie ... 103
Quadriceps ... 153, 156
Rachidienne (Région) ... 43
Radial (Lésions du) ... 76
Radiale (Artère) ... 83, 85
— (Veine) ... 77
Radio-carpien (canal) ... 84
Radiographie du coude. 81
Radioscopie de la colonne vertébrale ... 43
Radius ... 86
Rate ... 104, 105
Recto-urétral (Triangle) 142
— vaginale (Cloison) ... 142
Rectopexie ... 143
Rectum ... 140
— pelvien ... 140
— périnéal ... 142
Récurrent (Nerf) ... 38, 39
— (Rapport du) et de l'artère thyroïdienne inférieure. 36
Rein flottant ... 127
Reins ... 120, 125
Releveur anal ... 132
— ischio-coccygien. 132
Replis du péritoine ... 113
Réseau artériel péripancréatique ... 105
Résection de l'articulation de l'épaule. 70
— de côtes ... 46
— du coude ... 81
— du foie ... 107
— du ganglion de Gasser ... 18
— de Kraske ... 141
— du nerf maxillaire supérieur. 25
— du poignet ... 80
— du poumon ... 56
— du scapulum ... 69
Rétraction de l'aponévrose palmaire ... 90
Rétrécissements de l'urètre ... 139
Rétro cæcale (Fossette). 113
Révulsion ... 42
Rocher ... 17
Rotule ... 158
Rotulien (Ligament) ... 157
Rupture de l'aponévrose fémorale ... 156
— du deltoïde ... 70
— du foie ... 107
— du tendon du plantaire ... 165
— — quadriceps ... 156
— de l'urètre ... 132
Sacré (Plexus) ... 141
Sacrée (Artère) ... 141
Sacrées (Veines) ... 141
Sacro-coccygienne (Région) ... 41
Sacro-iliaque (Symphyse) ... 127
Sagittale (Suture) ... 14
Saignée ... 81
— de la veine préparate ... 9
Salivaires (Calculs) ... 32
Sangsues (Application de) ... 9, 13
Saphène (Nerf) ... 168
— — interne ... 151
— (Veine) ... 168
Scalp ... 8
Scapulaire (Région) ... 48, 69
— — (Muscles de la). 48
Scapulalgie ... 70
Scapulo-humérale (Région) ... 70
Scapulum ... 48, 69
Sciatique poplité ... 157, 165
Scissure de Rolando ... 9
— de Sylvius ... 9
Scissures pulmonaires ... 55
Scrotum ... 133
Sein ... 47
Selle turcique ... 16
Séminale (Vésicule) ... 140
Séreuse péricardique ... 58
Sinus frontal ... 14
— latéral ... 17, 18
— longitudinal ... 16
Soléaire ... 164
Sous-claviculaire (Région) ... 67
Sous-clavière (Artère). 28, 30
— (Rapports de la). 52
— (Veine) ... 21
Sous-cæcale (Fossette) ... 113
Sous-costaux (Muscles). 45
Sous-cutanée abdominale (Artère) ... 151
Sous-épineuse (Fosse) ... 69
Sous-hyoïdienne (Région) ... 35
Sous-maxillaire (Glande) 31
Sous-méso-coliques (Organes) ... 110
Sous-péritonéaux (Organes) ... 120
Sous-pubien (Canal) ... 130
Sous-scapulaire (Fosse). 69
Sous-thalamique (Région) ... 21
Spermatique (Artère) ... 118
— (Veine) ... 118
Spermatiques (Vaisseaux) 125
Sphénoïdale (Fente) ... 17
Sphénoïde ... 16
Sphinctérien (Nerf) ... 141
Spinal ... 20, 37
Spinale (Région) ... 41
Splénectomie ... 104
Spléniques (Vaisseaux). 105
Splénopexie ... 104
Sténose du pylore ... 103
Sterno-chondro-costal (Plastron) ... 57
— hyoïdiens (Muscles) ... 35, 38
— thyroïdiens (Muscles) ... 36
Sternum ... 63
Styloïde (Apophyse) ... 23
Suppuration de la région sus-hyoïdienne ... 34
— — temporale ... 11
Surdité verbale (Centres de la) ... 19
Sus-claviculaire (Région) ... 28
Sus-costaux (Muscles) ... 45
Sus-épineuse (Fosse) ... 69
Sus-hyoïdienne (Région) 33
Sus-malléolaire (Fracture) ... 165
Sus-méso-côliques (Organes) ... 97
Sus-veineux (Nerfs) du cou 36
Suture bi-pariétale ou sagittale ... 14
— crânienne ... 8
— de l'estomac à la paroi ... 99
Suture fronto-pariétale. 14
— — sphénoïdale ... 17
— de l'intestin ... 115
— — grêle ... 113
— osseuse ... 30
— pariéto-occipitale 14
Sympathique ... 37, 53
Symphyse sacro-iliaque. 127
Synovite des doigts ... 93
— de la main ... 93
Tabatière anatomique ... 85
Table interne ... 14
Tablier épiploïque ... 112
Tache spongieuse ... 13
Taille hypogastrique ... 137
— périnéale ... 132
— de l'uretère ... 127
Temporal (Muscle) ... 10
— (Os) ... 10
Temporale (Artère) ... 11
— (Région) ... 10
Temporaux (Nerfs) ... 11
Temporo-maxillaire (Articulation) ... 22
Tendons de la couche profonde de la jambe ... 163
— du demi-membraneux ... 157
— de l'extenseur du gros orteil ... 168
— du fléchisseur commun ... 89
— du jambier ... 168
— du ligament rotulien ... 157
— du long péronier. 169
— de la patte d'oie ... 157
— du plantaire ... 165
— de la région digitale ... 92
Tenseur (Muscle) du fascia lata ... 153
Testicule ... 133
Tête ... 7
Thénar (Éminence) ... 90
Thénarienne (Région) ... 89
Thoracique (Canal). 29, 53
Thoraciques (Viscères) ... 95
Thorax ... 44, 119
Thrombose de la veine cave inférieure ... 119
Thymus ... 39
Thyro-crico-trachéal (Conduit) ... 35
— hyoïdiens (Muscles) ... 35
Thyroïde (Corps) ... 35
Thyroïdienne (Artère) ... 36
Thyroïdiennes (Veines). 38
— inférieures (Rapport des) ... 37
Tibia ... 165
Tibial (Nerf) ... 168
— (Triangle) ... 160
Tibiale (Artère) ... 165
Tibio-tarsienne (Articulation) ... 166
Trachée ... 38, 53
Trachéo-œsophagien (Tendon) ... 38
Trachéotomie ... 36
— inférieure ... 40
Tractus cellulo-élastiques ... 38
Transverse (Muscle) ... 147
— superficiel (Muscle) ... 131
Trépanation de la mastoïde ... 18
— de la voûte du crâne ... 14
Triangle de l'artère linguale ... 31
Triangle clavi-pectoral. 66
Triangle fémoral ... 160
— recto-urétral ... 142
— de Scarpa ... 151
— tibial ... 160
Triceps brachial ... 80
Trijumeau ... 20
Tronc artériel brachio-céphalique ... 39
— lombo-sacré ... 127
— veineux brachio-céphalique ... 38, 39
Trou borgne ... 15
— déchiré antérieur. 17
— fronto-ethmoïdal. 15
— grand rond ... 17
— occipital ... 16
— optique ... 16
— ovale ... 17
— petit rond ... 17
— quadrilatère ... 69
Trous condyliens ... 17
— de sortie des nerfs crâniens ... 20
Tubercule de Lower ... 119
Tuberculose herniaire ... 149
— du pied ... 170
— pulmonaire ... 56
— de la rotule ... 158
Tumeurs blanches ... 158
— de la glande sous-maxillaire ... 32
— de la parotide ... 24
— de la région parotidienne ... 23
— — temporale ... 11
— — sus-hyoïdienne ... 34
— du sein ... 47
— vésicales ... 137
Tunique albuginée ... 133
— des bourses ... 133
— vaginale ... 133
Ulcère du duodénum ... 111
— du pylore ... 103
Uretère ... 125, 145
Urétérectomie ... 139
Urétérotomie ... 127
Urètre de l'homme ... 138
Urétrotomie ... 139
— périnéale ... 132
Utérine (Artère) ... 145
Utérines (Veines) ... 145
Utérins (Lymphatiques). 145
— (Nerfs) ... 147
Utéro-ovariens (Vaisseaux) ... 125
Utérus ... 144
— en dehors de l'état de grossesse. 144
— pendant la grossesse ... 144
Vaginale (Tunique) ... 133
Vague ... 20
Vaisseaux, leurs rapports avec la trachée et les bronches. 53
— de la base du cœur. 59
Valvule d'Eustache ... 119
Varices ... 165
Veine cave inférieure ... 118
— — supérieure. 39, 64
— porte ... 102
Vertébrale (Colonne). 22, 41
Vésicule biliaire ... 108
— séminale ... 140
Vessie ... 135
Vinculæ aortæ ... 59
— tendinum ... 92
Viscères abdominaux. 95, 97
— du bassin ... 135
— thoraciques ... 95
Voûte du crâne ... 8, 14
— orbitaire ... 17

8655-00. — Corbeil. Imprimerie Crété.

www.ingramcontent.com/pod-product-compliance
Ingram Content Group UK Ltd.
Pitfield, Milton Keynes, MK11 3LW, UK
UKHW020248250726
13967UKWH00004B/1566